Die Wirbelsäule
aus Sicht der Osteopathie

Die Wirbelsäule aus Sicht der Osteopathie

von
Jean-Pierre Richard

Geleitwort von Jean-Pierre Barral

aus dem Französischen von
Christa de Fenoyl
und
Margot Seitschek

Verlag für Osteopathie Dr. Erich Wühr
Kötzting/Bayer. Wald

Die Deutsche Bibliothek – CIP-Einheitsaufnahme

Richard, Jean-Pierre:
Die Wirbelsäule aus Sicht der Osteopathie / von Pierre Richard.
Geleitwort von Jean-Pierre Barral. Aus dem Französischen von Christa de Fenoyl und Margot Seitschek. –
Kötzting/Bayer. Wald: Verlag für Osteopathie Wühr, 1994

Einheitssacht.: La Colonne vertébrale en Ostéopathie <dt.>

ISBN 3-9803199-1-1

Haftung: Sämtliche Angaben in diesem Buch sind nach bestem wissenschaftlichen Können der Autoren gemacht. Eine Gewähr übernehmen der Verlag und die Autoren nicht, insbesondere die Behandlung betreffend. Es bleibt in der alleinigen Verantwortung des Lesers, diese Angaben einer eigenen Prüfung zu unterziehen. Wenn er die Methoden, die in diesem Buch beschrieben sind, an Patienten anwenden will, so tut er dies auf eigene Verantwortung und Haftung.

ISBN 3-9803199-1-1

© 1993 Verlag für Osteopathie Dr. Erich Wühr
D-93444 Kötzting/Bayer. Wald

© der französischen Ausgabe:
Editions de Verlaque, Aix-en-Provence, France

Titel der französischen Ausgabe:
„La Colonne vertébrale en Ostéopathie"

Alle Rechte vorbehalten, insbesondere die des Nachdrucks und der Übersetzung.
Ohne schriftliche Genehmigung des Verlages ist es auch nicht gestattet,
dieses urheberrechtlich geschützte Werk oder Teile daraus in einem fotomechanischen
oder sonstigen Reproduktionsverfahren zu vervielfältigen und zu verbreiten.

Herstellung: Druck + Verlag Ernst Vögel GmbH, D-93491 Stamsried

Inhaltsverzeichnis

Geleitwort von J.-P. Barral 9

Kapitel 1   Einleitung 11

Kapitel 2   Anatomische Grundlagen 13
    2.1   Embryologie 13
    2.2   Grundform eines Wirbels 15
    2.3   Verschiedene Abschnittte der Wirbelsäule 18
    2.4   Wirbelbogengelenke 23
    2.5   Zwischenwirbelscheibe (Discus intervertebralis) 27
    2.6   Bandapparat 29
    2.7   Wirbelkanal 33
    2.8   Intervertebralkanal 36
    2.9   Gefäß- und Nervenversorgung 40
    2.10 Sympathischer Grenzstrang 42
    2.11 Muskelanordnung 47

Kapitel 3   Neuromuskuläre Physiologie 51
    3.1   Allgemeiner Ablauf der Motorik 51
    3.2   Kontroll- und Regulationsmechanismen 53
    3.3   Zusammenhänge zwischen Haltung, Bewegung und Schwerkraft 58
    3.4   Grenzen des Systems 58
    3.5   Zusammenfassung 59

Kapitel 4   Allgemeine Betrachtungen der Wirbelsäule 61
    4.1   Evolution und Wirbelsäule 61
    4.2   Statik der Wirbelsäule 62
    4.3   Mechanische Prinzipien des Aufbaus der Wirbelsäule 68

Kapitel 5   Biomechanik der Wirbelsäule 75
    5.1   Terminologie 75
    5.2   Definition der Neutralstellung 75
    5.3   Die Basisbewegungen und ihre Folgen 76
    5.4   Einteilung der Bewegungen der Wirbelsäule 80
    5.5   Bewegungen der Wirbelsäule im Zusammenhang mit der Primären Atmung 80

Kapitel 6	Osteopathische Gesetze der Wirbelphysiologie	83
	6.1 Vorbemerkungen	83
	6.2 Erstes Gesetz nach *Fryette*	83
	6.3 Zweites Gesetz nach *Fryette*	85
	6.4 Drittes Gesetz der Wirbelphysiologie	85
	6.5 Sonderfall: Untere Halswirbelsäule	85
	6.6 Ausnahme: Obere Halswirbelsäule	86
Kapitel 7	Physiologie der oberen Halswirbelsäule	87
	7.1 Physiologie des Atlas	87
	7.2 Physiologie des Okziput	89
Kapitel 8	Läsionen der Wirbel	93
	8.1 Allgemeine Betrachtungen	93
	8.2 Symmetrische Läsionen der Wirbel	99
	8.3 Asymmetrische Läsionen der Wirbel	100
	8.4 Läsionen des Atlas	103
	8.5 Läsionen des Okziput	106
Kapitel 9	Läsionsphänomene	109
	9.1 Pathologische Faszienspannung	109
	9.2 Biomechanische Störungen	111
	9.3 Neurologische Störungen	112
	9.4 Neurovegetative Störungen	113
	9.5 Akute und chronische Wirbelläsionen	116
Kapitel 10	Adaptationen und Kompensationen	121
	10.1 Grundlegende Bemerkungen	121
	10.2 Adaptation	121
	10.3 Kompensation	123
Kapitel 11	Allgemeine Prinzipien der osteopathischen Wirbelsäulendiagnostik	125
	11.1 Mobilitätstests in Flexion-Extension	126
	11.2 Mobilitätstests in Seitneigung	130
	11.3 Mobilitätstests in Rotation	130
	11.4 Funktionelle Mobilitätstests	130
	11.5 Radiologie und osteopathische Diagnostik	131

Kapitel 12	Korrekturtechniken	135
	12.1 Strukturelle Techniken	135
	12.2 Muskelenergietechniken	141
	12.3 Funktionelle Techniken	148
	12.4 Kriterien zur Auswahl der Technik	153
Kapitel 13	Zusammenfassung	155
Kapitel 14	Begriffsklärung	157

Geleitwort

Die osteopathische Medizin ist in ihren Ursprüngen manuell, empirisch und intuitiv.

Für lange Zeit war das Fühlen der Hände dem Wissen ein großes Stück voraus. Nun aber hat sich die moderne Osteopathie das Ziel gesetzt, ihre Basisprinzipien schlüssig zu erklären.

Das Studium der somatischen Dysfunktion oder Läsion muß in jedem Fall präzise und reproduzierbare Mobilitätstests als Grundlage verwenden, und die therapeutischen Schlüsse verschiedener Therapeuten über denselben Patienten sollten identisch ausfallen.

Das große Verdienst von Jean-Pierre Richard ist es, das Ghetto des mechanistischen Pragmatismus verlassen zu haben.

Ihm ist die Synthese aus langjährigen Erfahrungen und neuen Erkenntnissen der Wirbelsäulen-Biomechanik und der Neurologie gelungen, indem er sie auf physiologischer und pathophysiologischer Ebene einer Analyse unterworfen hat.

Ich kenne den Autor seit langen Jahren persönlich – seine gleichermaßen analytische wie synthetische Denkweise ermöglichte die Bewältigung dieser schwierigen Aufgabe.

Die osteopathische Diagnostik ist einfach und verständlich erklärt, Prinzip und Wirkungsweise der verschiedenen Korrekturtechniken sind genau analysiert und systematisiert.

Jean-Pierre Barral

Osteopath
Lehrbeauftragter an der European School of Osteopathy (Maidstone, G.B.)
Lehrbeauftragter an der Medizinischen Fakultät Paris-Nord (Abteilung Osteopathie und Manuelle Medizin).

Kapitel 1

Einleitung

Gegenwärtig erfreut sich die Osteopathie einer immer größer werdenden Popularität, was nicht als Modeerscheinung, sondern als legitimer Anspruch eines ganzheitlichen Denkansatzes zu verstehen ist, wobei die therapeutischen Ergebnisse für sich sprechen.

Gleichzeitig aber bildet sich eine immer größer werdende Vielfalt an Techniken und Theorien heraus, die trotz des unzweifelhaften Fortschrittes auch eine wachsende Aufsplitterung der therapeutischen Ansätze und der Basisprinzipien mit sich bringen.

Alle verschiedenen osteopathischen Richtungen haben ihre eigenen wichtigen Elemente eingebracht, die einander zwar ergänzen und gut integrierbar sind, aber einander nicht ersetzen können.

Es ist vom Konzept her völlig illusorisch, einen vernünftigen und ganzheitlichen Zugang zu einem funktionellen Problem über stereotype therapeutische Maßnahmen finden zu wollen, die in einem ganz begrenzten Gebiet arbeiten und deren Grundlagen entweder nicht vorhanden sind oder aus dem Gebiet der Esoterik oder gar der Phantasie entstammen.

Das gilt sowohl für die fanatischen Anhänger von Gelenkmanipulationen als auch für die bedingungslose Anwendung der sogenannten „funktionellen" Techniken, wodurch dieses klare und logische Therapiesystem nur in Mißkredit gebracht wird.

Unser Ziel aber besteht darin, die *primäre* Läsion zu finden und sie mit einer adäquaten Technik zu behandeln.

Die einzige Möglichkeit, das volle Potential der Osteopathie wieder zu entfalten, ist, auf die Ursprungsprinzipien von *Dr. A. T. Still* zurückzugehen.

In der gegenwärtig praktizierten Osteopathie nehmen die Diagnose und Therapie von Wirbelsäulenläsionen einen wichtigen Platz ein, hier vor allem ihre Wechselwirkungen von Struktur und Organsystemen.

Viele Jahre fehlten die wissenschaftlichen Erklärungen für die Osteopathie; die Ergebnisse verschiedener Untersuchungen haben allerdings, oft ohne es zu wissen, die Vermutungen von *Dr. Still* bestätigt.

Aus diesem Grund haben wir hier versucht, einen objektiven und rationalen Zugang zur Diagnostik und Therapie der Wirbelsäule zu wählen. Er beinhaltet:

– das Studium ihrer spezifischen Charakteristiken,

– die Analyse ihrer anatomisch-physiologischen Eigenschaften gemäß den neuesten wissenschaftlichen Erkenntnissen,

– die theoretische Interpretation dem osteopathischen Konzept entsprechend,

– die klinische Anwendung über verschiedene Zugangsweisen und

– die Synthese des eben Gesagten, die uns ein besseres Verständnis von funktionellen Störungen und wirksamen Therapietechniken ermöglicht.

Die Gesetze von *Fryette* waren die ersten systematischen Gesetze der Wirbelsäulenbiomechanik und gelten bis heute. Leider wurden sie oft schlecht verstanden und interpretiert und nicht in die Praxis integriert.

Die reziproke Beziehung zwischen Struktur und Funktion ist klar, wenn man die Embryologie, Anatomie, die Evolution des Individuums und der Spezies sowie die angewandte Physiologie näher betrachtet. Darum werden die Kapitel über Anatomie und Physiologie ausführlich gestaltet, denn sie sind die Grundlagen unserer Ausführungen. Wenn diese Kapitel am Beginn auch langweilig erscheinen, sind sie doch unerläßlich. Es gibt keine Praxis der Wirbelsäulenosteopathie ohne präzises Verständnis der Anordnung der Strukturen. Weiter muß man die großen Prinzipien beherrschen, denen die Funktion gehorcht. In ihrem Grundkonzept wendet sich die Osteopathie an die *funktionellen* Störungen des Organismus. Dies sei nur vorausgeschickt, um Thematik und Ziel dieses Buches genau abzugrenzen.

Kapitel 2
Anatomische Grundlagen

2.1 Embryologie

Um die Struktur der Wirbel und die Entwicklung ihres morphologischen Schemas verstehen zu können, sollte man das Wesentliche über die embryologische Entwicklung der Wirbelsäule wissen. Der Embryo besitzt ein primitives Achsenskelett, die Chorda, ein langgestrecktes Rohr, das sich ventral des Neuralrohres befindet (Abb. 1). Die Chorda ist ein röhrenförmiger Sack, der dicke vakuolenartige Zellen enthält. Diese wiederum enthalten eine gallertige Substanz, die sie anschwellen läßt. Der innere Druck in diesem nicht dehnungsfähigen membranösen Rohr wird von diesen angeschwollenen Zellen erzeugt und führt zu einer gewissen Starrheit, die den Rumpf des Embryos stützt. Im Zuge der Gewebsdifferenzierung kann im Bereich der oberen Wirbel die Umhüllung der Chorda durch die Anlage des Knochengewebes der Wirbelkörper beobachtet werden. Tatsächlich wandelt sich das Mesenchym um die Chorda mittels Somiten in das Wirbelskelett um. Für jeden zu bildenden Wirbel gibt es einen Somiten. Die Somiten entwickeln sich in zwei Richtungen (Abb. 2):

- durch die Myotome bilden sie die dorsale und laterale Muskelwand des Rumpfes und
- durch die Sklerotome bilden sie die grundlegenden Bestandteile des Wirbelskeletts.

Die Sklerotome entfalten sich, nähern sich der Chorda und dem Neuralrohr und greifen gegen die vierte Woche ineinander über. In Höhe jeder einzelnen Wirbelanlage wird die Chorda von Vorknochengewebe umgeben und das Neuralrohr von einem Ring eingeschlossen, der den Wirbelkanal andeutet. Die Vorknochenanlage des Wirbelkörpers entsteht so durch Verschmelzung der Sklerotome in der Mittellinie.

Im Zuge der weiteren Entwicklung teilt sich jeder Somit sagittal (Abb. 3). Jede einzelne Wirbelanlage bildet sich aus der Vereinigung der unteren Hälfte eines Sklerotoms mit der kranialen Hälfte des folgenden Sklerotoms, die weniger dicht ist. Der Wirbelkörper entwickelt sich also als intersegmentales Gebilde.

Die ursprünglichen Zellen der kranialen Hälfte des darunterliegenden Sklerotoms füllen den Raum zwischen zwei vorknorpeligen Wirbeln aus und nehmen an der Bildung des Diskus teil. Weiter verschwindet die Chorda völlig im Bereich der künftigen Wirbelkörper, hingegen bleibt sie im Bereich des Diskus erhalten und verbreitert sich dort. Sie macht hier eine mukoide Umwandlung durch und bildet den Nucleus pulposus, den später die konzentrischen Fasern des Annulus fibrosus umgeben. Gegen den zweiten Monat hin wandeln sich die Sklerotome in Knorpel um.

Der Vorwirbel ist bereits schematisch aus zwei verschiedenen Anteilen aufgebaut:

- dem ventralen Anteil, der den Wirbelkörper andeutet und
- dem dorsalen Anteil, der den Wirbelbogen andeutet.

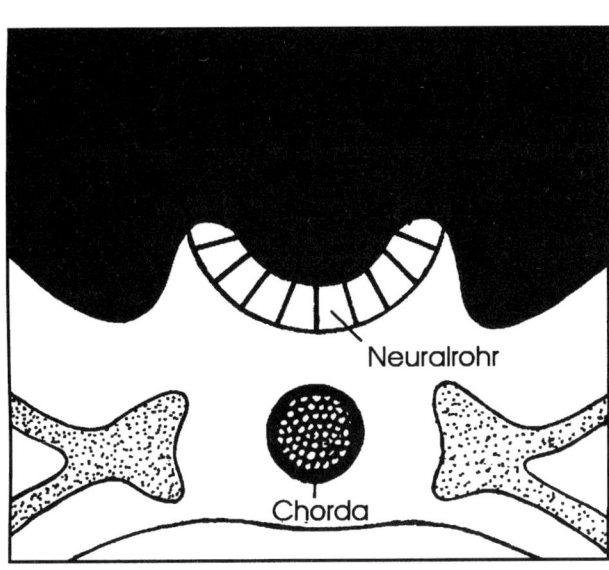

Abb. 1: Chorda, das primitive Achsenskelett

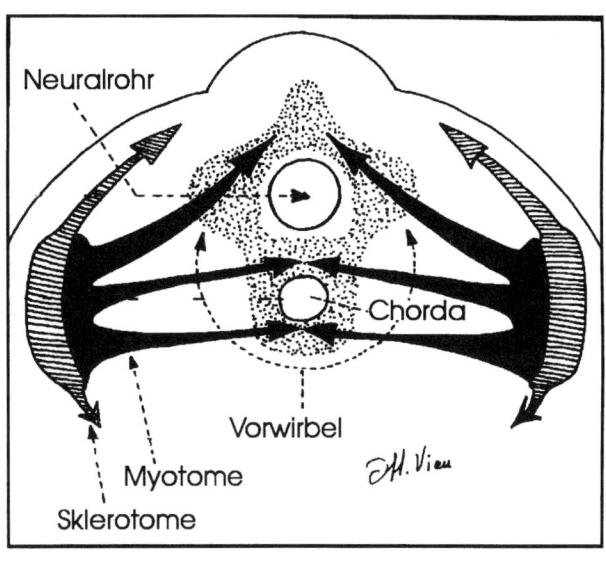

Abb. 2: Vorknochenanlage des Wirbels

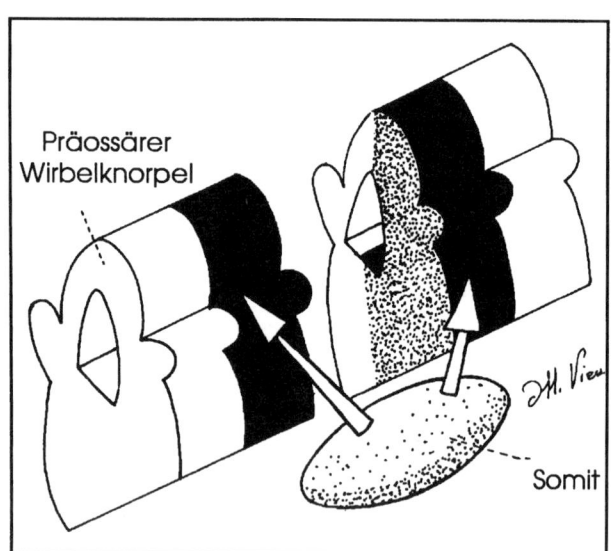

Abb. 3: Wirbelsegmentierung

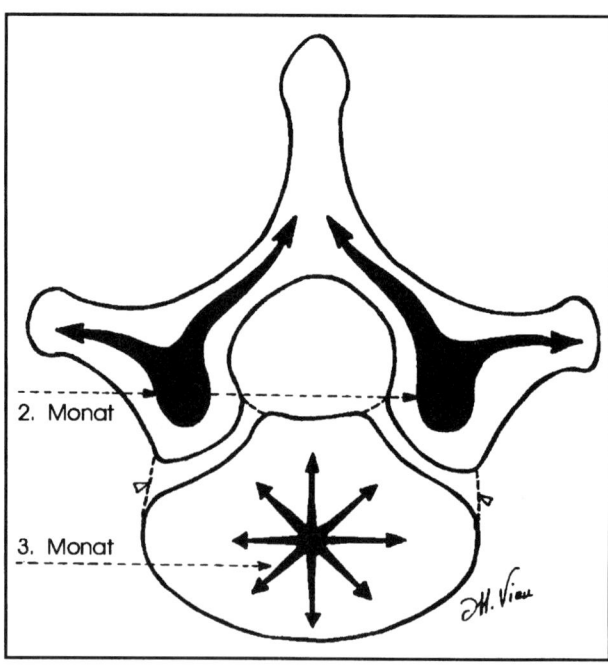

Abb. 4: Verknöcherung des Wirbels

In der knorpeligen Wirbelanlage erscheinen Knochenkerne. Die Verknöcherung der Wirbel erfolgt unabhängig von der der Wirbelbögen. Gegen Ende des 2. Monats gibt es zwei Knochenkerne für den Wirbelbogen und gegen Ende des 3. Monats einen Knochenkern für den Wirbelkörper (Abb. 4).

Bis zum Ende des 6. Lebensjahres bleiben Zwischenknorpel zwischen Wirbelkörper und Wirbelbogen bestehen. Im Rahmen dieser ontogenetischen Entwicklung spielen die Rippen eine viel größere Rolle als beim Erwachsenen und haben eine sehr charakteristische Entwicklung.

Alle Wirbel, außer denen des Steißbeins, sind mit Rippenfortsätzen ausgestattet (Abb. 5 und 6).

Im Bereich der *Halswirbelsäule* wachsen die Rippenfortsätze mit den sogenannten Querfortsätzen (Processus transversi) zusammen, von denen sie den ventralen Anteil bilden. Diese Stelle des Zusammenwachsens ist nicht vollständig und läßt Platz für das Foramen transversarium.

Im Bereich der *Brustwirbelsäule* sind die Rippenfortsätze sehr lang. Sie sind von den Wirbelkörpern abgegrenzt, mit denen sie trotzdem verbunden bleiben, um die echten Rippen zu bilden.

Im Bereich der *Lendenwirbelsäule* wachsen die Rippenfortsätze mit den sogenannten Querfortsätzen zusammen, um die Processus costarii zu bilden.

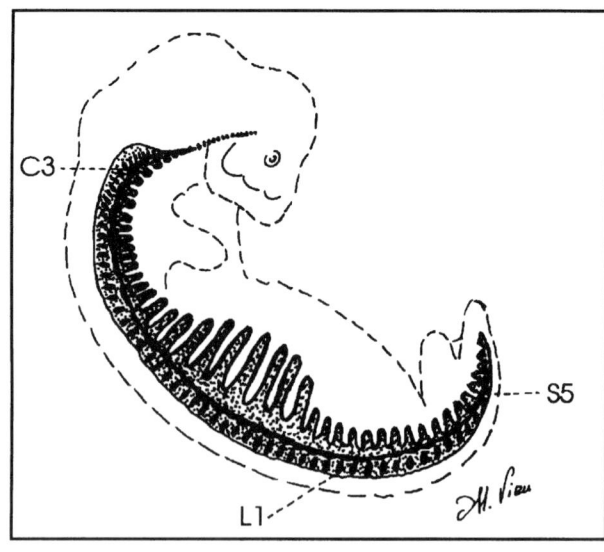

Abb. 5: Menschlicher Embryo mit vorknorpeliger Wirbelsäule (Scheitel-Steißlänge = 9 mm)

Im Bereich des *Sakrums* bilden die Rippenfortsätze die seitlichen Anteile des Sakrums außerhalb der Foramina pelvina.

Aus der embryologischen Entwicklung geht die Grundform des Wirbels hervor, die dem Wirbel des Fötus sehr ähnlich ist. Die morphologischen Veränderungen, die die Wirbel in jedem einzelnen Abschnitt differenzieren, ergeben sich aus den funktionellen Anforderungen, die im Lauf der Entwicklung nach der Geburt entstehen. Es handelt sich also um erworbene Strukturen.

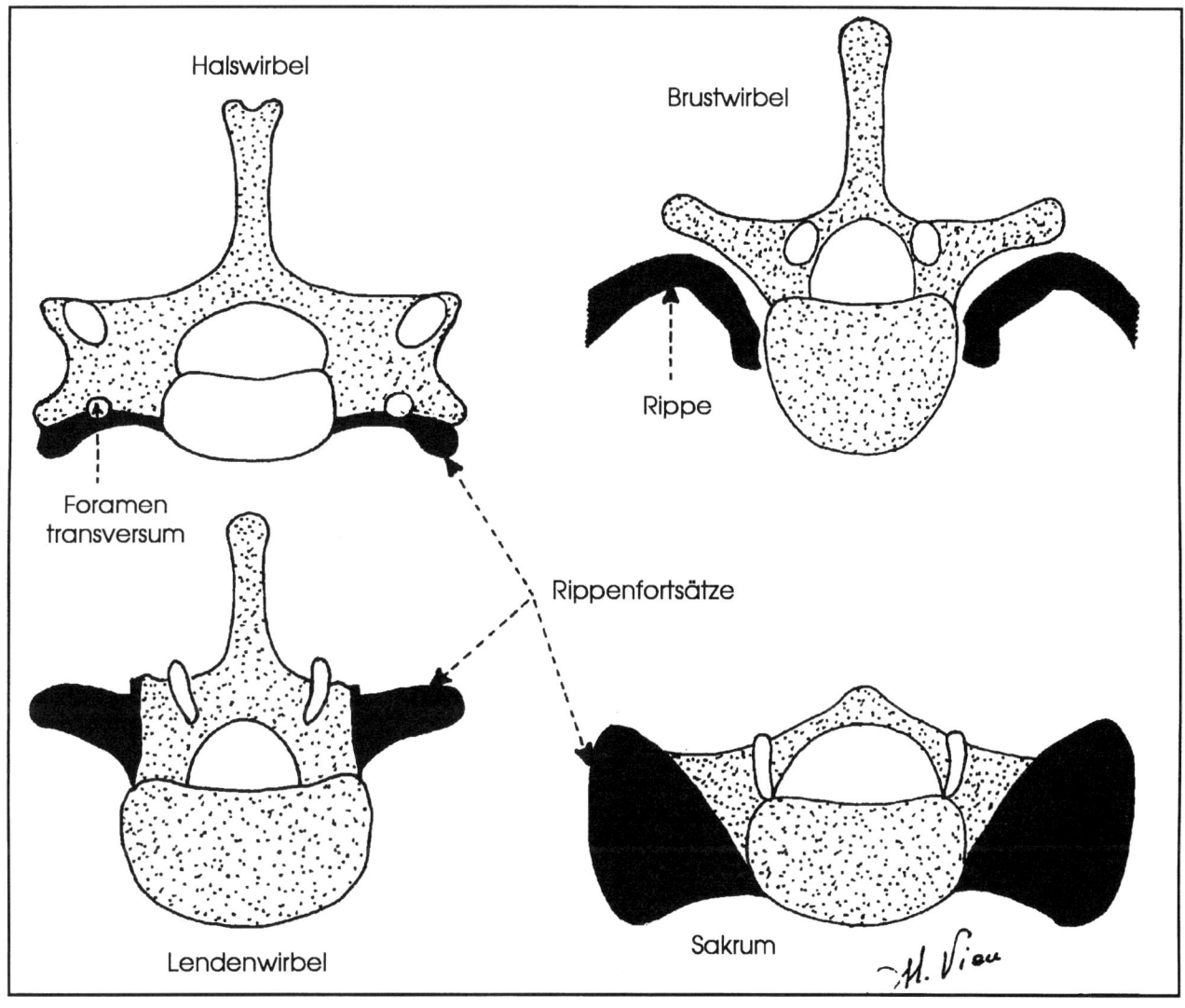

Abb. 6: Rudimentäre Rippen der Wirbel und des Sakrums

2.2 Grundform eines Wirbels

2.2.1 Aufbau

Der Wirbel ist aus zwei sehr unterschiedlichen Anteilen aufgebaut: dem Wirbelkörper ventral und dem Wirbelbogen dorsal (Abb. 7, 8, 9).

Wirbelkörper: Er ist größtenteils zylindrisch, breiter als hoch und in seinem dorsalen Anteil abgeflacht. Im Bereich der ventralen und seitlichen Flächen ist sein Umfang in Form einer horizontalen Rinne ausgehöhlt; sie weist zahlreiche Öffnungen auf, die als Durchtrittsstellen für Arterien dienen.

Im Bereich der dorsalen Fläche gibt es zwei Öffnungen für den venösen Abfluß. Postero-lateral, nahe des oberen Plateaus, findet man zwei dicke Schichten kompakten Knochens. Dort setzt der Wirbelbogen mittels der Pedikuli an. Die oberen und unteren Plateaus sind von Knorpel überzogen. Diese knorpeligen Plateaus stellen die Wachstumszonen des Wirbelkörpers dar und erlauben sein Höhenwachstum. Sie sind seitlich von einem knorpeligen Randwulst begrenzt, der gegen das 15. Lebensjahr hin verknöchert und mit dem Wirbelkörper zusammenwächst.

Wirbelbogen: Er ist mittels der Pedikuli in die dorsalen, seitlichen Kanten nahe der oberen Deckplatte des Wirbelkörpers eingelassen. Die Pedikuli, die sich in Form der Laminae nach dorsal fortsetzen, vereinigen sich in der Mittellinie und dienen so als Basis für die Verwurzelung des Dornfortsatzes (Processus spinosus). An der Vereinigung von Pedikuli und Laminae findet man mehrere Fortsätze, die annähernd vertikal in Form einer knöchernen Halskrause angeordnet sind.

Die oberen und unteren Gelenkfortsätze sind vertikal und tragen je eine eine Gelenkfläche: die oberen Gelenkfacetten schauen nach dorsal, die unteren Gelenkfacetten schauen nach ventral.

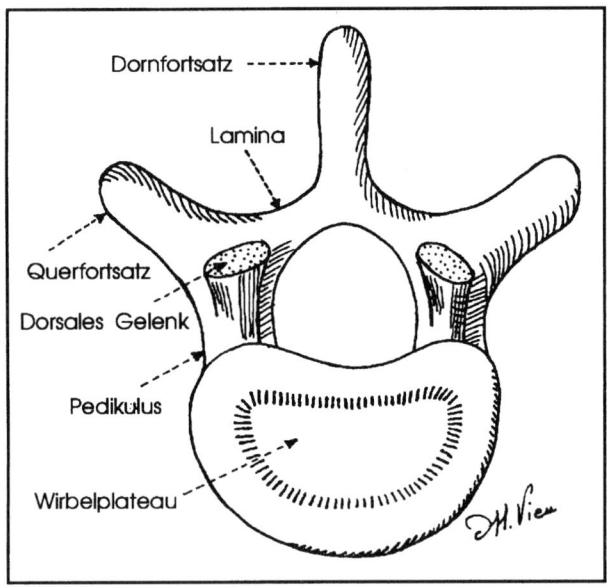

Abb. 7: Typischer Wirbel (Ansicht von kranial)

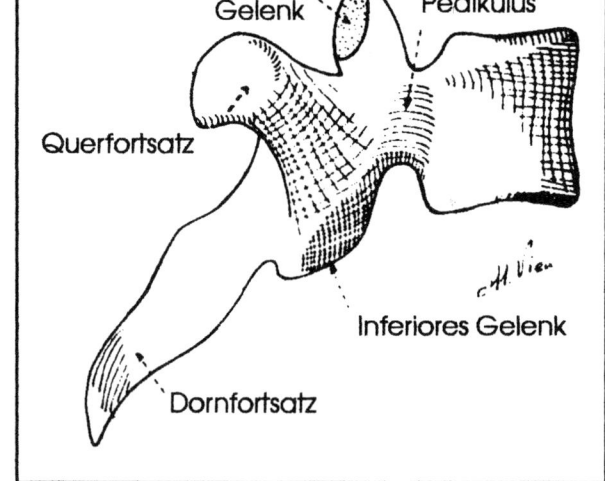

Abb. 8: Typischer Wirbel (Seitenansicht)

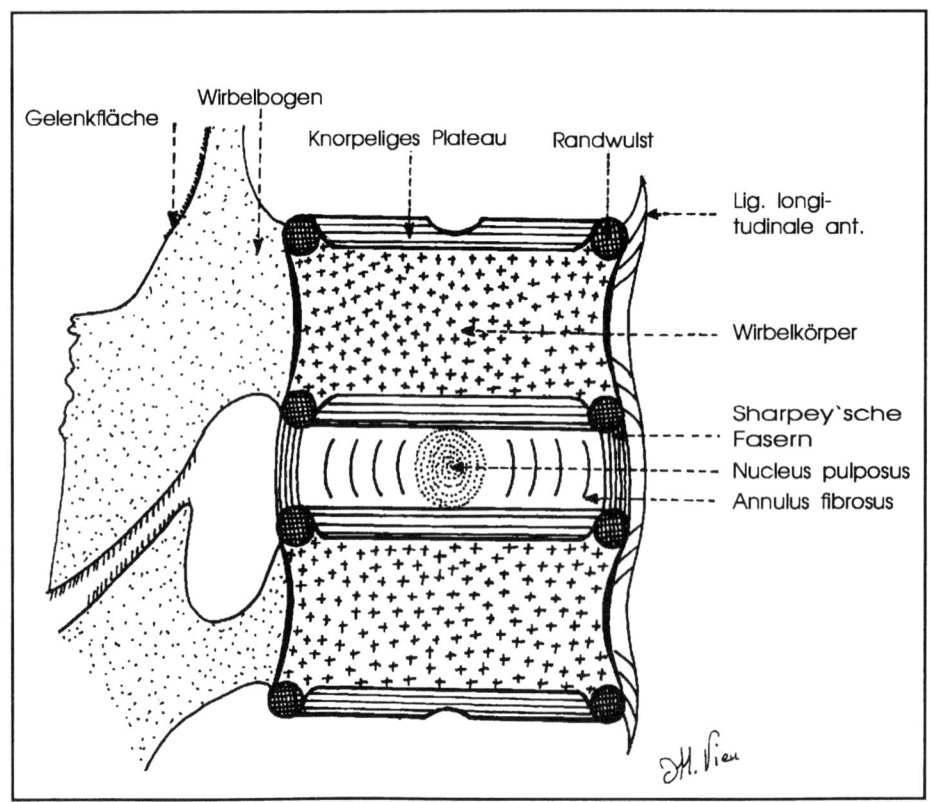

Abb. 9: Schematische Darstellung eines Wirbelsegments

Die Querfortsätze gehen seitlich ab. Sie sind von ventral nach dorsal abgeflacht und nach lateral gerichtet. Zu bemerken ist, daß in der Phylogenese die Bedeutung der Querfortsätze parallel mit dem Verschwinden der Rippen abnimmt. Sie behalten trotzdem eine wichtige mechanische Wirkung, da sie als Ansatzstellen für kräftige Muskelzüge dienen. Als Isthmus bezeichnet man die Verengung im mittleren Teil der Stelle, von der die Fortsätze abgehen. Der Wirbelkörper bildet mit der Hinterfläche des Wirbelkörpers den Wirbelkanal.

2.2.2 Struktur

Der Wirbelkörper besitzt die Struktur eines kurzen Knochens, der von spongiösem Knochen gebildet und von der Kortikalis begrenzt ist.

Anatomische Grundlagen

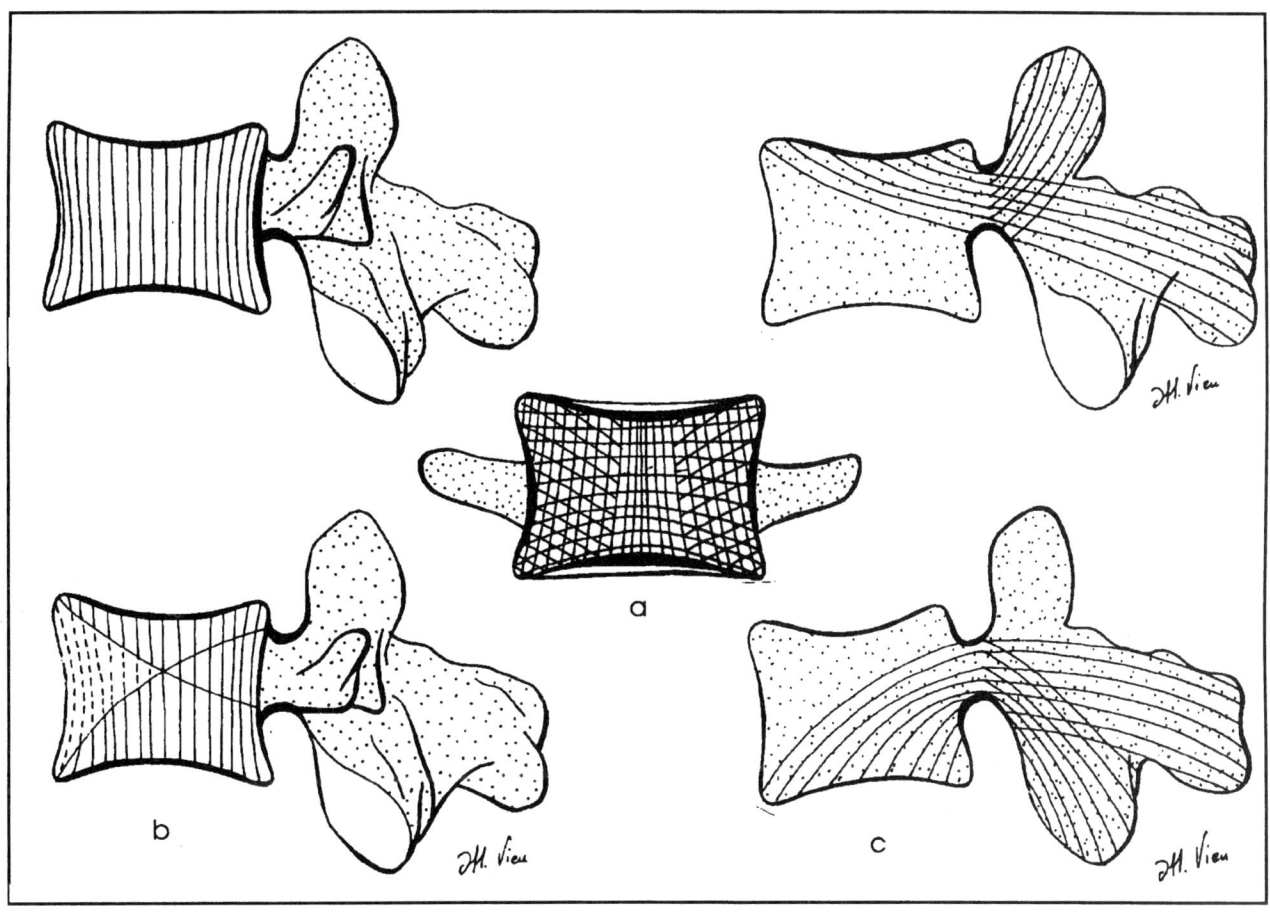

Abb. 10: Schematisierung der Trabekelstruktur der Wirbel

Auf einem Frontalschnitt durch den Wirbelkörper sieht man, daß sich die spongiösen Knochenbälkchen entlang der Richtung der einwirkenden Kräfte anordnen (Abb. 10a). Sie verlaufen vertikal, indem sie oberes und unteres Plateau verbinden, horizontal von einer lateralen Kortikalis zur anderen sowie schräg.

Auf einem Sagittalschnitt (Abb. 10b) findet man vertikale Bälkchen sowie ein interessantes, fächerförmiges Bälkchensystem:

– Einerseits ein Netz, ausgehend vom oberen Plateau, das durch die Pedikuli zieht und sich bis in die oberen Gelenkfortsätze und die Dornfortsätze ausbreitet.

– Andererseits ein Netz, ausgehend vom unteren Plateau, das durch die Pedikuli zieht und sich in die unteren Gelenkfortsätze und die Dornfortsätze erstreckt (Abb. 10c).

Die Dichte und die Morphologie der knöchernen Strukturen, insbesonders der Bälkchenkonstruktion der Spongiosa, sind immer das Abbild funktioneller Anforderungen.

Die besondere Anordnung im Bereich des Wirbels zeigt, daß

– die Überkreuzung des fächerförmigen Bälkchennetzes mit den senkrechtverlaufenden Fasern Stellen sehr hohen Widerstands bilden. Solche

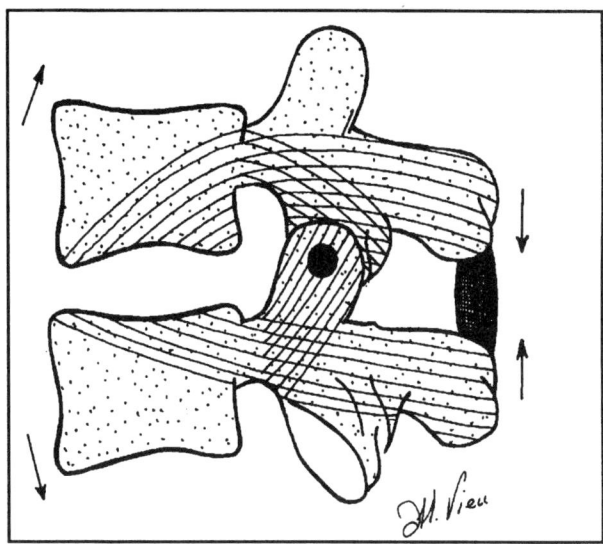

Abb. 11: Beziehung zwischen Struktur und Funktion

Die trabekuläre Struktur steht in Beziehung mit der Wirkung des Zwischenauflagehebels auf die hinteren Gelenke.

Stellen findet man besonders im dorsalen Teil des Wirbelkörpers, in den Pedikuli und zwischen den Abgangsstellen der Fortsätze (unterstützende Funktion im Rahmen eines Hebelarms ersten Grades in der Biomechanik) (Abb. 11).

- die geringere Festigkeit im ventralen Teil des Wirbelkörpers vorliegt, wo es nur senkrechte Bälkchen gibt (das erklärt die relativ große Häufigkeit von keilförmigen Kompressionsfrakturen des Wirbelkörpers, da die „dorsale Wand" viel widerstandsfähiger ist).

2.3 Verschiedene Abschnitte der Wirbelsäule

In jeder Etage zeigen die Wirbel wichtige Abänderungen gegenüber dem typischen Wirbel, die die Form und Dimension der Wirbelkörper sowie die Gestalt der Zwischenwirbelgelenke beeinflussen. Diese segmentalen Variationen resultieren eigentlich aus funktionellen Anforderungen, die ihre Entwicklung bestimmen.

2.3.1 Typischer Lendenwirbel (Abb. 12)

Der Lendenwirbel ist wesentlich voluminöser als der typische Wirbel, da er viel mehr Gewicht zu tragen hat. Seine Größe nimmt von L_1 bis L_5 gleichmäßig zu.

Der nierenförmige *Wirbelkörper* ist im queren Durchmesser wesentlich breiter als im sagittalen. Er ist deutlich breiter als hoch. Sein Umfang ist, außer dorsal, wo er fast flach ist, in Form einer horizontalen Schiene ausgehöhlt.

Die *Pedikuli* sind kurz und gedrungen und verlaufen von ventral nach dorsal.

Die *Laminae* sind sehr hoch und nach dorsal und medial gerichtet.

Der *Dornfortsatz*, Processus spinosus, ist sehr stark entwickelt, massiv und nach dorsal ausgerichtet. Seine Spitze ist aufgetrieben und rechteckig.

Die *Querfortsätze* entstehen durch Vereinigung der eigentlichen Querfortsätze mit den Resten rudimentärer Rippen (daher ihr Name Processus costarii). Sie entspringen in Höhe der oberen Gelenkfortsätze und zeigen schräg nach lateral und leicht nach dorsal. Im dorsalen Teil der Basis der Rippenfortsätze befindet sich der Processus accessorius.

Der *obere Gelenkfortsatz*, Processus articularis superior, entspringt vom Oberrand der Vereinigungsstelle von Lamina und Pedikulus. Er trägt eine überknorpelte Gelenkfläche, die medial und leicht nach dorsal gerichtet ist. Sie ist im queren Durchmesser konkav und im vertikalen flach.

Der *untere Gelenkfortsatz*, Processus articularis inferior, entspringt vom Unterrand der Vereinigungsstelle zwischen Lamina und Dornfortsatz. Er ist nach kaudal und lateral gerichtet. Die überknorpelte Gelenkfläche zeigt nach lateral und leicht nach ventral. Sie ist im queren Durchmesser konvex und im vertikalen flach.

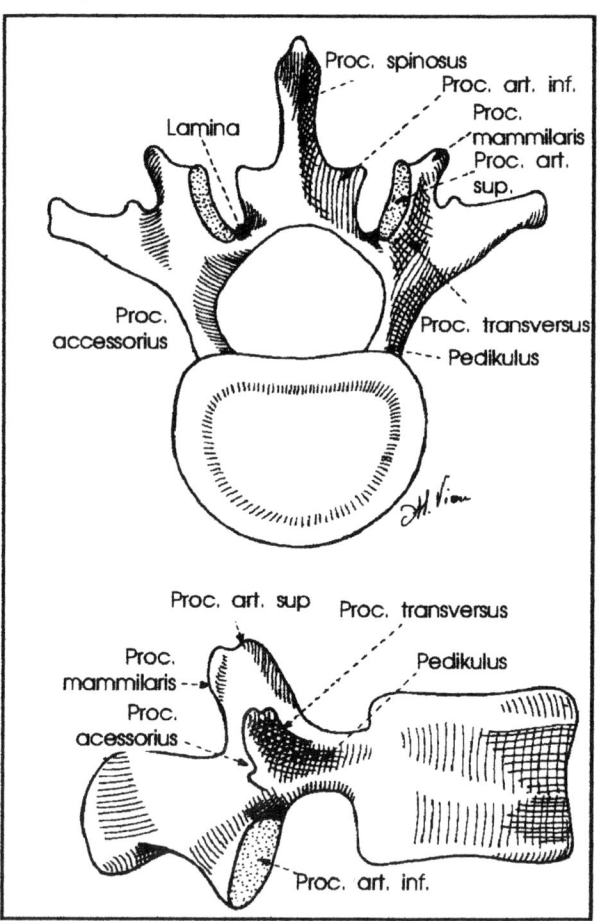

Abb. 12: Typischer Lendenwirbel

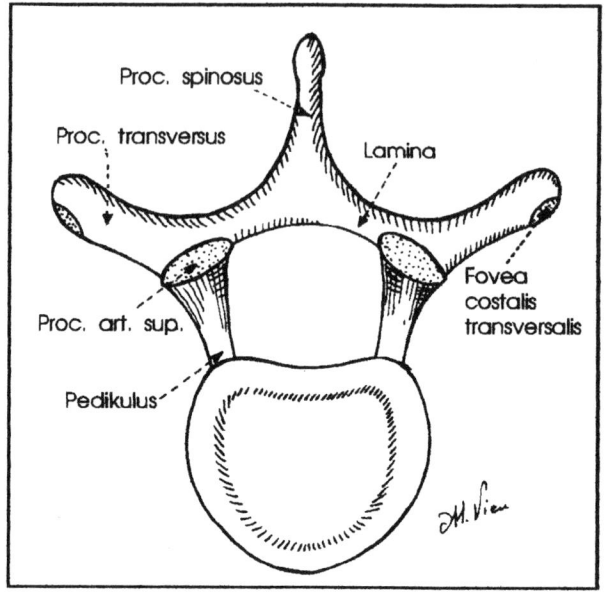

Abb. 13: Typischer Brustwirbel

Der *Wirbelkanal* hat die Form eines gleichseitigen Dreiecks.

2.3.2 Typischer Brustwirbel (Abb. 13)

Der Brustwirbel ist dem typischen oder fötalen Wirbel bis auf einige Details am ähnlichsten.

Der *Wirbelkörper* ist zylindrisch, außer dorsal, wo er konkav ist. Er ist im Vergleich mit dem eines Lendenwirbelkörpers höher, aber nicht so breit wie dieser. Sein Umfang ist ventral und seitlich stark eingeschnürt. Im dorsalen Teil der Seitenflächen findet man knorpelig überzogene und schräg ausgerichtete Gelenkfacetten, je eine obere (Fovea costalis superior) und eine untere (Fovea costalis inferior).

Die *Pedikuli* sind kurz und dünn.

Die *Laminae* sind dick und wesentlich höher als breit. Sie sind schräg nach kaudal und dorsal gerichtet und bilden den größten Teil des Wirbelbogens.

Der *Dornfortsatz* ist lang, voluminös und stark nach kaudal und dorsal geneigt. Er läuft in einer unpaaren Verdickung aus.

Die *Querfortsätze* sind am Übergang des Pedikulus zur Lamina eingelassen. Sie zeigen nach lateral und leicht nach dorsal. Dieser schräg nach dorsal gerichtete Verlauf nimmt von kranial nach kaudal zu. Das freie Ende des Querfortsatzes ist verdickt. An seiner Vorderseite trägt er eine Gelenkfläche, die Fovea costalis processus transversi, die mit dem Tuberculum costae artikuliert.

Der obere Gelenkfortsatz, Processus articularis superior, ist mit einer flachen, ovalen Gelenkfläche ausgestattet. Diese zeigt nach dorsal, leicht nach kranial und lateral.

Der *untere Gelenkfortsatz*, Processus articularis inferior, besitzt dagegen eine Gelenkfläche, die nach vorn, leicht nach kaudal und nach medial gerichtet ist.

Der *Wirbelkanal* hat großteils zylindrische Form.

2.3.3 Typischer Halswirbel (Abb. 14)

Der Halswirbel weist zahlreiche Unterschiede gegenüber dem fötalen Wirbel auf.

Der *Wirbelkörper* ist würfelförmig, jedoch transversal verlängert, dick und breit. Seine Oberfläche ist transversal konkav und läuft seitlich in die Processus uncinati aus (Abb. 15). Die Unterseite ist sattelförmig. Sie verläuft von ventral nach dorsal konkav und ist transversal konvex. Seitlich besitzt sie zwei Einkerbungen, die mit den Processus uncinati des darunterliegenden Wirbels übereinstimmen.

Der *Wirbelkörper* läuft nach kaudal und ventral in einen Vorsprung aus, der den Oberrand des darunterliegenden Wirbels bedeckt.

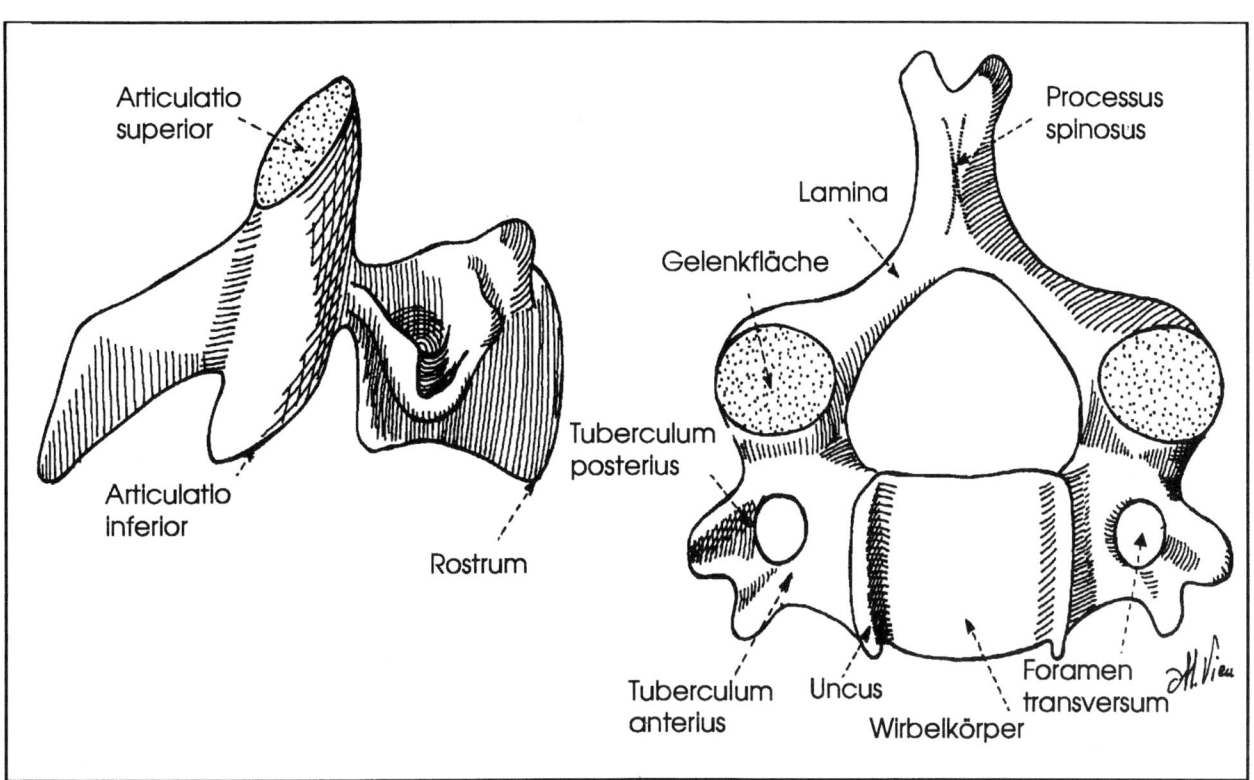

Abb. 14: Typischer Halswirbel

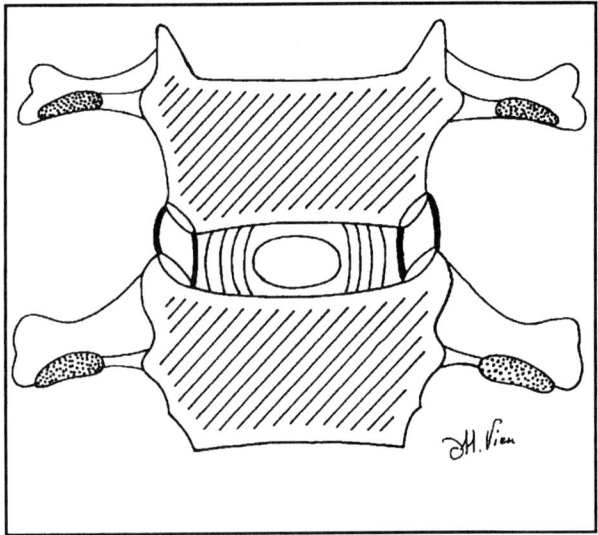

Abb. 15: Articulationes unco-vertebrales

Die *Pedikuli* entspringen an den dorsalen, oberen Seitenflächen. Sie sind nach dorsal und lateral gerichtet und sehr kurz. Ihre Außenseite begrenzt nach medial hin das Foramen transversarium. Dahinter entspringt die dorsale Wurzel des Querfortsatzes. Die Ober- und Unterränder sind sehr verdickt und stark eingekerbt. Sie begrenzen mit dem darüber- bzw. darunterliegenden Rand das Foramen intervertebrale.

Die *Laminae* sind leicht länger als hoch. Sie sind nach dorsal, medial und kaudal gerichtet.

Der *Dornfortsatz* ist kurz und breit. Er ähnelt einem dreieckigen Prisma. Weiter zeigt er schräg nach kaudal und dorsal mit einer zweizackigen Spitze.

Die *Querfortsätze* setzen mit zwei Wurzeln an. Eine ventrale Wurzel entspringt von der Seitenfläche des Wirbelkörpers knapp vor den Pedikuli. Die dorsale Wurzel entspringt vom dorsalen Teil der Außenfläche der Pedikuli. Diese zwei Wurzeln werden an ihren lateralen Enden durch eine knöcherne Brücke verbunden. Diese Brücke hat an ihrer Oberfläche eine Rinne für den Spinalnerven. Die Querfortsätze sind nach ventral und lateral gerichtet und bilden mit der Sagittalebene einen Winkel von 60°. Sie sind leicht schräg nach kaudal gerichtet.

Das *Foramen transversarium* wird begrenzt von:
– der knöchernen Brücke zwischen ventraler und dorsaler Wurzel des Querfortsatzes,
– dem Wirbelkörper und
– den Pedikuli. Arteria, Vena und Nervus vertebralis ziehen von C_6 bis C_1 durch dieses Foramen. Seitlich läuft der Querfortsatz in zwei Höcker aus, Tuberculum anterius et posterius processus transversi. Das Tuberculum *Chassaignac*, in Höhe von C_6, springt stark vor (es dient als Orientierungspunkt für die Palpation der A. carotis communis).

Die *Gelenkfortsätze* befinden sich dorsal und außerhalb der Wirbelkörper an der Vereinigung von Pedikuli und Laminae. Die oberen, knorpelüberzogenen Gelenkflächen sind größtenteils flach. Sie sind nach kranial und dorsal gerichtet. Die unteren zeigen entgegengesetzt nach kaudal und ventral.

Der *Wirbelkanal* ist weit. Er hat die Form eines Dreiecks, dessen Basis nach ventral schaut.

2.3.4 Atlas (Abb. 16)

Der Atlas unterscheidet sich anatomisch und funktionell sehr stark von den anderen Halswirbeln. Gemeinsam mit dem Axis und dem Okziput bildet er eine funktionelle Einheit. Der Atlas ist ringförmig und besitzt keinen Wirbelkörper. Er besteht aus zwei ovalen seitlichen Anteilen, den Massae laterales, die mit ihrer Hauptachse schräg nach ventral und medial gerichtet sind. Verbunden werden diese dicken Seitenteile von einem Bogen ventral (Arcus anterior) und einem Bogen dorsal (Arcus posterior).

Die *Massae laterales* tragen an ihrer Oberfläche je eine obere Gelenkfläche, Fovea articularis superior. Diese schaut nach kranial und medial, hat die Form einer „Schuhsohle" und ist bikonkav. Sie artikuliert mit dem gleichseitigen Kondylus des Okziput. Die Unterseite trägt je eine ovale Gelenkfläche, Fovea articularis inferior, die nach kaudal und medial gerichtet ist. Sie ist in der Sagittalen konvex gekrümmt und in der Transversalen flach. An der Innenseite jeder Massa lateralis sitzt ein Tuberkulum, das dem Lig. transversum atlantis als Ansatz dient.

Der *ventrale Bogen* ist dünn und trägt auf seiner Vorderseite ein Tuberkulum, an dem das Lig. longitudinale anterior und der M. longus colli ansetzen. Im Mittelteil seiner posterioren Fläche befindet sich eine kleine ovale Gelenkfläche, die von Gelenkknorpel umgeben ist und eine gelenkige Verbindung mit der Vorderfläche des Dens axis eingeht.

Der *dorsale Bogen* trägt auf seiner Rückseite das Tuberculum posterior, das den Rest des Dornfortsatzes darstellt. An ihm setzt das Lig. nuchae an. Seitlich hinter den Massae laterales bildet sich eine Rinne für die A. vertebralis und für die Wurzel von C_1 aus.

Der *Querfortsatz* stellt nur einen einzigen Höcker dar und umgibt das Foramen transversarium. Er dient für zahlreiche Muskeln und Bänder als Ansatzstelle.

Anatomische Grundlagen

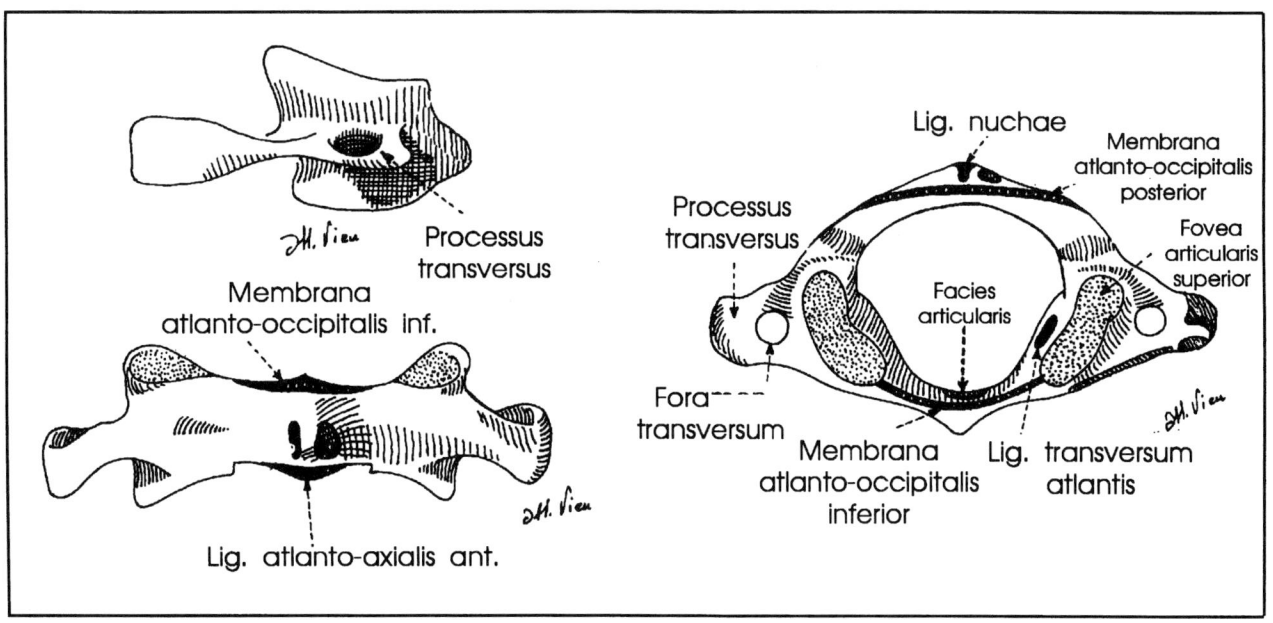

Abb. 16: Atlas

2.3.5 Okziput (Abb. 17)

Das Okziput bildet die Verbindung zwischen Kopf und Wirbelsäule. Es besitzt einerseits schon die Merkmale der flachen Schädelknochen, aber behält auch die Wirbelcharakteristika bei. Dazu zählen das Wirbelloch (Foramen magnum), das von Gelenkflächen umgeben ist. Weiter die Pars basilaris, eine Art Wirbelkörper, die mit dem Korpus des Sphenoids artikuliert und so dessen Krümmung vergrößert.

Die dorsale Unterseite des Okziput ist konvex. Von kranial nach kaudal findet man verschiedene Strukturen:

- In den oberen zwei Dritteln eine glatte, konvexe Oberfläche in Form eines Dreiecks, die mit Haut bedeckt ist.
- Darunter einen mehr oder weniger stark ausgeprägten Vorsprung, die Protuberantia occipitalis externa, an der sich das Lig. nuchae anheftet. Von der Protuberantia occipitalis externa zieht beidseits die Linea nuchae superior bis zum lateralen Ende. Weiter findet man einen Längsvorsprung, die Crista occipitalis externa, von der die Lineae nuchae inferiores seitwärts ziehen.

Das Foramen magnum ist eine ovale Öffnung mit den ungefähren Durchmessern von 35 zu 30 mm und so die größte Öffnung der Schädelbasis. Es liegt in einer schräg nach kaudal und dorsal gerichteten Ebene.

Die Gelenkflächen des Okziput befinden sich ventral, seitlich neben dem Foramen magnum und werden Kondylen genannt. Sie sind ellipsenförmig und verlaufen schräg nach ventral und medial. Sie sind von ventral nach dorsal und in der Transversalebene stark konvex. Die Gelenkkapsel des oberen Kopfgelenks, Articulatio atlantooccipitalis, setzt am Rand des Knorpelüberzugs an.

2.3.6 Übergangswirbel

2.3.6.1 Fünfter Lendenwirbel

Er stellt gemeinsam mit dem zwischen L_5 und S_1 gelegenen Diskus eine der ersten strukturellen

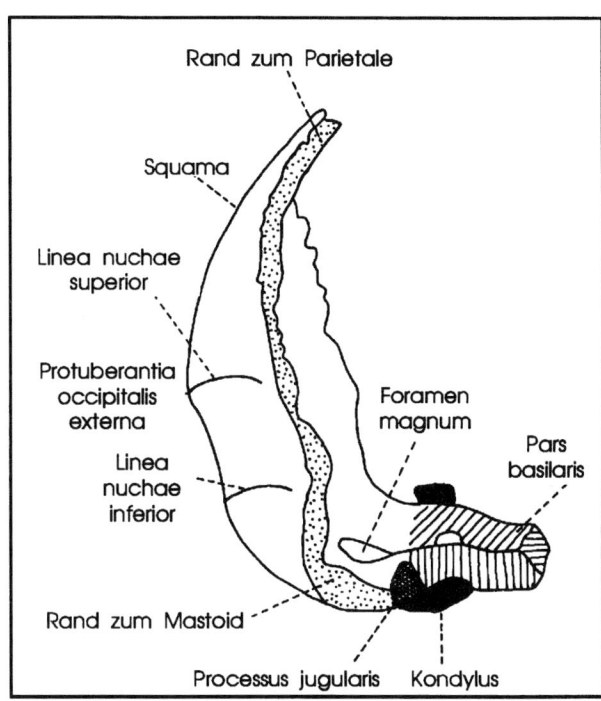

Abb. 17: Okziput (rechte Seitenansicht)

Anpassungen an die Haltung der „Zweifüßler" dar und stabilisiert so die Lumballordose in Anbetracht der Aufrichtung der Wirbelsäule. Sein Wirbelkörper (der größte der ganzen Wirbelsäule) ist ventral höher als dorsal. Dadurch hat er die Gestalt eines Keils, dessen Basis nach ventral zeigt.

Die Querfortsätze sind kurz und kräftig und zwischen die Darmbeine eingelassen.

Die unteren Gelenkfortsätze korrespondieren mit dem Sakrum und stehen im Vergleich zu den oberen Gelenkfortsätzen weiter lateral. Zusätzlich sind sie mehr frontalwärts ausgerichtet als die der anderen Lumbalwirbel.

2.3.6.2 Zwölfter Brustwirbel

Als typischer Übergangswirbel besitzt er spezielle Eigenheiten. In seinem oberen Anteil ist er wie ein Brustwirbel gestaltet, in seinem unteren Anteil wie ein Lendenwirbel. Sein Wirbelkörper trägt am Oberrand seitlich dorsal nur zwei Gelenkgrübchen, Foveae costales, für den Kopf der 12. Rippe.

Die oberen Gelenkfortsätze sind wie die aller anderen Brustwirbel größtenteils flach, zeigen nach dorsal und etwas nach latero-kaudal.

Die unteren Gelenkfortsätze sind wie die der Lendenwirbel in der Transversalebene konvex und in der Vertikalen flach. Sie sind nach lateral und leicht nach ventral gerichtet. Der 12. Brustwirbel verhält sich gegenüber L_1 wie ein Lendenwirbel. Das heißt also, daß Th_{12} bewegungsmäßig zur Lendenwirbelsäule gerechnet wird.

2.3.6.3 Erster Brustwirbel

Als Übergangswirbel zwischen Hals- und Brustwirbelsäule gelegen ist er kranial wie ein Halswirbel und kaudal wie ein Brustwirbel aufgebaut.

Sein Wirbelkörper ist seitlich verlängert und trägt an seiner Oberfläche halbmondförmige Fortsätze (Unci corporis vertebrae).

Das Gelenkgrübchen für das Rippenköpfchen (Fovea costalis superior) ist vollständig und nimmt den Kopf der ersten Rippe auf. Die oberen Gelenkfortsätze unterscheiden sich völlig von denen des typischen Brustwirbels. Sie befinden sich in einer Ebene, die nur 10% gegenüber der Horizontalebene geneigt ist. Die unteren Gelenkfortsätze sind ganz nach dorsal gerichtet und stehen fast vertikal.

2.3.6.4 Axis (Abb. 18)

Dieser Wirbel stellt den Übergang zwischen der oberen Halswirbelsäule (Okziput-Atlas) und der typischen Halswirbelsäule dar. Sein charakteristisches Merkmal ist der Dens axis (ein Relikt des Atlas-Wirbelkörpers, der mit dem Axis verschmolzen ist). Er sitzt an der oberen Fläche zentral auf und dient als Drehpunkt für das untere Kopfgelenk.

Die zwei oberen Gelenkflächen ragen seitlich über den Wirbelkörpers des Axis hinaus und sind nach kranial und lateral gerichtet, in der Sagittalebene konvex und in der Transversalebene flach.

Obere und untere Gelenkflächen liegen nicht übereinander. Die unteren, die sich unterhalb der Laminae befinden, sind gegenüber den oberen nach lateral und dorsal versetzt.

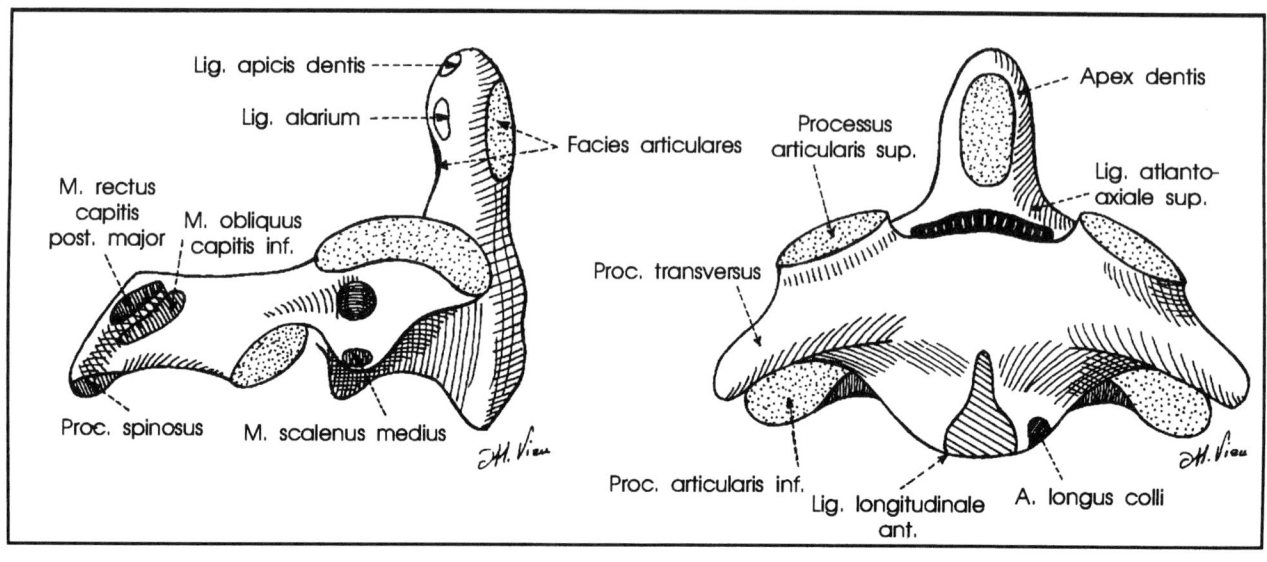

Abb. 18: Axis

Die Gelenkflächen bilden kaudal und ventral mit der Horizontalebene einen Winkel von 45°.

Die Querfortsätze tragen nur einen Höcker.

Der dorsale Bogen, Arcus posterior, besteht aus zwei schmalen Lamellen, die schräg nach dorsal und medial verlaufen und sich an der Basis des Dornfortsatzes vereinigen. Der Dornfortsatz selbst ist wie die übrigen Halswirbel gegabelt.

2.4 Wirbelbogengelenke

Diese Gelenke haben funktionell eine große Bedeutung, obwohl sie in der Literatur der klassischen Anatomie oft vernachlässigt werden. Die genaue Anatomie dieser Zwischenwirbelgelenke, die pathologischen Veränderungen ihrer Gelenkflächen sowie die Beschreibung der Struktur der Gelenkkapseln, insbesondere der Menisken, waren Gegenstand wichtiger Untersuchungsreihen. Diese wurden von *Henle* (1856), *Finck* (1904), *Schminke* und *Santo* (1932), *Tondury* (1940), *Zukschwerdt* (1955), *Tondury* und *Penning* (1963) sowie *Kos* (1968) durchgeführt.

Man bezeichnet diese Gelenke als Arthrodien (Art. planae). Sie weisen in den verschiedenen Abschnitten der Wirbelsäule unterschiedliche Formen und Orientierungen auf. Ihre Gelenkflächen sind mit Knorpel überzogen und von einer Synovialis umgeben. Von dieser entspringt ein gestielter, beweglicher Meniskus. Die Gelenkkapsel wird ventral und dorsal von Bändern verstärkt.

Der Knorpel ist aus drei Lagen aufgebaut:

- Einer obersten dünnen Schicht aus amorpher Substanz.
- Einer feinen Schicht Synovialflüssigkeit, die erlaubt, daß die Gelenkflächen leicht übereinandergleiten.
- Einer dicken lamellenartigen Schicht aus 8 bis 12 Netzen von Knorpelfasern.

Von dieser letzten Schicht, die sich reversibel deformieren kann, hängt der große mechanische Widerstand des Knorpels ab.

Die fibröse Gelenkkapsel ist auch mit elastischen Fasern ausgestattet und so in den verschiedenen Bereichen mehr oder weniger locker. Im Bereich der Lendenwirbelsäule ist sie sehr stark angespannt (was in Relation mit dem Beweglichkeitsgrad jeder Etage steht). Im Halswirbelbereich wird sie lockerer.

Kleine Fettpolster füllen den freien Raum zwischen dem Ansatz der Kapsel am Knochen und der eigentlichen Gelenkfläche aus.

Ventral und dorsal wird diese Kapsel von Bändern verstärkt, die die Gelenkfortsätze verbinden. Das ventrale Band ist nur eine einfache Kapselverdickung. Das dorsale, sehr kräftige Band verläuft hingegen gesondert von der Kapsel.

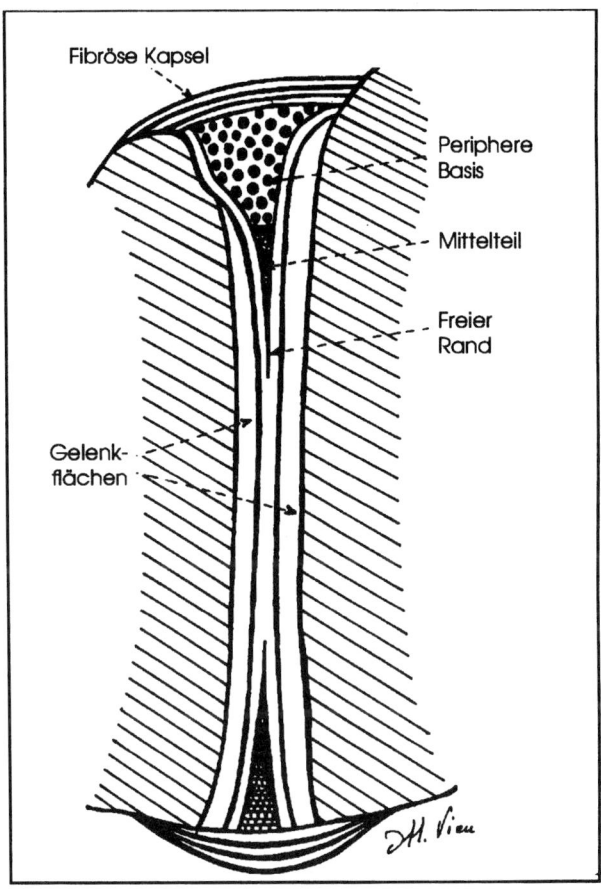

Abb. 19: Typischer Aufbau eines intervertebralen Meniskus

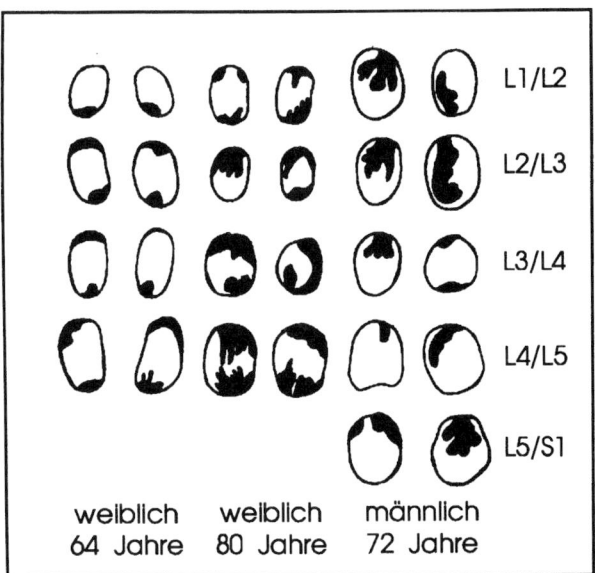

Abb. 20a: Verschiedene Formen der Lendenmenisken bei drei Personen

Kapitel 2

In der Kapsel und den Bändern dieser Wirbelbogengelenke gibt es zahlreiche Mechanorezeptoren. Diese reiche propriozeptive Innervation ist nötig, um es dem Stützapparat zu ermöglichen, sich an die zahlreichen Spannungsänderungen anzupassen, denen die Kapsel unterworfen ist.

Die genaue anatomische Untersuchung der Zwischenwirbelgelenke hat gezeigt, daß es gestielte Menisken gibt, die in der Gelenkhöhle beweglich sind. Diese Menisken sind unbestritten in fast allen Gelenken vorhanden.

Von sehr unterschiedlicher Form und Größe projezieren sie sich in variablem Abstand zwischen die zwei Gelenkflächen. In der Lendenregion sind sie am stärksten ausgebildet, in der Halsregion etwas kleiner.

Im Brustbereich nur begrenzt ausgebildet, können sie dort auch manchmal fehlen. Meistens sind sie nahe der oberen und unteren Ansatzstelle der Kapsel lokalisiert. Im Halsbereich sitzen sie ventral in der Mitte und dorsal seitlich auf der Oberfläche der Kapsel, selten auf dem gesamten Umfang. In

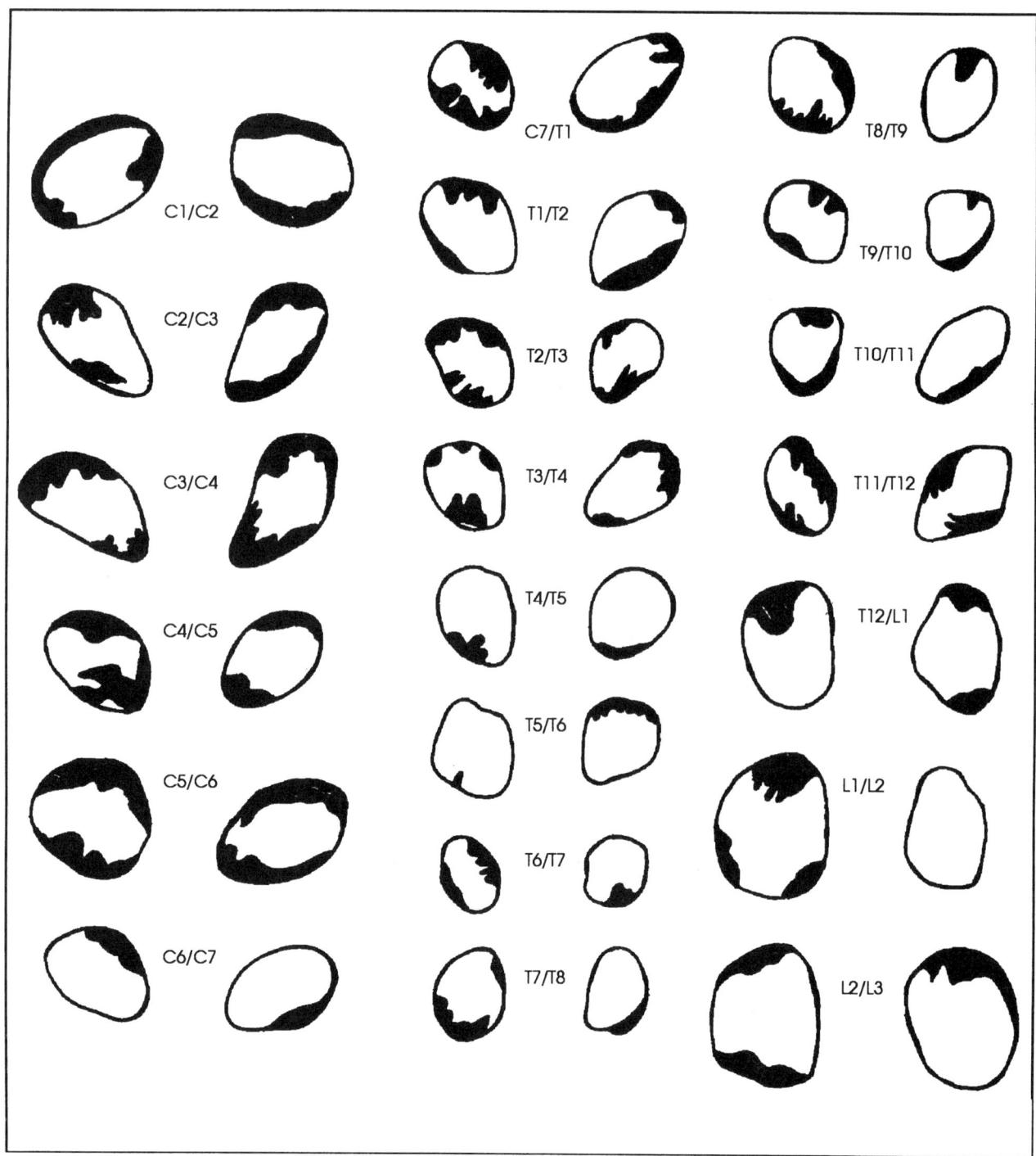

Abb. 20b: Illustrierung verschiedener Diskusformen entlang der gesamten Wirbelsäule (67jähriger Mann)

Ausnahmefällen findet man eine dünne, nicht vaskularisierte Schicht, die die beiden Gelenkflächen trennt.

Die freien Ränder der Menisken sind dünn, glatt und in den meisten Fällen unregelmäßig gezackt. Aufgrund histologischer und embryologischer Forschungen konnten *Tondury* und *Penning* (1963) beweisen, daß diese Menisken Ausläufer der Synovia von besonderer Struktur sind (Abb. 19).

Ein typischer Meniskus besteht aus drei Anteilen:

1. Aus einer peripheren Basis, die an der Kapsel fixiert ist. Sie ist aus lockerem Zellgewebe und aus Fettgewebe aufgebaut.
2. Aus einem synovialen Mittelteil, der ein reiches Gefäßnetz enthält.
3. Aus einem freien Rand, der zart, unregelmäßig gezackt ist, keine Gefäßversorgung besitzt und aus dichtem, manchmal knorpelähnlichem Gewebe aufgebaut ist.

Der einzelne Meniskus kann aus einem, aus zweien oder aus allen dreien dieser Anteile aufgebaut sein (Abb. 20a und 20b).

Die genannten Autoren haben die erste Anlage bei einem 120 mm langen (Scheitel-Steißbein-Länge) Fötus beobachtet. Die Struktur der drei Anteile war aus feinem Bindegewebe und einem reichen Gefäßnetz aufgebaut.

Die Gefäßversorgung erfolgt wie in den anderen Gelenken.

In der fibrösen Schicht der Kapsel verlaufen die Gefäße in Richtung der Fasern. In den Zotten und Falten der Synovialschicht verlaufen die Gefäße bogig oder in Kanälen, allerdings weniger zahlreich als in den Kapseln großer Gelenkräume.

Die Zwischenwirbelgelenke im Halsbereich werden von den dorsalen Ästen der A. vertebralis und der A. cervicalis profunda versorgt. Zusätzlich gibt es eine segmentale Versorgung: Die Aa. intercostales posteriores versorgen die Gelenke im Brustbereich und die Aa. lumbales die Gelenke im Lendenbereich. Jedes Gelenk wird von zwei benachbarten Arterien versorgt.

Die dorsalen Äste der Spinalnerven innervieren alle Gebilde des Wirbelbogens. Ihre Rolle in der Versorgung der Wirbelbogengelenke ist bekannt (*Lazorthes*).

Diese nervösen Äste haben engen Kontakt mit den Wirbelbögen, an die sie durch fibröse oder vaskuläre Elemente angeheftet sind. Auch die unterschiedliche Form und Ausrichtung in den einzelnen Abschnitten hat darauf keinen Einfluß.

Diese enge Beziehung spielt bei Läsionen infolge einer Läsion des Wirbels eine Rolle. Direkte Ursache dafür ist die Anspannung der Kapsel, indirekt werden sie durch Entzündungen, Ödeme und Stauungen hervorgerufen. Da der dorsale Ast des Spinalnerven ein gemischter Nerv ist, äußert sich die Störung sowohl sensibel als auch motorisch.

Zuletzt sollen hier die verschiedenen Ausrichtungen der Gelenkspalten in den einzelnen Ebenen betont werden. Beim Fötus und Neugeborenen sind alle Wirbel gleich und ihre Gelenkflächen gleichartig ausgerichtet:

– die oberen schauen nach dorsal und leicht nach kranial,
– die unteren nach ventral und leicht nach kaudal.

In den ersten Lebensjahren bewirkt die Anpassung an statische und dynamische Beanspruchungen die Differenzierung der Gelenkorientierung. Der Wirbel

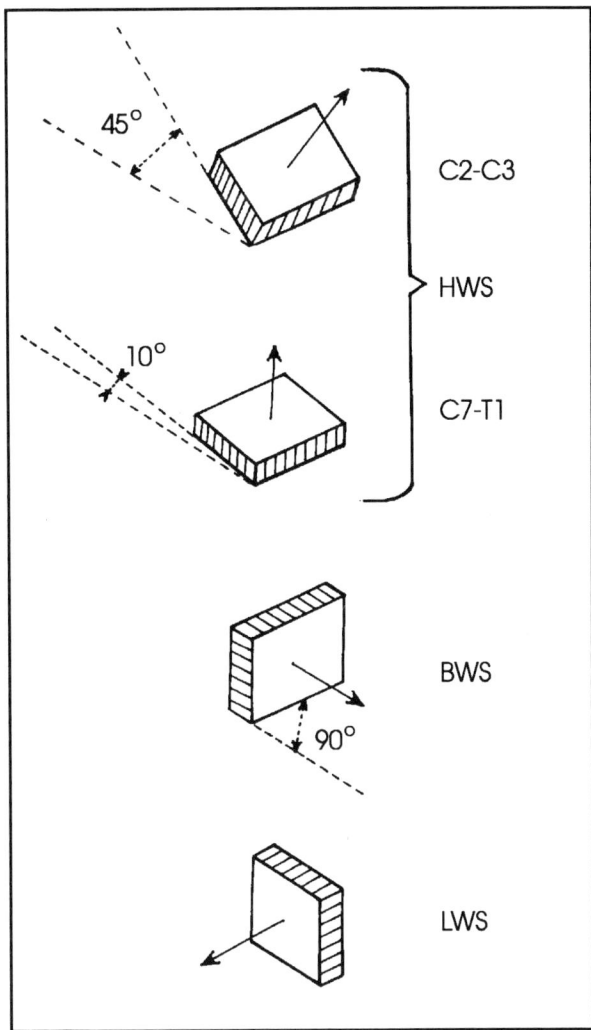

Abb. 21: Schematisierung der unterschiedlichen Orientierung der Ebenen der Gelenkspalten (abhängig von den Wirbelsäulenabschnitten)

eines Säuglings und eines Kindes hat noch keinen fixen Knochenaufbau und bleibt relativ lange nachgiebig. Als Antwort des Knochengewebes auf Beanspruchungen durch Druck und Zug, sind die verschiedenen Orientierungen der Gelenkflächen und parallel dazu die Veränderungen im Bandscheiben-Wirbelkörper-Komplex aufzufassen (Absorption der Spannung durch das System = physiologische Antwort).

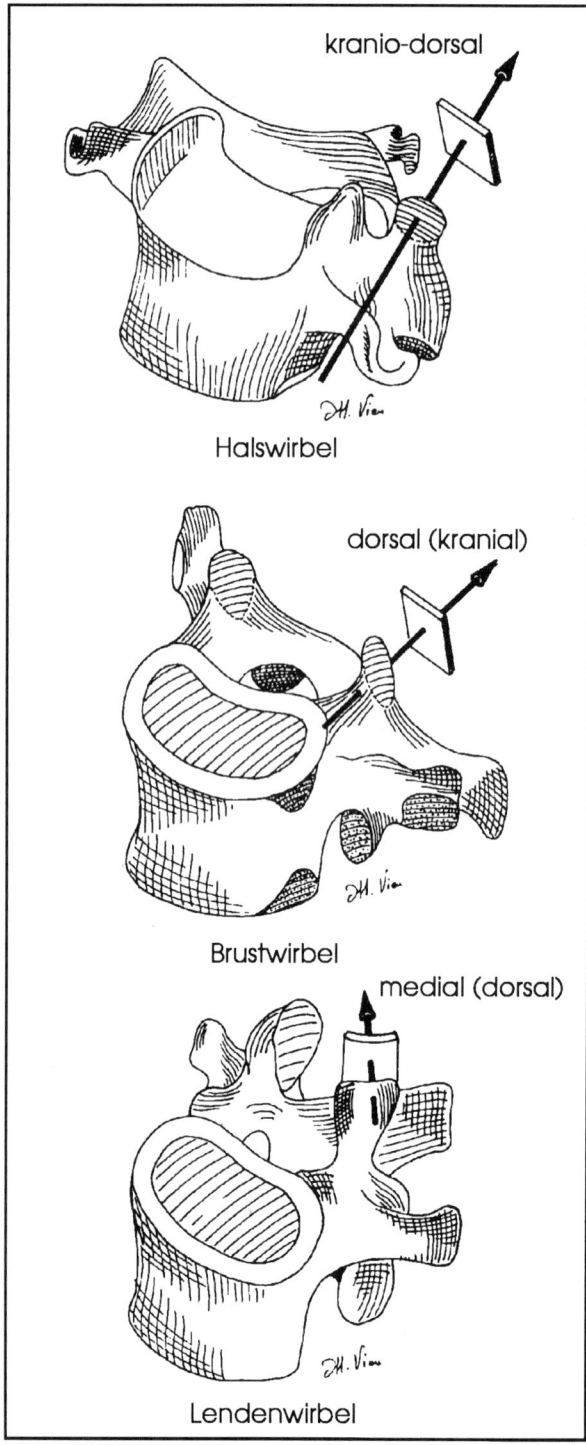

Abb. 22: Verschiedene Orientierungen der Ebenen der Gelenkspalten der Wirbelbogengelenke

Beim Erwachsenen beobachtet man im Verlauf der Adaptation der Strukturen folgende verschiedene Orientierungen (Abb. 21 und 22):

- Im Bereich der Lendenwirbelsäule verläuft der Gelenkspalt *vertikal* und *sagittal*.
- Im Bereich der Brustwirbelsäule ist er *vertikal* und *frontal*. Hier bleibt die Wirbelsäule der fötalen am ähnlichsten.
- Im Bereich der Halswirbelsäule ist der Verlauf schräg nach *kaudal* und *dorsal*, wobei die Neigung von kaudal nach kranial zunimmt.

Zwischen C_7 und Th_1 besteht eine Neigung von 10% gegenüber der Horizontalen, zwischen C_2 und C_3 eine Neigung von 45% (Abb. 23).

Darüber hinaus ist folgendes festzustellen:

- Bei Th_{12} erfolgt die Änderung der Orientierung der Gelenkebene um 90°: von vertikal und sagittal nach vertikal und frontal.
- Bei Th_1 wird die vertikal-frontale Ebene fast horizontal. Also insgesamt nochmals eine Änderung um 90%.
- Bei C_2 ändern sich die Gelenkfunktionen von oberen zu unteren Gelenken.

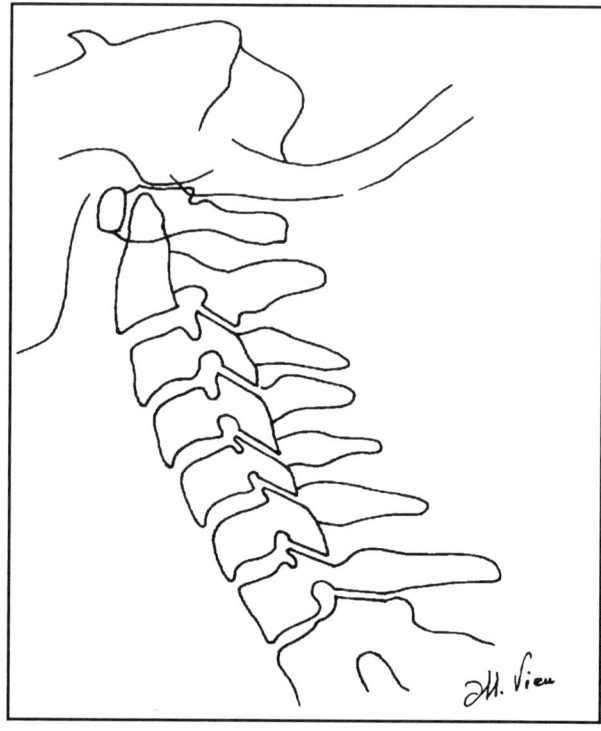

Abb. 23: Verschiedene Orientierung der Ebene der Gelenkspalten der dorsalen Gelenke der Halswirbel

Die sogenannten Übergangswirbel können durch diese Orientierungsänderung zwischen oberen und unteren Gelenken stärkeren funktionellen Beanspruchungen standhalten.

2.5 Zwischenwirbelscheibe (Discus intervertebralis)

Von C_2-C_3 abwärts bis L_5-S_1 liegt zwischen zwei Wirbelkörpern ein Diskus. Insgesamt gibt es 23. Mit den Knorpelplateaus der dazugehörigen Wirbelkörper bildet er eine Amphiarthrose (Junctura cartilaginea).

2.5.1 Struktur der Zwischenwirbelscheibe

Sie besteht aus zwei anatomisch und physiologisch verschiedenen Anteilen: dem zentralen Nucleus pulposus und dem peripheren Annulus fibrosus (Abb. 24).

Nucleus pulposus: Er gilt als Rest der embryonalen Chorda dorsalis. Er besteht aus einer gelatinösen Masse, deren Wassergehalt 80% beträgt und hauptsächlich aus Mukopolysacchariden besteht. Histologisch kann man kollagene Fasern, Fibrozyten und wenige Knorpelzellen nachweisen. Der Nukleus wird weder von Gefäßen, noch von Nerven versorgt.

Annulus fibrosus: Er besteht aus Lagen konzentrisch angeordneter Bindegewebs- und Knorpellamellen, die wenig dehnbar, jedoch elastisch sind. Die Fasern jeder Lamelle sind schräg angeordnet. In benachbarten Lamellen haben die Fasern einen einander schräg kreuzenden Verlauf. Von der Peripherie zum Zentrum hin nimmt die Schräge zu. Die äußersten Fasern stehen vertikal und sehr eng beisammen. Man nennt sie *Sharpeysche* Fasern. Sie verbinden die Randwülste der darüber- und darunterliegenden Wirbel. Hingegen verlaufen die innersten Fasern, die mit dem Nukleus Kontakt haben, fast horizontal.

Die peripheren Fasern des Annulus, vor allem im dorsalen Teil, werden vom Ramus meningeus des Spinalnerven innerviert, der auch das Lig. longitudinale post. versorgt. Weiter gibt der Ramus meningeus einen absteigenden Ast für den darunterliegenden Diskus ab (vor allem in der unteren Brust- und in der Lendenwirbelsäule).

Beim Erwachsenen besitzt der Diskus keine Gefäßversorgung. Ernährt wird der Diskus durch osmotische Mechanismen über die Knorpelplatten der Wirbelkörper.

Der Diskus beeinflußt die Ausbildung der Wirbelsäulenkrümmungen und die Amplitude der Wirbelbewegungen. Dadurch ist seine Morphologie in den einzelnen Abschnitten unterschiedlich (Abb. 25).

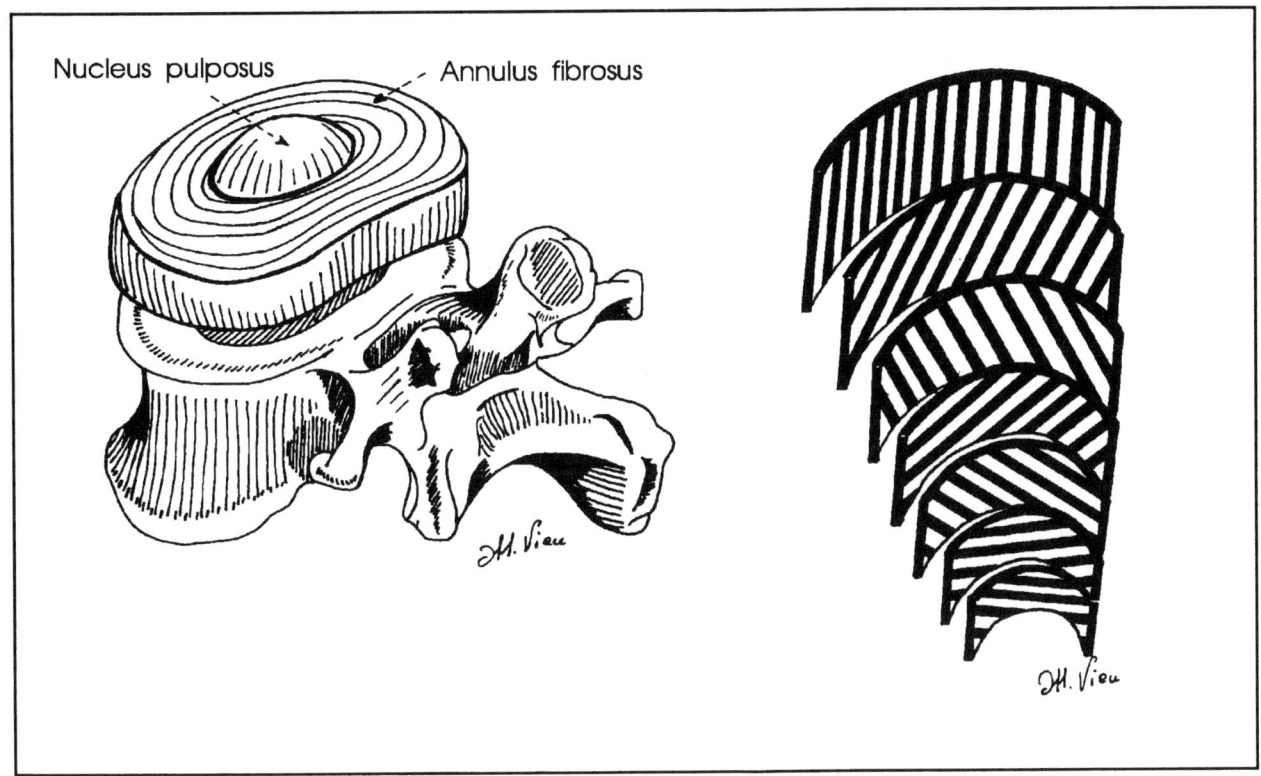

Abb. 24: Form und Struktur des Wirbels

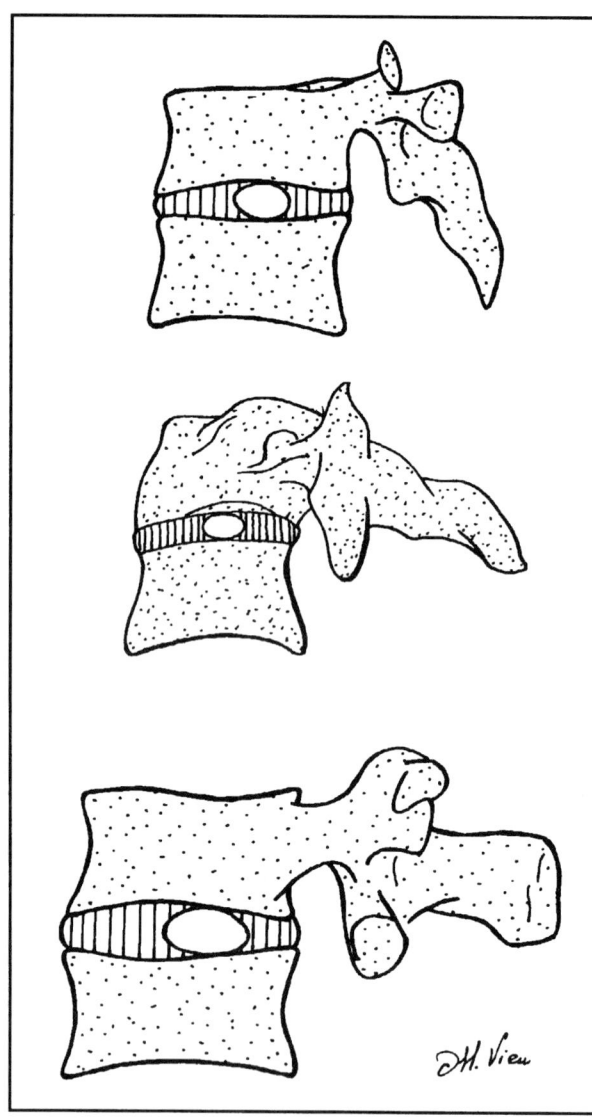

Abb. 25: Verschiedene Formen des Diskus

Diese Unterschiede beziehen sich auf

- Form und Dicke,
- das Verhältnis zwischen Diskus und Wirbelkörper und
- die Lage des Nukleus.

Der Diskus hat im Bereich der Brust- und Halswirbelsäule die Form einer großen, bikonvexen Linse. Im Halswirbelbereich paßt er sich der „sattelförmigen" Gestalt der Wirbelplateaus an und ist an seiner Unterseite von ventral nach dorsal konkav.

Seine Dicke ist sehr variabel. Sie beträgt im Durchschnitt 9 mm in der Lendenwirbelsäule, 6 mm in der Brust- und 4 mm in der Halswirbelsäule.

Die Proportion zwischen der Höhe des Diskus und der Höhe des Wirbelkörpers beeinflußt die Beweglichkeit: Je größer der prozentuale Anteil ist, um so größer ist auch die Beweglichkeit. In der Halswirbelsäule beträgt er 40%, in der Lendenwirbelsäule 33% und in der Brustwirbelsäule 20%.

Der Nukleus befindet sich nicht exakt in der Mitte des Diskus, sondern eher in der Mitte des Abstands zwischen Vorderrand des Wirbels und dem Lig. flavum. Das heißt, daß er etwas aus dem Zentrum nach dorsal gerückt ist, vor allem im Lendenbereich. In diesem Bereich ist er auch am dicksten im Vergleich mit dem Annulus. Er nimmt alleine 40% des von ventral nach dorsal reichenden Raums ein.

2.5.2 Eigenschaften der Zwischenwirbelscheibe

2.5.2.1 Osmotische Eigenschaften

Ein bemerkenswertes Element im Verhältnis des Diskus zum Wirbelkörper ist der Austausch von Flüssigkeit unter dem Einfluß der einwirkenden Kräfte. Zahlreiche, winzige Öffnungen durchbohren den Mittelteil des Knorpelplateaus des Wirbelkörpers und verbinden somit den Nukleus mit dem Spongiosagewebe.

Wenn ein axialer Druck auf die Wirbelsäule ausgeübt wird (die Schwerkraft im Stehen), hat das Wasser, das sich im Nukleus befindet, die Tendenz, in Richtung des Zentrums des Wirbelkörpers zu wandern. Dadurch verliert der Nukleus an Höhe. So ist auch erklärbar, daß am Ende eines Tags beim Erwachsenen dieser Höhenverlust bis zu 2 cm betragen kann. Umgekehrt zieht der Nukleus Wasser bei Dekompression aus der Spongiosa des Wirbelkörpers (im Liegen). Dieser Ansaugdruck ist beträchtlich (*Charnley* schätzt ihn auf 250 mmHg). Auch das Ausmaß der Wasseraufnahme des Nukleus ist beachtlich: Wenn man ihn in Wasser bringt, verdoppelt er sein Volumen. Diese zwei Eigenschaften der Wasseraufnahme und -abgabe wechseln sehr schnell (*Kanematsu*, *Okusnima* und *Umezawa* 1971).

Die chemisch-physikalischen Eigenschaften des Nukleus ändern sich sehr schnell durch Wasserentzug und Umgestaltung der Mukopolysaccharide. Dadurch trennen sich die Kollagenfasern und Bestandteile der Grundsubstanz. Weiter verhindert hoher Druck im Inneren des Diskus jegliche Gefäßversorgung des Annulus. Dadurch degeneriert das Gewebe des Annulus vorzeitig.

2.5.2.2 Physikalische Eigenschaften

Der Nucleus pulposus ist deformierbar, aber nicht komprimierbar. Er ist mit einem Sack voll Wasser vergleichbar, der bei kleinster umgebender Oberfläche dasselbe Volumen beibehält.

Er wird zwischen den starren Knorpelplateaus und dem kaum dehnbaren Annulus fibrosus festgehalten. Sein hoher Wassergehalt und der Druck, dem er unterworfen ist, verleihen ihm eine innere Spannung. Durch den Druck, der dem Diskus-Wirbelkörpersystem ein typisches Gleichgewicht verleiht (Eigenstabilität), wird der Nukleus an seinem Platz gehalten. Die innere Spannung vergrößert den Abstand zwischen den konzentrischen Fasern des Annulus, deren elastischer Widerstand Gegenkräfte verursacht. Nukleus und Annulus bilden so eine funktionelle Einheit.

2.5.2.3 Mechanische Eigenschaften

Der Diskus verhält sich wie ein Kugellager und unter Krafteinwirkung wie ein hydraulischer Stoßdämpfer. Seinen kugelförmigen Kern kann man mit einem Ball vergleichen, der sich zwischen zwei Platten (den Wirbelplateaus) befindet und das Modell eines Kugellagers darstellt *(Kapandji)* (Abb. 26). Dieses Gelenk ermöglicht drei Bewegungen:

– Flexion und Extension in einer sagittalen Ebene,
– Seitneigung in der Frontalebene und
– Rotation in einer horizontalen Ebene.

Die Eigentümlichkeit dieses Kugellagerelements des Diskus ist, daß sich der Nukleus im Lauf dieser Bewegungen verlagert.

Als erstes verändert sich die Form des Diskus selbst. Darauf wird später bei den einzelnen Bewegungen der Wirbel näher eingegangen.

Jeder axial auf den Diskus einwirkende Druck überträgt sich auf den Nucleus pulposus und wird sofort dem hydraulischen Druck entsprechend in alle Richtungen weiter verteilt.

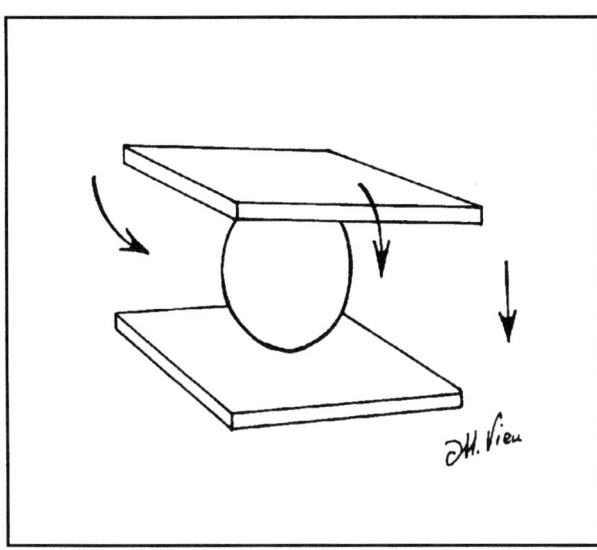

Abb. 26: Kugellager der Nukleusbewegung

Der umgebende Annulus, der relativ elastisch ist, fängt die Spannungen auf, die auf die Wirbelkörper übertragen werden. Dadurch wirkt der Diskus wie ein hydraulischer Stoßdämpfer. Er schwächt Kompressionskräfte ab, die auf den nicht komprimierbaren Nukleus einwirken, indem die Spannungen von den Lamellenfasern in alle Richtungen verteilt werden. Man kann ihn daher auch als Druckverteiler bezeichnen.

Die Fasern des Annulus übernehmen 25% der Druckkräfte.

Aus der Tatsache, daß der Diskus eine innere Spannung besitzt, ergibt sich eine Vorspannung *(Kapandji)*, wodurch seine Eigenschaft als Stoßdämpfer mit elastisch schwingenden Reaktionen verbunden wird.

Der Diskus nimmt an den Bewegungen teil, bestimmt aber auch ihre Grenzen.

Die Verschiebung der Wirbelkörper nach ventral, dorsal und lateral werden vom fibrösen, zylindrischen Anteil des Annulus fibrosus begrenzt, der an den Randwülsten ansetzt.

Bei der Rotation werden die Fasern angespannt, die schräg gegen die Drehrichtung ausgerichtet sind. Sie bewirken eine Annäherung der Wirbelplateaus, wodurch die innere Spannung des Nukleus steigt und die Höhe des Raums zwischen zwei Wirbelkörpern erhöht. Dadurch wird die Rotation gebremst.

Der Diskus ist ein relativ schwaches Gewebe. Von seiner vorzeitigen Degenerierung ist vor allem die Einheit von Nukleus und Annulus betroffen. Es wirken starke Spannungen durch lange Hebelarme auf ihn ein, die gegen das Sakrum hin immer beträchtlicher werden.

Abschließend noch einige Zahlen, die den Druck innerhalb des Diskus in verschiedenen Stellungen angeben. Alle Angaben beziehen sich auf den Diskus zwischen L_3 und L_4:

– in Rückenlage: 4 kg/cm^2,
– im Stehen: 8 kg/cm^2;
– vorgebeugt: 15 kg/cm^2 und
– beim Aufheben eines 20 kg schweren Gewichts vom Boden: 20 kg/cm^2 mit gebeugten Beinen und 30 kg/cm^2 mit gestreckten Beinen.

2.6 Bandapparat (Abb. 27)

2.6.1 Ligamentum longitudinale anterius

Als langes, breites, fibröses Netz bedeckt es die Vorderseite der Wirbelsäule. Es reicht von der

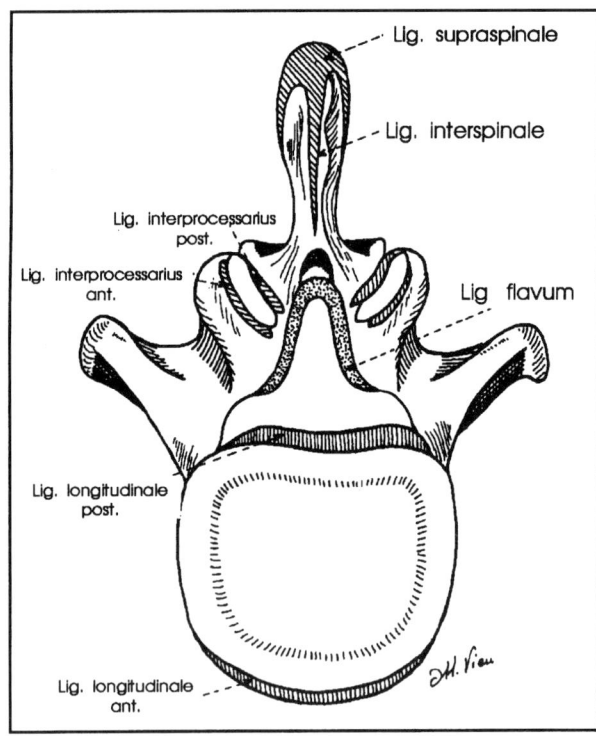

Abb. 27: Allgemeines Ligamentsystem

Außenfläche der Pars basilaris des Okziput bis zur Vorderseite des zweiten Sakralwirbels. Es ist einerseits aus langen Fasern aufgebaut, die von einem Ende des Bandes zum anderen verlaufen. Andererseits aus kurzen, bogenförmigen, die von einem Wirbel zum anderen ziehen.

Es enthält straffes Bindegewebe und elastische Fasern, die die Extensionsbewegungen schwach bremsen. An der Vorderseite der Disken ist es locker angeheftet, an der Vorderseite der Wirbelkörper dagegen sehr fest. An der ventralen, oberen und unteren Kante eines Wirbelkörpers bildet es jeweils einen Spaltraum.

Am stärksten ausgebildet ist es im Bereich der Brustwirbelsäule und weiter in der Lendenwirbelsäule. Dagegen ist es im Bereich der Halswirbelsäule dünn und schmal.

2.6.2 Ligamentum longitudinale posterius

Es bedeckt als langes, fibröses Band die Rückseite der Wirbelkörper und Disken. Es entspringt an der Innenseite der Pars basilaris des Okziput und endet kaudal mit einem fibrösen Strang an der Rückseite der Sakralwirbel. Es bietet einen mittleren Widerstand und ist sehr elastisch. Im gesamten Verlauf der Wirbelsäule setzt es an den Disken an und gibt von dort seitlich Fasern ab. An der Rückseite der Wirbelkörper setzt jedoch das Band nicht an. Der dort liegende Zwischenraum wird von den Plexus venosi vertebrales interni ausgefüllt.

2.6.3 Ligamenta flava

Sie verbinden die angrenzenden Laminae. Jedes Band vereinigt sich mit dem der gegenüberliegenden Seite in der Mittellinie und bildet mit ihm einen vollständigen Verschluß des Wirbelkanals nach dorsal. Die Ligg. flava sind sehr kräftig und widerstandsfähig und besitzen eine außergewöhnliche Elastizität. Ihre Dicke nimmt von kranial nach kaudal zu. Im Lumbalbereich kann sie bis zu 3,5 mm betragen.

Jedes Lig. flavum setzt kranial an der Innenseite der Lamina des darüberliegenden Wirbels und kaudal am Oberrand der darunterliegenden Lamina an (dadurch entsteht eine dachziegelförmige Anordnung).

Ventral und lateral bedeckt es die Kapsel und das ventrale Band der Wirbelbogengelenke. Es steht auch in Kontakt mit dem dorsalen Teil des Foramen intervertebrale.

2.6.4 Bänder zwischen den Gelenkfortsätzen

Ein Lig. anterius und ein Lig. posterius verstärken die Gelenkkapseln der Wirbelbogengelenke. Sie sind sehr kräftig, vor allem das dorsale, das als eigenständiges Band verläuft, während das ventrale nur einer einfachen Verdickung der Gelenkkapsel entspricht.

2.6.5 Ligamenta interspinalia

Sie verbinden als fibröse, sagittale Membranen zwei benachbarte Dornfortsätze und sind an ihrem Ober- und Unterrand sehr stark angeheftet. Ihre ventralen Anteile verbinden sich mit den Ligg. flava.

2.6.6 Ligamentum supraspinale

Es ist ein langes fibröses Band, das die Spitzen der Dornfortsätze anhebt. Es setzt das Lig. interspinale nach dorsal fort. Im Bereich der Halswirbelsäule ist es eigenständig und setzt sich mittels einer sagittalen, fibrösen Lamelle nach dorsal fort. Man bezeichnet es dort als Lig. nuchae.

Gemeinsam hemmen das Lig. inter- und supraspinale stark die Flexion. Zusätzlich bewirken sie bei Flexion eine Verminderung der Beanspruchung innerhalb des Diskus, wenn die Zwischenwirbelgelenke daran beteiligt sind.

2.6.7 Ligamenta intertransversaria

Sie verbinden benachbarte Querfortsätze untereinander. In den einzelnen Abschnitten sind sie sehr unterschiedlich.

- Im Lendenbereich sind sie sehr dick und widerstandsfähig. Sie verbinden dort die Processus accessorii untereinander.
- Im Brustbereich sind sie weniger ausgebildet, manchmal dünn.
- Im Halsbereich sind sie völlig verschwunden und werden von den Muskeln der Wirbelbogengelenke ersetzt.

Wichtig: Man muß hervorheben, daß die Bänder der Wirbelsäule, außer denen der Wirbelbogengelenke, nicht mit Mechanorezeptoren ausgestattet sind.

2.6.8 Besonderheiten in den verschiedenen Abschnitten der Wirbelsäule

Der kranial beschriebene Bandapparat betrifft die gesamte Wirbelsäule. Einzelne Regionen besitzen jedoch eigene Merkmale.

2.6.8.1 Ligamenta sacroiliaca (Abb. 28)

Der vierte und fünfte Lendenwirbel sind durch die Ligg. iliolumbalia mit dem Becken verbunden. Jedes Lig. iliolumbale besteht aus zwei Strängen:

- dem Lig. iliotransversum superior, das die Spitze des Querfortsatzes von L4 mit dem dorsalen, medialen Ende der Crista iliaca verbindet. Es verläuft schräg nach kaudal, lateral und dorsal und
- dem Lig. iliotransversum inferior, das sich am Unterrand des Querfortsatzes von L5 anheftet und sich aufteilt in:
  - einen Zug zum Ilium, der an der Crista iliaca vemtral und medial des Lig. iliotransversum sup. ansetzt
  - einen Zug zum Sakrum, mehr vertikal verlaufend, der am ventralen Teil des Iliosakralgelenks auf Höhe der Pars lateralis basis ossi sacri mündet.

2.6.8.2 Eigene Bänder der unteren Halswirbelsäule

Die Halswirbel werden durch dieselben Bänder wie in der restlichen Wirbelsäule verbunden. Nur das Lig. supraspinale, das im Halswirbelbereich gesondert verläuft, setzt sich nach dorsal mittels des Lig. cervicale post. fort. Dieses stellt eine dicke, fibröse Scheidewand dar und teilt die Muskelmassen des Nackens in einen rechten und linken Anteil. Mit seinen zwei Seiten dient es dem M. trapezius und dem M. splenius als Anheftungsstelle.

2.6.8.3 Eigene Bänder der oberen Halswirbelsäule

Sie stellen die verschiedenen Möglichkeiten der Verbindung zwischen Okziput, Atlas und Axis dar (Abb. 29).

Okziput-Atlas

Die Art. atlantooccipitalis besteht aus einer Kapsel, einem eigenen Band, dem Lig. atlantooccipitalis lateralis, und zwei Bändern, die an beiden Gelenken Anteil haben: die Membrana (oder Lig.) atlantooccipitalis anterior und posterior.

1. Lig. atlantooccipitalis lateralis: Es ist an der Außenseite des Gelenks angeheftet. Es setzt am Okziput, an der Innenseite des Processus jugularis seitlich und hinter dem Kondylus an. Es teilt sich in zwei Stränge auf: in einen zum Oberrand der dorsalen Wurzel des Querfortsatzes und in einen zum Außenrand der Cavitas glenoidalis. Wichtig: Zwischen beiden Strängen ziehen die A. vertebralis und der ventrale Ast des ersten Zervikalnervs durch.

2. Membrana atlantooccipitalis anterior. Sie nimmt als fibröse Membran den Raum zwischen Pars basilaris des Okziput und dem ventralen Bogen des Atlas ein. Sie setzt kranial am Vorderrand des Foramen magnum (wo sie mit dem Lig. longitudinale ant. verbunden ist) und kaudal am Oberrand des ventralen Atlasbogens an. Diese Membrana atlantooccipitalis anterior wird auf jeder Seite von einem nach kranial und medial (schrägen) Band hin verstärkt, das zwischen der Spitze des Processus transversus des Atlas und der Pars basilaris gespannt ist: Man bezeichnet sie als Ligg. atlantooccipitales anterolaterales.

3. Membrana atlantooccipitalis posterior: Sie verschließt den Raum zwischen dem dorsalen

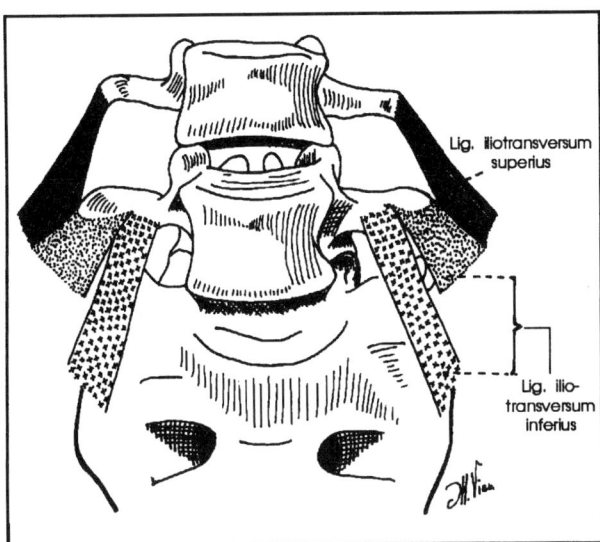

Abb. 28: Eigenes Bandsystem des limbosakralen Scharniergelenks

Kapitel 2

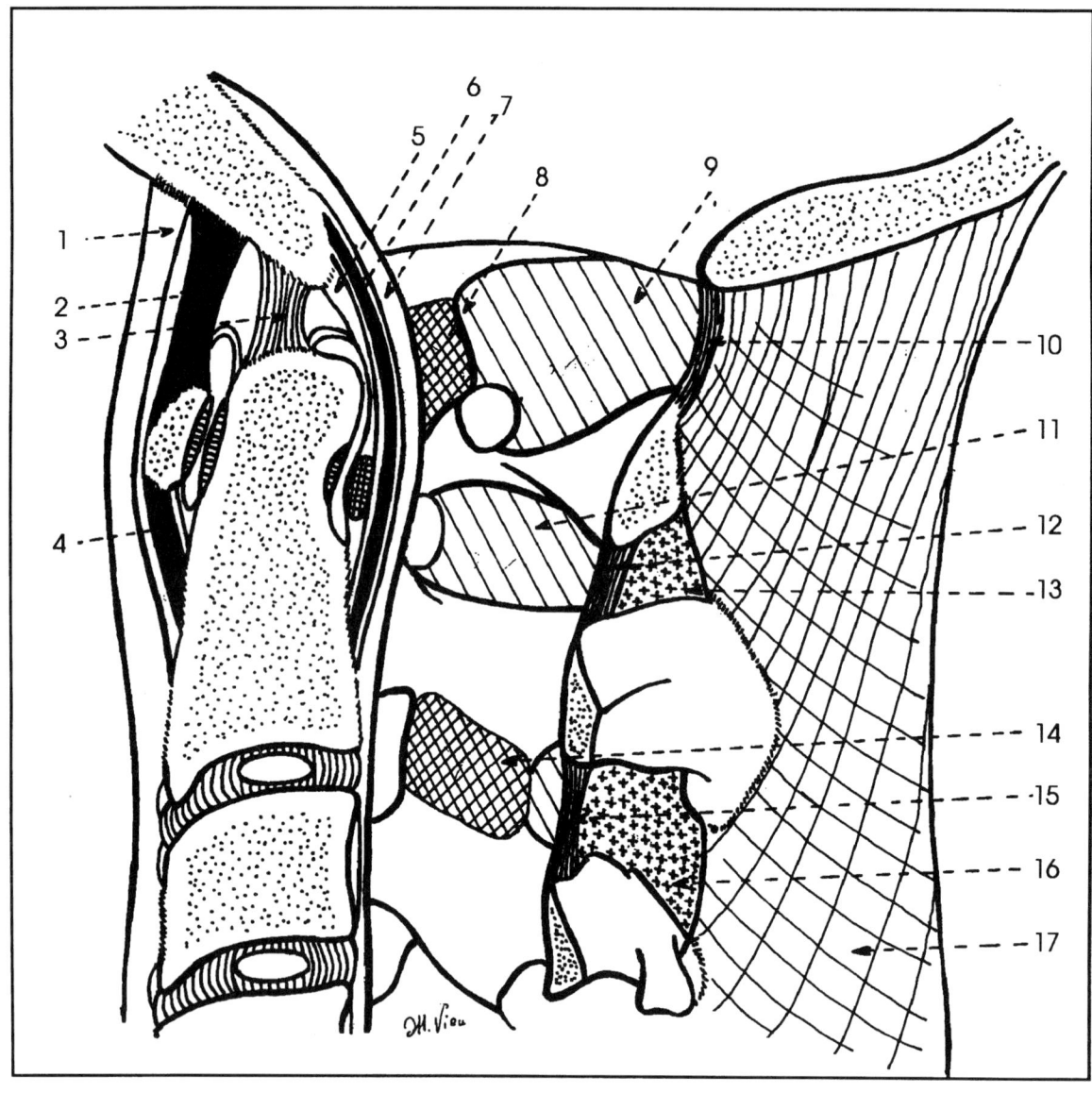

Abb. 29: Bänder der oberen Halswirbelsäule

1. Lig. longitudinale anterius
2. Membrana atlanto-occipitalis inferior
3. Lig. apicis dentis
4. Lig. atlanto-axiale anterius
5. Lig. occipitale transversum
6. Membrana tectoria
7. Lig. longitudinale posterius
8. Kapsel der Art. atlanto-occipitalis
9. Membrana atlanto-occipitalis posterior

10. Verstärkung von 9
11. Lig. atlanto-axiale posterius
12. Verstärkung von 11
13. Lig. interspinale $C_1 - C_2$
14. Kapsel der Art. zygapophysealis $C_2 - C_3$
15. Lig. flavum
16. Lig. interspinale $C_2 - C_3$
17. Lig. nuchae

Bogen des Atlas und des Okziput. Es heftet sich am Hinterrand des Foramen magnum und am Oberrand des dorsalen Bogens des Atlas an (wie ein Lig. flavum). Seitlich vereinigt es sich mit der Kapsel der Art. atlantooccipitalis und läßt eine Öffnung für die A. vertebralis und den ersten Zervikalnerv frei, die das erste Foramen intervertebrale darstellt. (Bei Hyperflexion des Kopfes ist auch die Medulla oblongata weniger geschützt).

4. Ligamentum transversum occipitalis: Als solches wird ein Teil der Fasciculi longitudinales bezeichnet, die das Lig. transversum atlantis verstärken. Es verläuft vom Atlas zur Pars basilaris des Okziput (biegt am Vorderrand des Foramen magnum auf das Schädelinnere um).

Okziput-Axis

Beide haben normalerweise keinen direkten Kontakt. Sie sind durch starke, kräftige Bänder verbunden, die sich in zwei Gruppen aufteilen:

- die Membrana tectoria verläuft vom Okziput zum Körper von C_2;
- die Ligg. apicis dentis ziehen vom Okziput zum Dens axis.

1. Membrana tectoria (ein medianer und zwei laterale Anteile): Der mediane Anteil der Membrana tectoria setzt am Vorderrand des Foramen magnum im Schädelinneren (verbunden mit dem Lig. longitudinale post.) und am unteren Drittel der Hinterseite des Axiskörpers an. Die lateralen Anteile der Membrana tectoria liegen beidseits vom medianen Anteil. Sie setzen an der Innenseite des Condylus occipitalis und kaudal am lateralen und mittleren Teil der Hinterseite des Axiskörpers an.

2. Ligamenta apicis dentis (ein medianer und zwei laterale Anteile): Der mediane Anteil zieht vom Vorderrand des Foramen magnum an der Außenseite des Schädels zur Spitze des Dens axis. Die seitlichen Anteile heißen Ligg. alaria und ziehen von der Innenseite des Condylus occipitalis zu den Seitenteilen der Spitze des Dens.

Atlas-Axis

Axis und Atlas stehen in Verbindung:

- durch das Gelenk seines Wirbelkörpers mit den Massae laterales des Atlas,
- durch das Gelenk des Dens mit dem ventralen Bogen des Atlas und
- durch das Lig. transversum atlantis sowie
- mittels der Fasciculi longitudinales des Lig. cruciformis atlantis.

1. Articulatio atlanto-axialis lateralis (paarig): Beide Gelenkflächen sind von einer Kapsel umgeben, die ventral durch das Lig. atlanto-axialis verstärkt wird. Dieses verläuft von der Innenseite der Massae laterales des Atlas zum seitlichen Teil des Körpers des Axis und setzt außerhalb der lateralen Ansatzstelle der Membrana tectoria an.

Das Lig. atlanto-axialis anterior ist eine fibröse Lamelle, die sich zwischen den ventralen Bögen von Atlas und Axis ausspannt und nach ventral hin vom Lig. longitudinale ant. bedeckt ist.

Das Lig. atlanto-axialis posterior heftet sich am Unterrand des dorsalen Atlasbogen und am Oberrand der Lamina des Axis an. Sein Mittelteil, der dicker ist, wird als Lig. interspinale bezeichnet. Seine seitlichen Teile stellen die Ligg. flava dar. Die Seitenränder bilden in ihrer unteren Hälfte gemeinsam mit der Hinterfläche der Atlas-Axisgelenke eine knöchern-fibröse Öffnung, das zweite Foramen intervertebrale.

2. Articulatio atlanto-axialis mediana: Das Lig. transversum atlantis ist ein kleines fibröses Bändchen, das von einer Massa lateralis zur anderen hinter dem Dens vorbeizieht. Es ist nach ventral konkav, 20 mm lang, 8 mm breit und 2 mm dick. Seine konkave Vorderfläche hat im Mittelteil Kontakt mit der Hinterfläche des Dens. Sie ist von Knorpel überzogen.

Ein Ligament setzt am Mittelteil jeden Randes kranial und kaudal an: das Lig. transversum occipitalis, das sich kranial an der Pars basilaris anheftet. Es ist vom Lig. apicis dentis durch eine aufwärtsverlaufende Ausstülpung der Synovialis der Art. atlantoaxialis mediana getrennt, die man als Bursa subdentis bezeichnet.

Die Fasciculi longitudinales (Lig. cruciformis atlantis) setzen am Mittelteil der Hinterfläche des Axiskörpers, zwischen den seitlichen Anteilen der Membrana tectoria, oberhalb deren medianen Anteil an.

Diese drei Bänder (Lig. transversum atlantis, Lig. transversum occipitis und Fasciculi longitudinales) bilden hinter dem Dens einen kreuzförmigen Bandkomplex, das Ligamentum cruciforme.

2.7 Wirbelkanal

Der Wirbelkanal erstreckt sich als osteofibröser Tunnel vom Foramen magnum bis zum Sakrum, wo er sich als Sakralkanal fortsetzt. Er folgt den Krümmungen des Rückenmarks. Er wird begrenzt:

- *ventral* durch die Rückfläche der Wirbelkörper und die Disken, die vom Lig. longitudinale post. bedeckt sind,
- *dorsal* durch die dachziegelartig angeordneten Laminae, die durch die Ligg. flava verbunden sind und
- *lateral* von den Innenseiten der Pedikuli, unterbrochen durch die Foramina intervertebralia.

Der Wirbelkanal ist von Dura mater ausgekleidet, die eine lange zylindrische Hülse bildet, die vom Rand des Foramen magnums (dort setzt sie sich als Dura des Gehirns fort) bis zur Rückseite von S_2 oder S_3 zieht. Das Rückenmark endet bei L_2, bis S_2 setzt sie sich als Sack fort. Von S_2 abwärts bildet sie eine Verlängerung in Form des Lig. coccygis, das an der Basis des Steißbeins ansetzt.

Der Duralsack ist ventral am Lig. longitudinale posterius durch das Lig. anterius der Dura mater fixiert, das in seinem untersten Abschnitt Lig. sacro-durale genannt wird (nach *Trolard*) (Abb. 30 und 31).

Der Durchmesser des Durakanals ist größer als der des Rückenmarks. Er bildet Durahüllen aus, die einzeln die Wurzeln der Rückenmarksnerven umgeben.

Diese Verlängerungen der Dura mater setzen am Septum an, das das Foramen intervertebrale verschließt, und trennen so den Periduralraum ab.

Der Duralzylinder hat einen kleineren Durchmesser als der Wirbelkanal. Er liegt näher an der ventralen Wand und entfernter von der dorsalen und lateralen Wand und grenzt so den Epiduralraum ab. Dieser enthält fettreiche Flüssigkeit, in der die Plexus venosi vertebrales interni verlaufen.

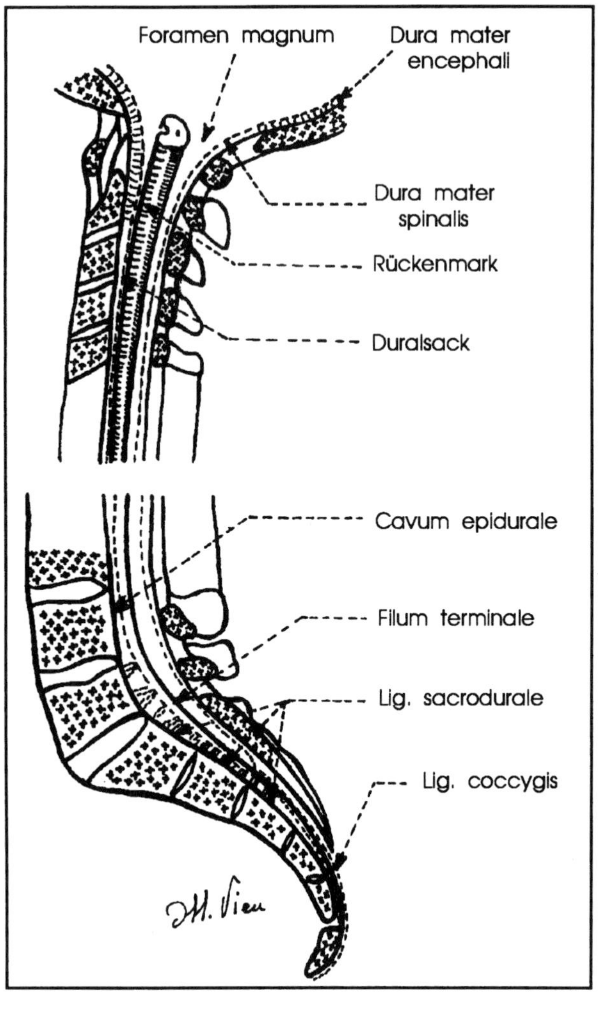

Abb. 30: Rückenmarkskanal

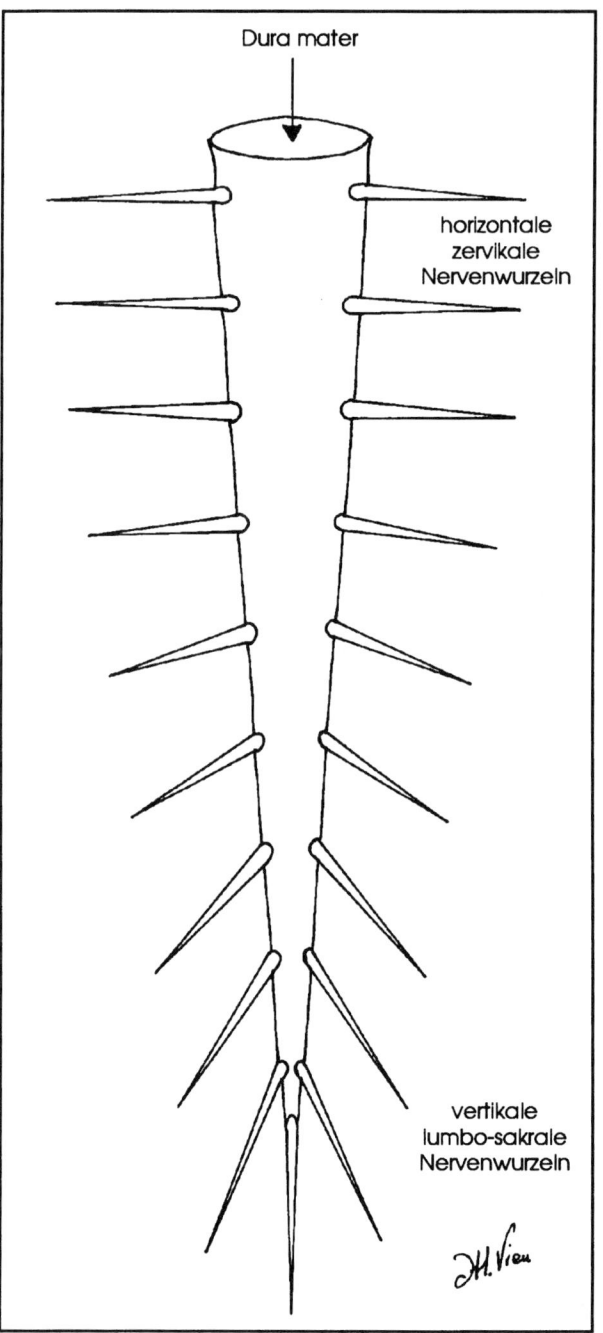

Abb. 31: Durahülle und ihre Wurzelverlängerungen

Formvarietäten:

Im Lumbalbereich besitzt der Wirbelkanal die Form eines gleichseitigen Dreiecks mit abgerundeten Ecken, dessen Basis nach ventral gerichtet ist.

Im Thorakalbereich ist er fast rund, ventral etwas abgeflacht.

Im Zervikalbereich ist er breit, hat die Form eines Dreiecks mit seiner Basis nach ventral.

Varietäten des Durchmessers:

Der Wirbelkanal ist im Zervikalbereich und im oberen Lumbalbereich breit, wo er sich den Abweichungen des Rückenmarks anpaßt (zwei Verbreiterungen: Intumescentia cervicalis und Intumescentia lumbalis). Die Abweichungen des Durchmessers von „Behälter und Inhalt" verlaufen aber nicht streng parallel zueinander. Die Abweichungen des knöchernen Durchmessers hängen vom Abstand der Pedikuli ab.

Das Schema in Abbildung 32 zeigt den Abstand zwischen den Pedikuli der Wirbelbögen. Er wird berechnet, indem man die geringste Distanz zwischen den Innenflächen von zwei Pedikuli mißt (*Elsberg* und *Dyke* 1929).

Es ergibt sich daraus, daß im Bereich von Th_6 bis Th_9 der Durchmesser des Wirbelkanals am kleinsten ist. Wenn man die Abweichungen des Durchmessers des Rückenmarks vergleicht, erscheint das Rückenmark in der Höhe von Th_9 am meisten eingeengt, was wichtige klinische Folgen haben kann.

Beim Erwachsenen endet das Rückenmark am Oberrand von L_2. Der Teil unterhalb von L_2 wird von den Wurzeln der Cauda equina eingenommen. Diese anatomische Besonderheit läßt sich embryologisch erklären: Das Knochenwachstum erfolgt schneller als das des Nervensystems. Es ergibt sich ein Aufsteigen des Conus terminalis.

Dynamik des Wirbelkanals:

Die große Gesamtbeweglichkeit der Wirbelsäule in Flexion und Extension verlangt eine funktionelle Anpassung des Nervensystems, das sie umgibt (Abb. 33).

– Bei der extremen Flexionsbewegung der Wirbelsäule verlängert sich der Rückenmarkskanal, vor allem in seinen konkaven Anteilen.

– In der Hyperextensionbewegung verkürzt sich der Rückenmarkskanal, allerdings in einem geringeren Verhältnis.

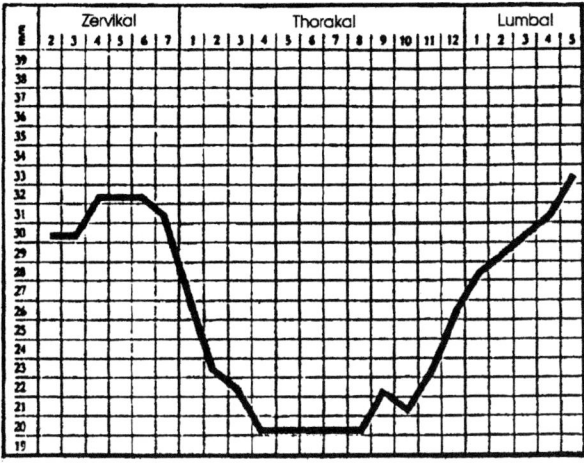

Abb. 32: Abstand der Pedikuli der Wirbelbögen (nach *Elsberg und Dyke*)

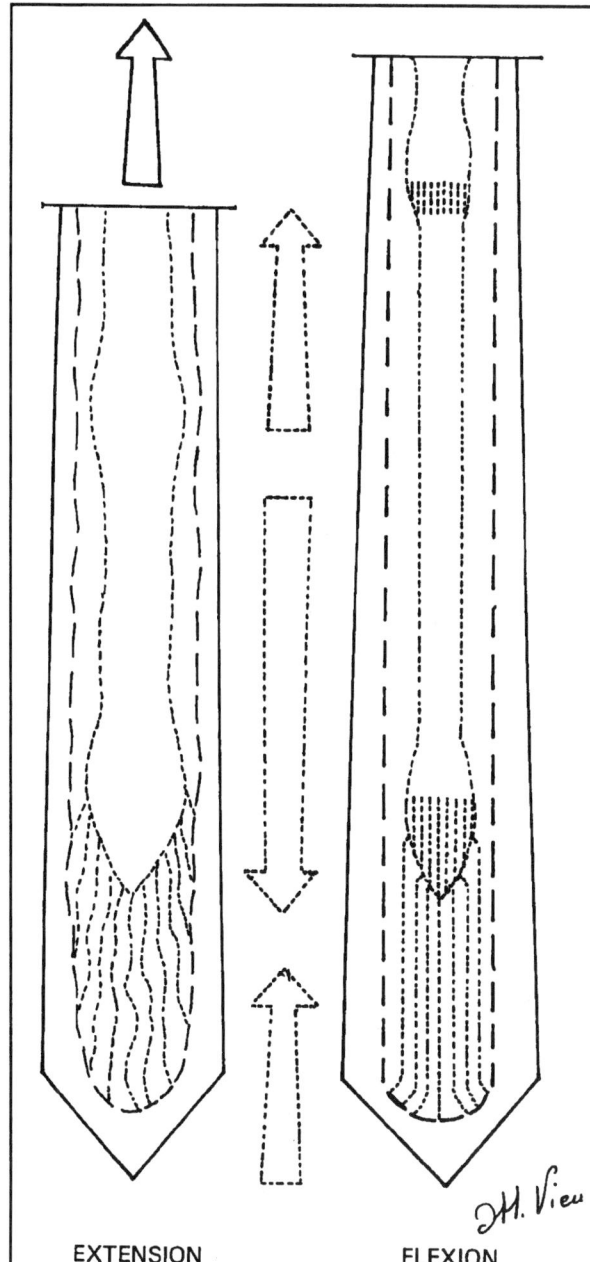

Abb. 33: Dynamik des Rückenmarks

Der Längenunterschied zwischen diesen zwei extremen Positionen beträgt 10 cm *(Louis)*.

Die größte Amplitude ergibt sich in den Zwischenwirbelräumen, die an C_6 und L_5 angrenzen.

Die Bewegungen der Wirbelsäule verändern die Form des Rückenmarks, das sich durch seine Formbarkeit den Längenveränderungen des Wirbelkanals anpaßt.

Diese Formbarkeit wird reguliert von:

- den Ansatzstellen der Dura mater,
- den Lig. denticulata und
- der Einheit der Rückenmarksnerven mit den Wurzeln.

Allgemein kann man sagen, daß sich in Flexionsbewegung das Rückenmark verlängert und verschmälert.

In Extensionsbewegung verkürzt es sich und vergrößert seinen Durchmesser.

Dieser allgemeinen Feststellung muß aber hinzugefügt werden, daß es neutrale Zonen und Zonen mit Hypermobilität gibt. Die neutralen Zonen befinden sich im Bereich des Rückenmarksegments von Th_6 und im Sektor der Wurzeln der Cauda equina auf Höhe von L_4.

Ein Beispiel: Der dorsale Anteil des Zervikalmarks mißt in Flexion 12 cm und 9 cm in Extension. Der Conus terminalis verlagert sich im Durchschnitt um 10 cm. Auch der Subarachnoidalraum ist in diese Veränderungen miteinbezogen. In Extension reduziert er sich stark.

2.8 Intervertebralkanal

Jeder Rückenmarksnerv verläßt den Wirbelkanal durch das Foramen intervertebrale oder besser gesagt durch den Canalis intervertebralis.

Der Intervertebralkanal wird begrenzt:

- *Kranial* vom Unterrand des Pedikulus des darüberliegenden Wirbels. Der Pedikulus ist stark eingekerbt.
- *Kaudal* vom Oberrand des Pedikulus des darunterliegenden Wirbels. Hier ist der Pedikulus wenig eingekerbt, so daß man sagen kann, daß der Pedikulus des darüberliegenden Wirbels die Form des Intervertebralkanals bestimmt
- *ventral* durch die Disken und die ihr benachbarten Teile des Wirbelkörpers,
- *dorsal* durch die Kapsel des Wirbelbogengelenks und des seitlichen Teils des Lig. flavum.

Form und Ausrichtung der Intervertebralkanäle sind in den verschiedenen Abschnitten der Wirbelsäule unterschiedlich (Abb. 34):

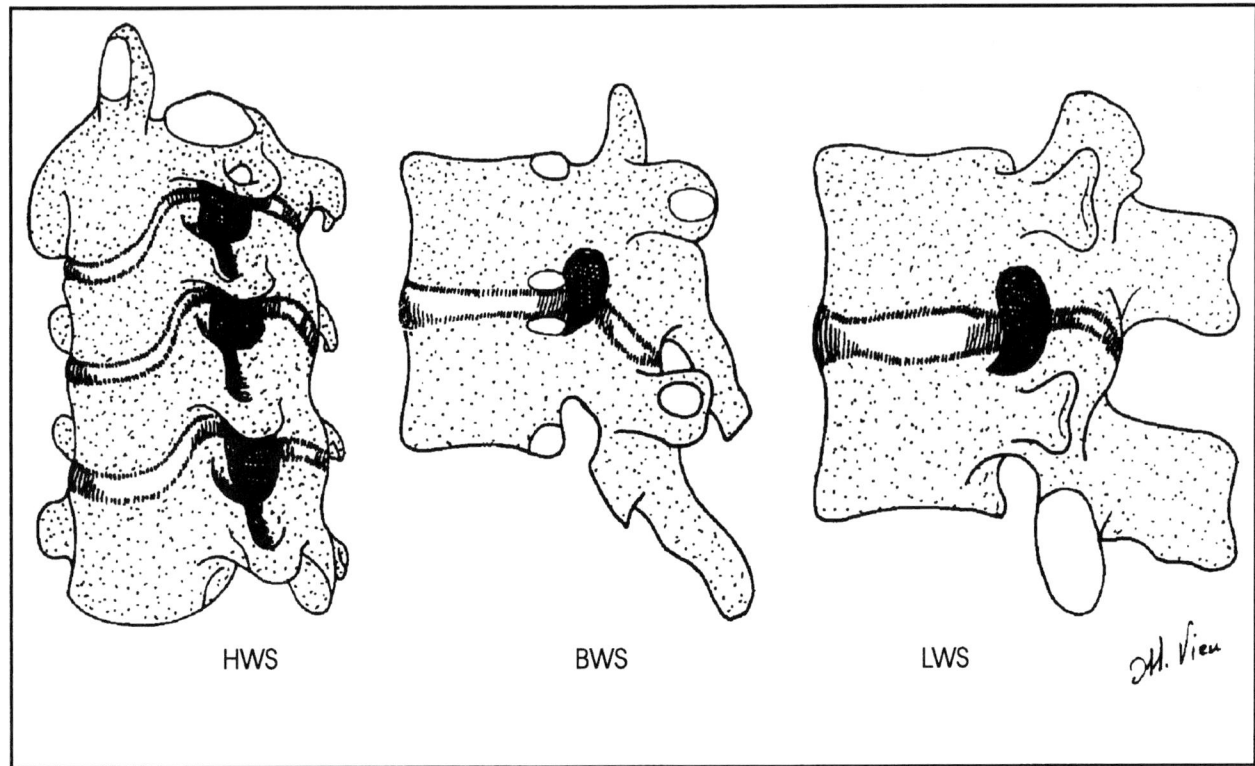

Abb. 34: Form und Orientierung der Foramina intervertebrale

- Im Zervikalbereich sind sie fast viereckig, nach lateral und ventral gerichtet. Sie setzen sich als Incisura transversa fort, in der der Spinalnerv verläuft. Die ersten zwei Intervertebrallöcher zwischen Okziput und C_1 und zwischen C_1 und C_2 sind eigentlich fibrös (Perforierungen der Membrana atlantooccipitalis posterior und des Lig. atlanto axialis posterius). Durch die seitliche Anlage der Massae laterales des Atlas sind sie von der Mittellinie weiter entfernt als die anderen Foramina der Halswirbelsäule.

- Im Thorakalbereich haben sie die Form eines großen Kommas, dessen Spitze nach ventral und kaudal zeigt. Sie sind nach lateral gerichtet.

- Im Lumbalbereich haben sie die Form einer großen Bohne, nach ventral konkav. In diesem Bereich sind sie am dicksten. Der letzte zwischen L_5 und S_1 ist am engsten, was paradox erscheint, da er den stärksten Spinalnerv austreten läßt.

Die Position der Wirbelsegmente, insbesondere wenn es sich um eine Rotationskomponente handelt, beeinflußt die Form des Intervertebralkanals in einem geringeren Ausmaß.

Üblicherweise unterteilt man die Austrittsstrecke des Spinalnerv ab der Rückenmarkswurzel in vier Abschnitte:

- den radikulären Teil,
- den funikulären Teil (im Kanal),
- den Pexusanteil und
- den Truncusanteil (Abb. 35).

Im funikulären Anteil ist der Spinalnerv am stärksten den fibrösen Spannungen und auftretenden Stauungen ausgesetzt, die das Lumen der Öffnung verändern können.

Pia mater und Arachnoidea enden im Bereich der Wurzeln. Die Dura mater begleitet den Nerv, verliert nach und nach an Dicke und vermischt ihre Fasern mit denen der fibrösen Fläche, die die laterale Öffnung des Intervertebralkanals verschließt (Abb. 36).

Tatsächlich heftet sich eine fibröse Abdeckung auf die laterale Öffnung, die den Kanal verschließt. Sie besteht aus faserigem Periost und setzt sich nach lateral in die Periostbedeckung des Wirbels fort *(Forestier)*.

Infolge der Anordnung des Epiduralblatts findet man in jedem Intervertebralkanal:

1. Den gemischten Nerv und die A. radicularis im Zentrum der Durahülle.

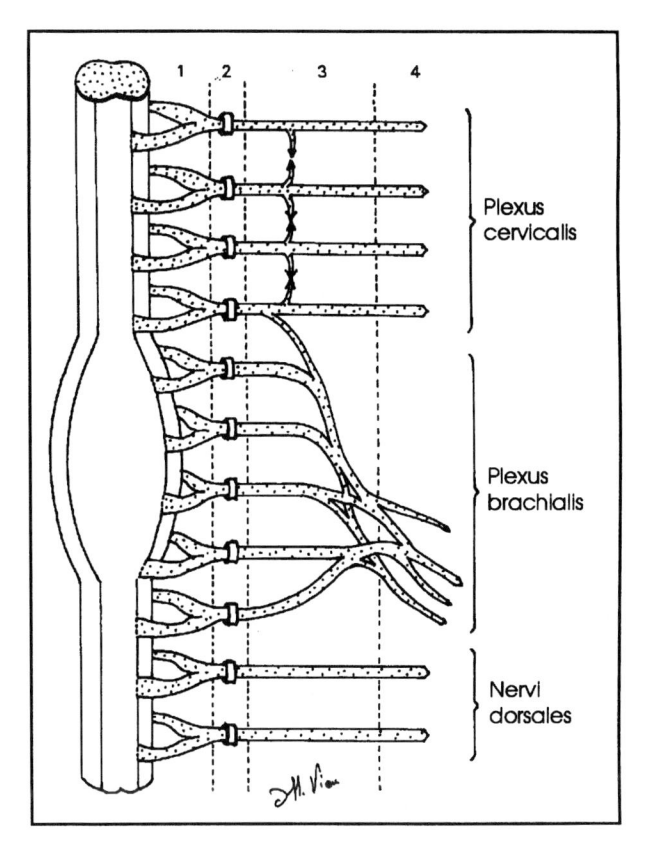

Abb. 35: Die verschiedenen Trunci des Spinalnerven
1 = Truncus radicularis, 2 = Truncus funicularis, 3 = Truncus plexularis und 4 = Truncus truncularis

2. Das Epiduralblatt teilt den Epiduralraum in zwei konzentrische Anteile:

- in den mittleren Raum, der zwischen Durahülle und Epiduralblatt liegt und Lymphe enthält;
- in den lateralen Raum, der Fettgewebe enthält. Er liegt zwischen dem Epiduralblatt und dem Periost. In ihm findet man Venen und ventral den Ramus meningeus (Abb. 37).

Der Ramus meningeus bildet sich aus zwei Wurzeln:

- einer Spinalwurzel, die vom Spinalnerven sofort nach dem Austritt aus dem Intervertebralkanal oder von seinem ventralen Ast abgeht und
- einer Wurzel, die vom Ramus communicans albus abgeht.

Dieser Nerv läuft zum Intervertebralkanal zurück, durchbohrt ihn in Höhe der Venen und endet im Wirbelkanal mit einem Geflecht von Ästen. Diese Äste versorgen Wirbel, Disken, Bänder und Rückenmarkshäute.

Die Strukturen im Intervertebralkanal sind so aufgebaut, daß der gesamte Nerv sich darin frei bewegen und ungehindert durch die Öffnung treten kann, vor

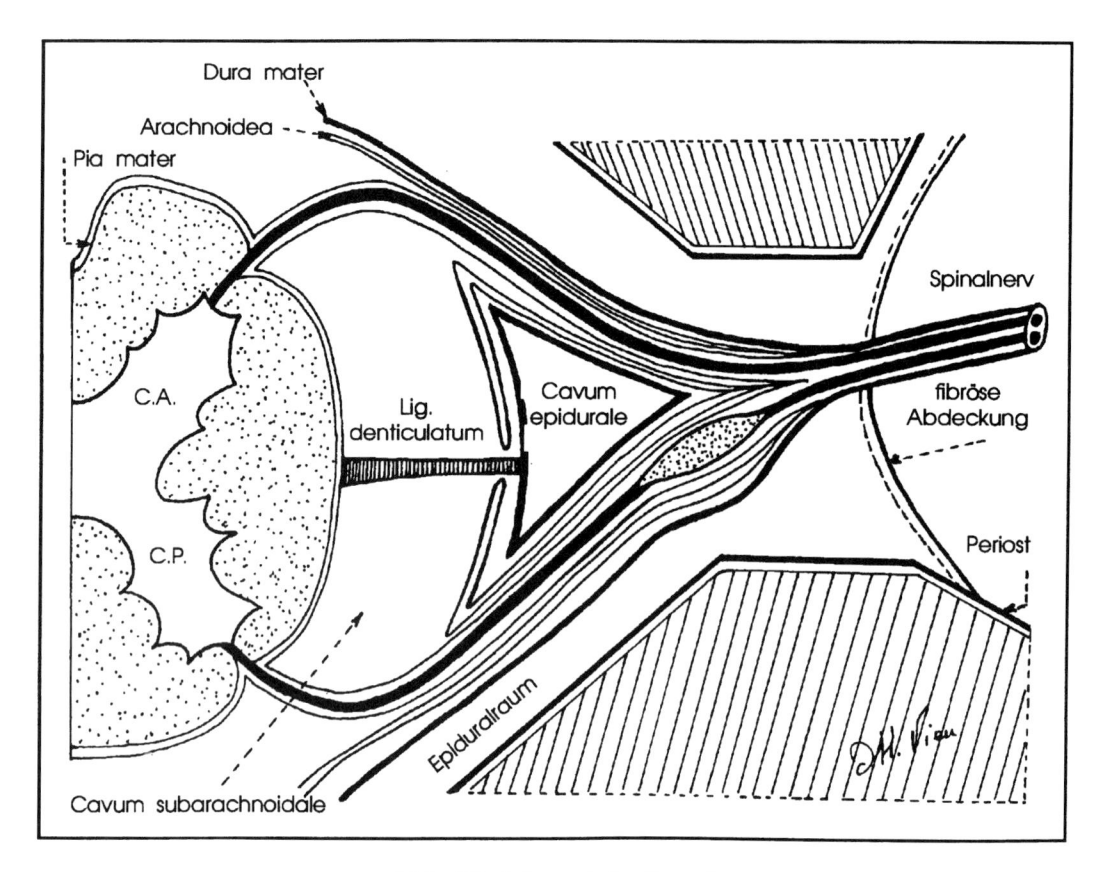

Abb. 36: Intervertebralkanal

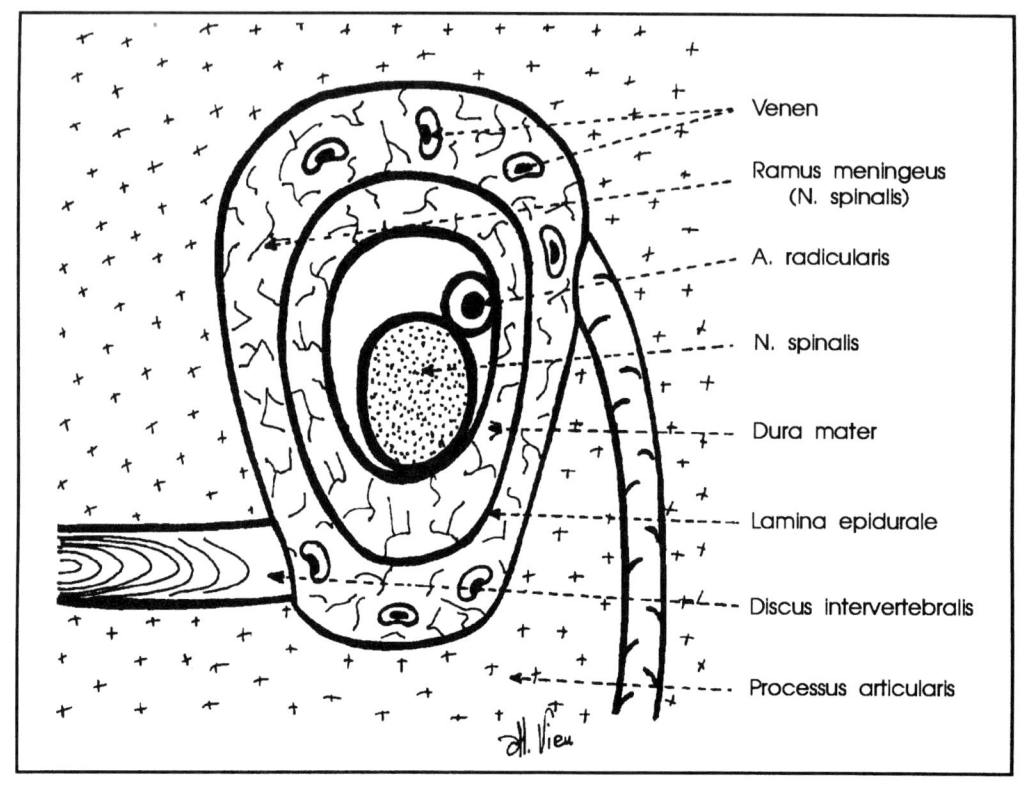

Abb. 37: Schnitt durch den Intervertebralkanal

Anatomische Grundlagen

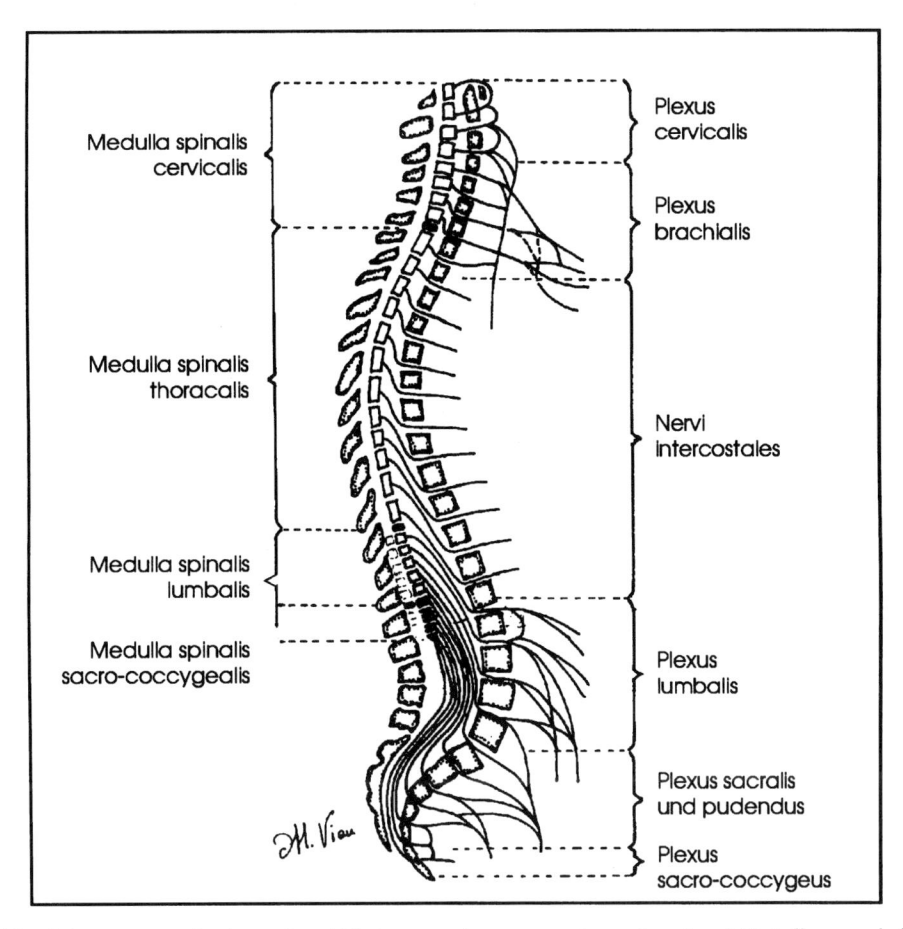

Abb. 38: Beziehungen zwischen den Rückenmarkssegmenten, den Austrittstellen und den Plexus

allem in Höhe der Plexus, die von der Beweglichkeit des Schulter- und Beckengürtel und der Extremitäten beeinflußt werden.

Beim Heben des gestreckten Beins werden die Wurzeln im Lumbalbereich nach lateral gezogen. In Höhe von L_5 können es 12 mm sein *(Charnley)*. Die

Abb. 39a: Radix ventralis et dorsalis der Spinalnerven im Lendenwirbelbereich

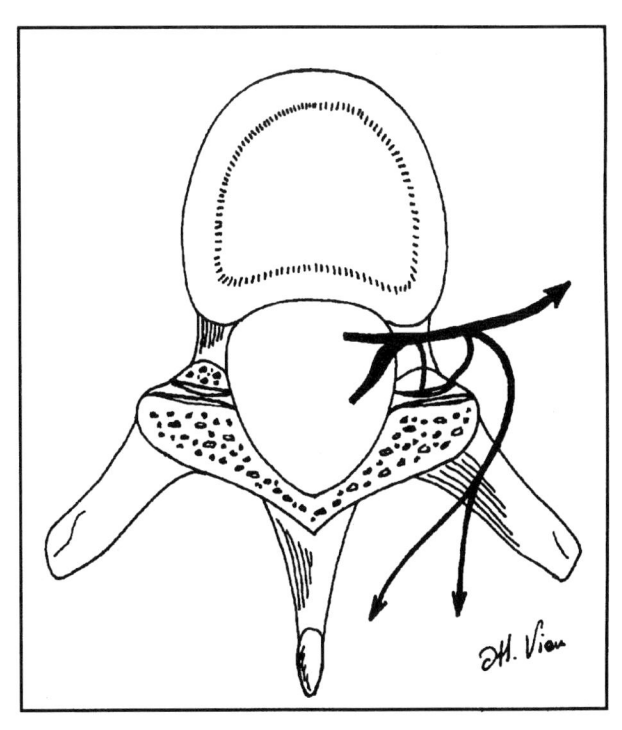

Abb. 39b: Radix ventralis et dorsalis der Spinalnerven im Brustwirbelbereich

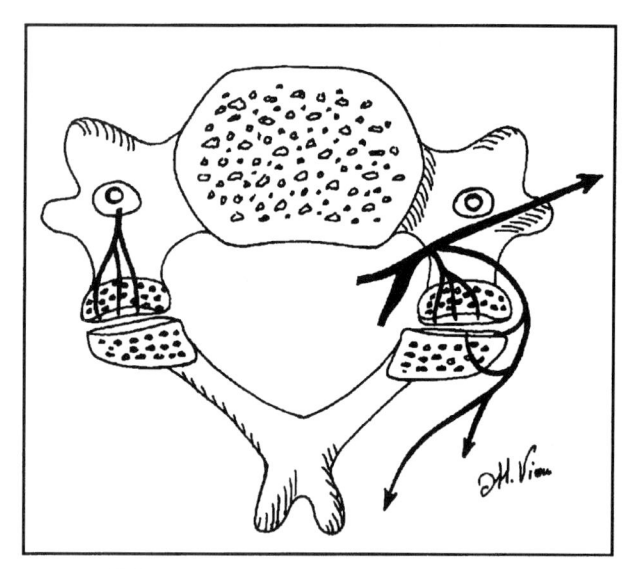

Abb. 39c: Radix ventralis et dorsalis der Spinalnerven im Halswirbelbereich

Zugkraft auf die Wurzeln kann beträchtlich sein. Nur die Plastizität des Nervengewebes gestattet die Anpassung bis zum Grenzwert der Ruptur der Axone (im Lumbalbereich wird dieser bei der Spannung von 3 kg angenommen).

Die physiologische Beweglichkeit des Spinalnerven im Intervertebralkanal hängt grundsätzlich von der korrekten Druckverteilung in den verschiedenen Strukturen ab:

– vom Druck der A. radicularis,

– vom lymphatischen Druck,

– vom Kapillardruck und

– vom venösen Druck.

Eine Änderung dieser Verhältnisse ruft Stauungsphänomene hervor, die die funktionelle Anpassung an die Mobilität stören. Davon wird später noch gesprochen.

2.9 Gefäß- und Nervenversorgung

2.9.1 Gefäßversorgung der Wirbel

Die Wirbelkörper sind stark vaskularisiert. Die arterielle Versorgung im Thorakal- und Lumbalbereich erfolgt entsprechend der Metameren und zwar durch Kollateraläste der Brust- und Bauchaorta:

– Rami intercostales für die Brustwirbelsäule und

– Aa. lumbales für die Lendenwirbelsäule.

Diese horizontal verlaufenden Arterien sind schräg nach dorsal und lateral gerichtet. Sie umschließen den entsprechenden Wirbelkörper und geben zahlreiche Äste in den Knochen ab.

Sie geben die A. spinalis post. ab, die sich unterteilt in:

1. den Ramus spinalis, der durch das Foramen intervertebrale zum Rückenmarkkanal verläuft und sich wiederum in zwei Äste aufteilt:
   – in einen Ast, der mit dem Spinalnerven verläuft und an der Versorgung des Rückenmarks Anteil hat: die A. radicularis;
   – in einen Ast, der unter dem Lig. longitudinale zur Rückseite des Wirbelkörpers zieht und mit dem Ast der Gegenseite anastomosiert. Von dieser Anastomose gehen feine Arterien ab, die in den Wirbelkörper eindringen.

2. einen Ramus dorsalis, der den M. erector spinae versorgt (Abb. 40).

Das Halsmark besitzt nicht diesen segmentalen Aufbau. Es wird von Ästen der A. subclavia versorgt
– A. vertebralis,
– A. cervicalis ascendens,
– A. cervicalis profunda.

Das venöse System der Wirbelsäule ist sehr gut entwickelt. Es besitzt im gesamten Verlauf der Wirbelsäule ein plexusartiges System, das sich in die V. cava entleert. Das Abflußgebiet ist groß und umfaßt die Wirbelsäule, Sakrum, Steißbein, Rückenmark, Rückenmarkshäute und die Muskeln der Wirbelsäule. Sein Aufbau ist wieder den Metameren entsprechend.

Zu jedem Wirbel gehört ein doppeltes Venengeflecht:

– eines im Epiduralraum und

– eines außerhalb des Wirbelkanals.

Diese zwei Systeme kommunizieren untereinander und sind mit den darüber- und darunterliegenden Systemen durch längsverlaufende Venen verbunden.

Diese Venen entspringen im dorsalen Mittelteil (Äquatorplatte) des Wirbelkörpers. Sie sind sehr voluminös, setzen sich nach dorsal fort und münden in die venösen Plexus innerhalb des Wirbelkanals.

Die Vertebralvenen besitzen Klappen, die ein Zurückfließen des Blutes in den Wirbelkanal verhindern.

2.9.2 Gefäßversorgung des Rückenmarks

Sie erfolgt auf gleiche Weise:

– durch die Aa. radiculares, mehr oder weniger segmental im Thorakal- und Lumbalbereich;

– durch Äste der A. vertebralis im Zervikalbereich (Abb. 41 und 42).

Anatomische Grundlagen

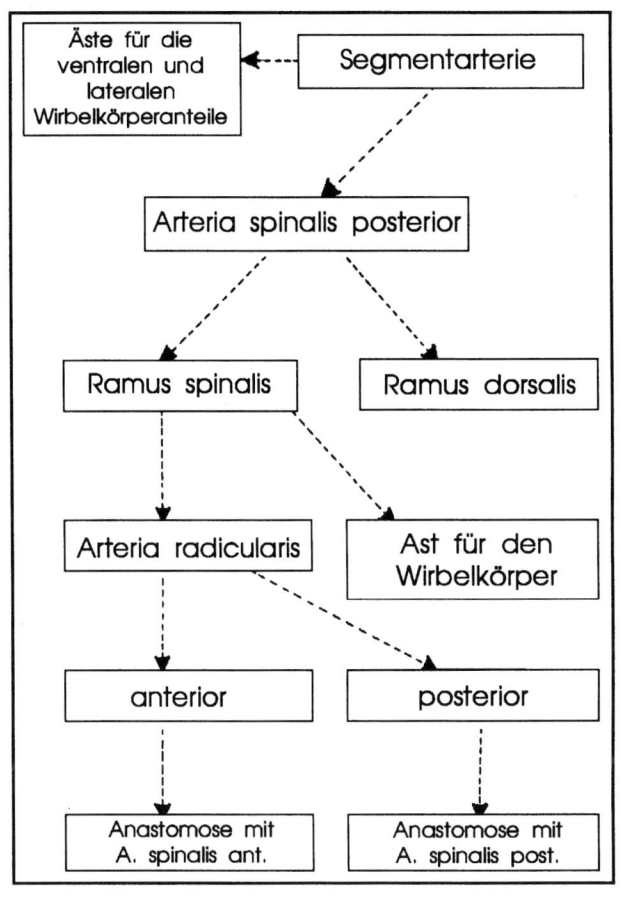

```
┌─────────────────────────────────────────────┐
│  ┌──────────────┐     ┌──────────────────┐  │
│  │ Äste für die │◄----│  Segmentarterie  │  │
│  │ ventralen und│     └──────────────────┘  │
│  │   lateralen  │              ┊            │
│  │Wirbelkörper- │              ▼            │
│  │   anteile    │                           │
│  └──────────────┘                           │
│         ┌──────────────────────┐            │
│         │ Arteria spinalis     │            │
│         │      posterior       │            │
│         └──────────────────────┘            │
│             ┊           ┊                   │
│             ▼           ▼                   │
│   ┌──────────────┐  ┌──────────────┐        │
│   │Ramus spinalis│  │Ramus dorsalis│        │
│   └──────────────┘  └──────────────┘        │
│          ┊                                  │
│          ▼                                  │
│   ┌──────────────┐  ┌──────────────┐        │
│   │   Arteria    │  │  Ast für den │        │
│   │  radicularis │  │  Wirbelkörper│        │
│   └──────────────┘  └──────────────┘        │
│       ┊      ┊                              │
│       ▼      ▼                              │
│   ┌────────┐ ┌─────────┐                    │
│   │anterior│ │posterior│                    │
│   └────────┘ └─────────┘                    │
│       ┊         ┊                           │
│       ▼         ▼                           │
│   ┌────────┐ ┌────────┐                     │
│   │Anasto- │ │Anasto- │                     │
│   │mose mit│ │mose mit│                     │
│   │A. spin.│ │A. spin.│                     │
│   │  ant.  │ │  post. │                     │
│   └────────┘ └────────┘                     │
└─────────────────────────────────────────────┘
```

Abb. 40: Schematisierung der Gefäßversorgung der Wirbelsäule und des Rückenmarks

Die Aa. radiculares, die die Spinalnerven begleiten, teilen sich in ventrale und dorsale Äste, die mit den entsprechenden ventralen und dorsalen Ästen der A. spinalis anastomosieren. Diese Spinalarterien haben ihren Ursprung im oberen Markbereich, wo sie sich durch die Vereinigung von vier Ästen der A. vertebralis bilden:

- Zwei ventrale Äste vereinigen sich, bilden die A. spinalis anterior und enden bei C_4-C_5.
- Zwei dorsale Äste vereinigen sich, verlaufen vor der dorsalen Wurzel und enden in derselben Höhe.

Alle diese Arterien stehen untereinander durch Anastomosen in Verbindung, die das Mark ringförmig umgeben.

Die Gefäßversorgung des Rückenmarks ist sehr variabel. Die klassische Vorstellung davon basiert auf einem doppelten arteriellen System, das horizontal segmental und vertikal den Wirbeln entlang verläuft und breit anastomosiert ist.

Zwei wichtige Punkte sind zu erwähnen:

- Alle Äste, die von den Aa. vertebrales abgehen, enden bei C_4-C_5.
- Der Großteil der Aa. radiculares endet vor Erreichen des Rückenmarks.

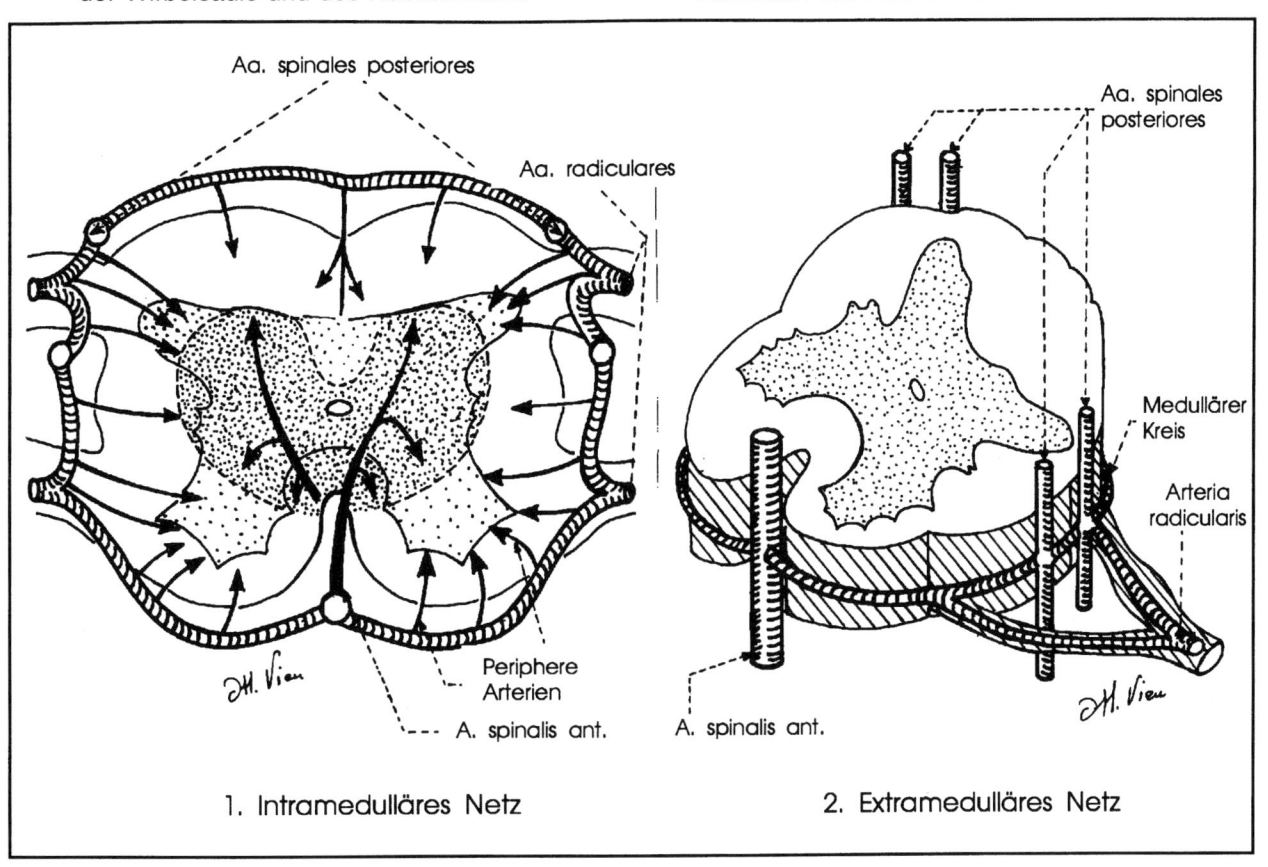

1. Intramedulläres Netz

2. Extramedulläres Netz

Abb. 41: Gefäßversorgung des Rückenmarks

Die Verbreiterungen des Marks im Zervikal- und Lumbalbereich (Intumescentia cervicalis et lumbalis), die den Ursprung der großen, entsprechenden Plexus bilden, erhalten eine eigene Versorgung durch zwei wichtige Spinalarterien:

- die A. intumescentiae cervicalis im Bereich C_5-C_6-C_7 und

- die A. intumescentiae lumbalis (nach *Adamkieviz*) im Bereich Th_{10}-Th_{11}-Th_{12}.

Es ist ersichtlich, daß die Versorgung im Brustbereich rudimentärer ist, vor allem im Bereich Th_4 und in geringerem Ausmaß bei L_1.

Andererseits liegt der Ursprung der arteriellen Versorgung des Rückenmarks außerhalb des Wirbelkanals. Die Eintrittsstellen (Foramen intervertebrale, Foramen transversarium) sind empfindlich gegenüber Versorgungsstörungen.

Zahlreiche Venen gehen von den Furchen und von der Oberfläche des Marks ab, münden in die Vv. radiculares und schließen sich dem Netz um die Dura an.

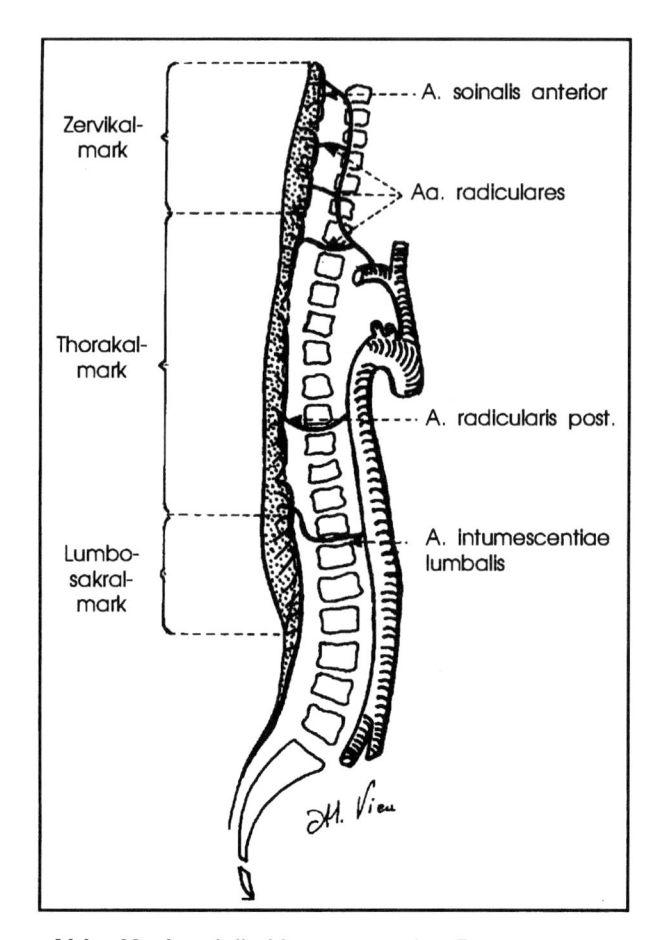

Abb. 42: Arterielle Versorgung des Rückenmarks

2.9.3 Nervenversorgung der Wirbel

Die Wirbelkörper werden von Knochen-Muskelästen versorgt, die aus Kollateralästen des sympathischen Grenzstrangs entspringen. Die Peripherie des Diskus, insbesondere dorsal, wird vom Ramus meningeus versorgt.

Die Wirbelbogengelenke besitzen eine reiche Versorgung durch Äste, die aus dem Ramus dorsalis des entsprechenden Spinalnerven hervorgehen.

2.10 Sympathischer Grenzstrang

Für die osteopathische Therapie ist die Kenntnis der Anatomie und der Verzweigung des sympathischen Nervensystems unerläßlich, da enge Zusammenhänge zwischen dem vegetativen Nervensystem und der Wirbelsäule bestehen. Dadurch läßt sich auch die schrittweise Entstehung von Läsionen (viszero-somatischer Reflex) besser verstehen, vor allem die Vielfältigkeit von Läsionsphänomenen, die durch die Läsion eines Wirbels hervorgerufen wird, da das Rückenmark in seinen vegetativen Funktionen wesentlich autonomer als in seinen Funktionen (Abb. 43).

Das sympathische Nervensystem besteht aus:

- den intraaxialen Zentren des Rückenmarks,

- den Ganglien des beidseitigen Grenzstrangs und

- den vegetativen Nerven, die aus ihm hervorgehen,

- den Zentren des Rückenmarks:
  Es handelt sich um disseminierte Zellen in der grauen Substanz des Marks im Bereich der Substantia intermedia und des Seitenhorns: der Tractus intermedio-lateralis (nach *Clarke*), der von C_8 bis L_2 zieht. Diese vegetative „Säule" ist mit dem Grenzstrang durch Verbindungsäste verbunden. Diese Verbindungsäste (Rami communicantes albi) gibt es nur zwischen C_8 und L_2. Die vegetativen Fasern des Zervikal- und unteren Lumbalbereiches ziehen auf- oder abwärts, um die Rami communicantes zu erreichen.

Von kranial nach kaudal lassen sich spezifische Zentren unterscheiden:

- das kardiale Zentrum von Th_1-Th_4,

- das zilio-spinale Zentrum zur Erweiterung der Pupille von C_8-Th_3,

Anatomische Grundlagen

- die pilomotorischen, vasomotorischen und Schweißdrüsenzentren entlang der ganzen Wirbelsäule,
- das broncho-pulmonale Zentrum von Th_3-Th_5,
- die abdominellen Splanchnikuszentren von Th_6-L_2,
- die viszeralen Zentren des Mesokolons, Intestinalzentren und die Kolonperistaltik hemmenden Zentren und
- die Beckenzentren: Kontinenz der Blase und des Enddarms von L_2 bis L_4 sowie Ejakulation L_1-L_3.

Die obere Extremität erhält ihre sympathische Innervierung von C_8-C_9, die untere Extremität von Th_{10}-L_2.

Sympathischer Grenzstrang:

Die doppelte Ganglienkette des Grenzstrangs liegt beidseits der Wirbelsäule und reicht von der Schädelbasis bis zum Steißbein. Jede Kette besteht aus kranzförmig angeordneten Ganglien, die untereinander verbunden sind. Von jedem Ganglion gehen sympathische Nervenstränge ab, die sich einteilen lassen in:

- die Rami transversi, die rechtes und linkes Ganglion verbinden,
- die Rami communicantes albi und grisei,
- die Rami vasculares und
- die Rami viscerales, auch Nn. splanchnici genannt.

Die *Rami communicantes* verbinden die Ganglien des Grenzstrangs mit den Spinalnerven. Die Rami communicantes albi führen markhaltige Fasern:

- die einen, zentrifugalen, entspringen von Zentren im Mark: motorische, vaso-motorische und sekretorische Fasern;
- die anderen, zentripetalen, sind sensorisch.

Die *Rami communicantes grisei* sind afferente Äste des Grenzstrangs, deren Fasern sich mit den gemischten Fasern der Spinalnerven vereinigen. Sie sind motorisch, vasomotorisch oder sekretorisch. Der Ramus communicans griseus bildet die sympathische Wurzel des Ramus meningeus.

Der *Ramus communicans albus* stellt eine doppelte, wechselseitige Verbindung zwischen Mark und Grenzstrang her. Hingegen bildet der Ramus communicans griseus nur die Verbindung in einer Richtung zwischen Grenzstrang und Peripherie (Abb. 44).

2.10.1 Sakraler Teil des Grenzstrangs

2.10.1.1 Beschreibung

Die sakrale Grenzstrangkette besteht aus vier Ganglien und liegt an der Vorderseite von Sakrum und Os coccygis, wo sie auch endet. Dieses Ende kann verschiedenartig sein, und man findet der Häufigkeit nach:

- linke und rechte Kette enden getrennt als Nervengeflechte,
- in Form einer queren Anastomose vor dem Os coccygis,
- beide Ketten enden in einem Ganglion in der Mitte (*Walter'sches Ganglion*).

Die afferenten Fasern gehen von Th_9-L_2 aus.

2.10.1.2 Verzweigungen

1. Kollateraläste:

- Rami osteo-musculares für die Sakral- und Steißbeinwirbel und für den M. piriformis.
- Rami vasculares für die A. sacralis mediana.

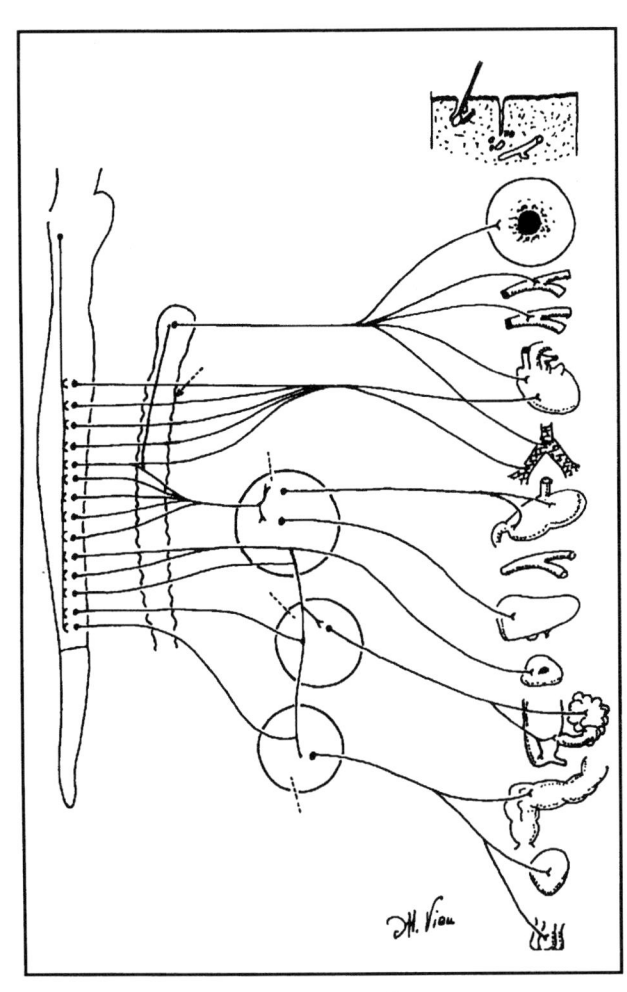

Abb. 43: Aufteilung des Grenzstrangs

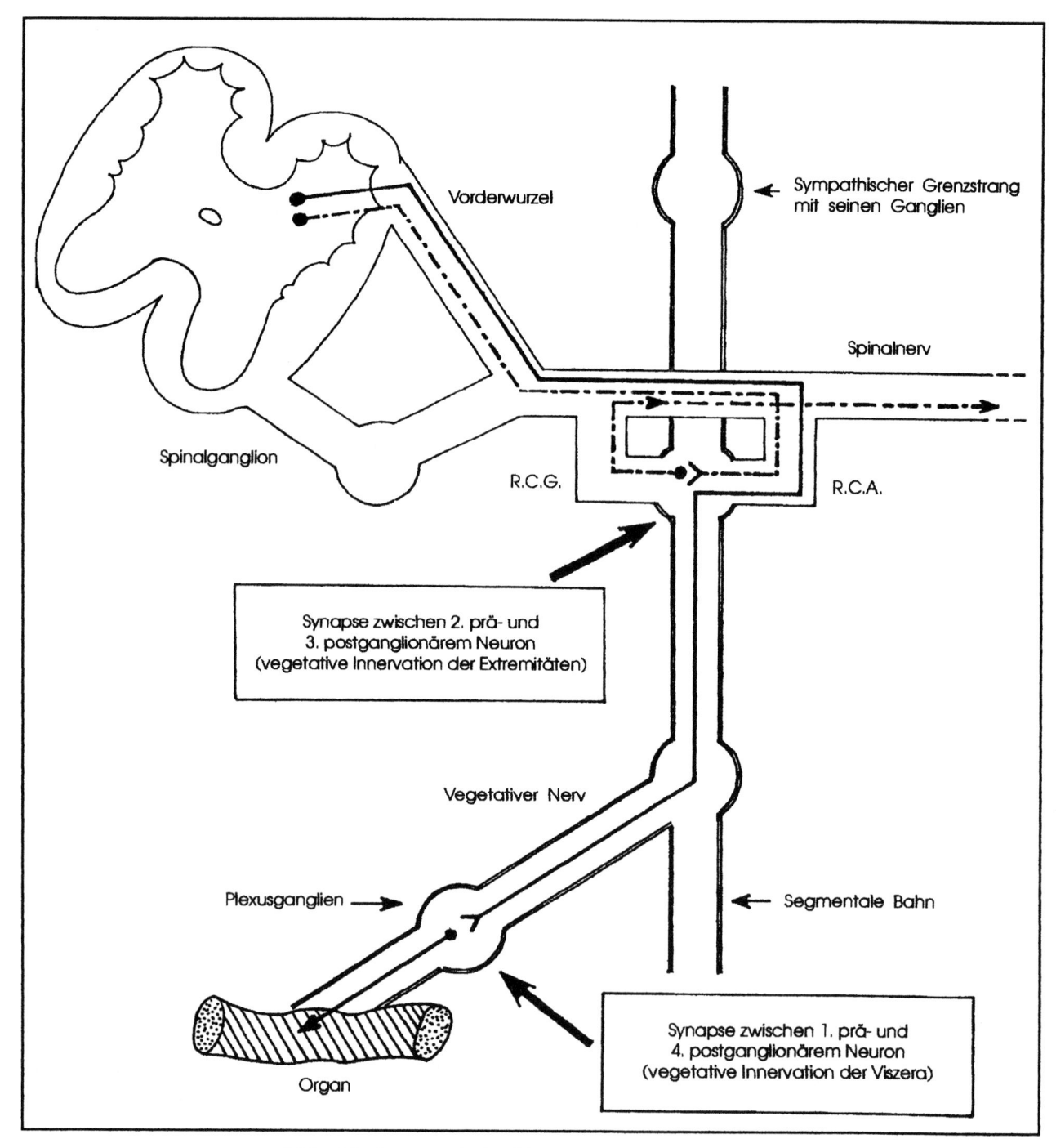

Abb. 44: Systematische Einteilung des Sympathikus

- Rami viscerales aus dem 2. und 3. Ganglion zu den Nodi lymphatici iliaci interni. Gelegentlich gibt es auch direkte viszerale Äste zum Rektum und zu den Uretren
2. Rami communicantes: Für jede Wurzel eines Sakralnerven gibt es zwei bis drei.

2.10.2 Lumbaler Teil des Grenzstrangs

2.10.2.1 Beschreibung

Er besteht aus vier Ganglien und gibt seine viszeralen Äste an Bauch- und Beckenorgane ab.

Die Grenzstrangkette liegt retroperitoneal. Sie zieht vom Durchtritt durch das Diaphragma bis in Höhe des Promotoriums, wo sie sich in den sakralen Teil fortsetzt.

Die afferenten Fasern gehen von Th_9-Th_{12} ab.

2.10.2.2 Beziehungen

Der lumbale Teil des Grenzstrangs ist von den Querfortsätzen durch den M. psoas getrennt, was eine größere Länge der Rami communicantes zur Folge hat.

Nach ventral: Die Beziehungen des Grenzstrangs sind links und rechts unterschiedlich:

- rechts ist er von der V. cava inferior und dem Ende der rechten V. iliaca communis bedeckt.
- links ist er vom Peritoneum und den paraaortalen Lymphknoten bedeckt.

Nach medial: Hier folgt er den Ansatzstellen des Psoas und den Basisästen des Plexus lumbalis.

2.10.2.3 Verzweigungen

1. Kollateraläste:

    Rami osteo-musculares für die Wirbelkörper, das Lig. longitudinale ant. und den M. psoas.

    Rami vasculares für die Aa. lumbales und den abdominellen Plexus periaorticus.

    Rami viscerales, die sich zusammenschließen und den N. splanchnicus pelvinus bilden. Dieser hat Anteil an der Bildung des N. praesacralis, der zum Plexus hypogastricus absteigt.

    Der Großteil der Fasern ist sensibel und führt dem Lumbalmark sensible Informationen der Genitalorgane (vor allem des Uterus) zu.

2. Rami communicantes: Sie verlaufen gesondert und sind sehr lang (bis 6 cm).

    Das untere Ende der afferenten Viszeraläste entspricht der zweiten lumbalen Spinalwurzel.

2.10.3 Thorakaler Teil des Grenzstrangs

2.10.3.1 Beschreibung

Er besteht aus zwölf Ganglien. Häufig ist das erste mit dem Ganglion cervicale inferius verschmolzen und bildet mit ihm das Ganglion stellatum. Er kann in einen oberen Teil, dessen viszerale Äste für das dorsale Mediastinum bestimmt sind, und in einen unteren Teil mit viszeralen Ästen für das Abdomen eingeteilt werden.

Insgesamt gleicht er einem Band, das gegen seinen kaudalen Teil zu flacher wird.

Er liegt im dorsalen Teil der Interkostalräume nahe den Rippenköpfen.

2.10.3.2 Beziehungen

Nach ventral ist er in Beziehung mit der Fascia endothoracica, die an der Wirbelsäule und dem parietalen Blatt der Pleura ansetzt.

Nach dorsal: Mit den Rippenköpfchen, dem Foramen intervertebrale und den Interkostalgefäßen.

Nach lateral: Mit dem dorsalen Teil der Interkostalräume und deren Strukturen.

Nach medial: Mit den großen Gefäßen des dorsalen Mediastinums: Aorta thoracica, Vena azygos und Ductus thoracicus.

2.10.3.3 Verzweigungen

1. Kollateraläste:

    Rami osteo-musculares für die Wirbelkörper, für die Rippen-Wirbelgelenke, für den kaudalen Teil des M. longus colli und die Interkostalmuskulatur.

    Rami vasculares, die zu den Interkostalarterien und den großen Gefäßen (Aorta, V. azygos, Ductus thoracicus) ziehen.

    Rami viscerales: Sie bestehen aus zwei großen Gruppen:

    - Einer superioren Gruppe für den Thorax (dorsales Mediastinum), die in der kranialen Hälfte des Strangs von Th_2-Th_6 entspringt. Sie ziehen zum Plexus oesophagus und Plexus pulmonalis und anastomosieren mit den entsprechenden Ästen des N. vagus.
    - Einer inferioren Gruppe, die den Ursprung der Nn. splanchnici abdominales darstellt:
        - Der N. splanchnicus major kommt mit drei Wurzeln vom 7., 8. und 9. Ganglion. Er endet im Ganglion coeliacum.
        - Der N. splanchnicus intermedius kommt mit zwei Wurzeln vom 10. und 11. Ganglion. Er endet an der Nebenniere und an den Ganglia coeliaca.
        - Der N. splanchnicus minor kommt vom 12. Ganglion, in dessen Verlauf durch das Diaphragma und endet am Plexus renalis.

2. Rami communicantes: Ziehen von den thorakalen Ganglien zu den Interkostalnerven. Für jeden Interkostalnerv gibt es eine verschiedene Anzahl von Rami communicantes. Sie liegen zwischen den Rippen und der Fascia endothoracica.

2.10.4 Zervikaler Teil des Grenzstrangs

2.10.4.1 Beschreibung

Er zieht von der Schädelbasis bis zur oberen Thoraxapertur und gibt seine Äste an Schädel, Hals, obere Extremität und ventrales Mediastinum ab. Er setzt sich nur aus zwei oder drei Ganglien zusammen, die man oberes, mittleres (inkonstant) und unteres Ganglion nennt. An den Rami communicantes findet man eine segmentale Aufteilung.

Die afferenten Fasern kommen von C_8-Th_6.

2.10.4.2 Beziehungen

Ganglion cervicale superius: Es ist das größte Ganglion des Grenzstrangs und liegt tief im oberen und seitlichen Teil des Halses in einer Duplikatur der tiefen Halsaponeurose, vor den Querfortsätzen und hinter dem Gefäß- und Nervenkomplex des Halses. Es reicht von der Schädelbasis bis zum vierten Halswirbel; seine Form und Größe sind unterschiedlich. Sein oberer Pol setzt sich in den Nervus caroticus fort, der untere Pol in den sympathischen Grenzstrang.

Ganglion cervicale medium: Es kommt im Verhältnis 1:2 vor und liegt in Höhe des Tuberculum caroticum (Querfortsatz von C_6). Manchmal wird es von der A. thyroidea inferior durchzogen.

Ganglion cervicale inferius: Es tritt regelmäßig auf, ist aber selten isoliert. In 79% der Fälle ist es mit dem obersten Thorakalganglion verschmolzen und bildet mit ihm das Ganglion stellatum. Es liegt tief an der Basis des Halses und der oberen Thoraxapertur und direkt an der Vorderfläche des ersten Rippenhalses.

Es steht in Beziehung zu:
Nach ventral: der dorsalen Abdachung der Pleurakuppel,

Nach dorsal: dem Querfortsatz von C_7 und dem Hals der 1. Rippe,

Nach medial: den Seitenflächen der Wirbelkörper von C_7 und Th_1 und dem Außenrand des M. longus colli,

Nach lateral: dem Lig. costopleurale und den Innenrändern des M. scalenus medius und posterior.

Oft findet man ein Ganglion zwischen Ganglion cervicale medium und inferius (= Ganglion stellatum): das Ganglion intermedium. Ganglion stellatum und intermedium sind durch die Äste von zwei Nervengeflechten verbunden, das eine für die A. subclavia, das andere für den Abgang der A. vertebralis.

2.10.4.3 Verzweigungen

1. Kollateraläste

a) Die Äste des Ganglion cervicale superius

   N. caroticus internus: Er entspringt vom oberen Pol des Ganglions und führt Fasern für die Vasomotorik des Gehirns, der Retina und für den M. sphincter et dilatator pupillae.

   Er trennt sich vom Gefäß, vor dessen Eintritt in den Canalis caroticus und teilt sich in zwei Äste, den medialen und lateralen Ast, die im Plexus caroticus anastomosieren.

   – Der laterale, dickere Ast, der dicker ist, gibt ab:
     – den N. caroticotympanicus und
     – einen Ast für den N. canalis pterygoidei.
   – Der mediale Ast gibt ab:
     – anastomosierende Äste für die N. oculomotorii, für das Ganglion *Gasseri* und für den N. ophthalmicus (pupillenerweiternd),
     – Rami vasculares für die Kollateral- und Endäste der A. carotis interna,
     – Äste für die Hypophyse,
     – Äste für die Dura der Sella turcica und für die Pars basilaris des Okziput und
     – Äste für den Sinus sphenoidalis.

   Ramus jugularis, der vom oberen Pol des Ganglions entspringt, zieht zum Foramen jugulare, wo er sich in zwei Äste aufteilt:
   – in einen für das Vagusganglion,
   – in einen für das Ganglion inferius des N. glossopharyngeus.

   Rami osteo-musculares für den M. longus capitis und den M. longus colli und für die Wirbelkörper der ersten vier Halswirbel.

   N. cardiacus cervicalis superior

   Rami vasculares: entspringen vom unteren Pol des Ganglions. Die einen verlaufen abwärts auf der A. carotis communis und nehmen an der Bildung des Plexus caroticus teil. Die anderen verlaufen auf der A. carotis externa abwärts.

   Nn. splanchnici mit ihren Ästen:
   – Rami pharyngei,
   – Rami oesophagei und
   – Rami thyroidei.

b) Äste des Ganglion cervicale medium:
   – Rami thyreoidei,
   – Rami vasculares für die A. carotis communis,
   – N. cardiacus cervicalis medius.

c) Äste des Ganglion cervicale inferius (oder stellatum):
   – Rami musculares (M. longus colli),
   – Rami vasculares für A. subclavia, A. thyreoidea inferior, A. mammaria interna und A. cervicointercostalis.

N. intervertebralis: Das ist ein langes Nervengeflecht, das die A. vertebralis im Intervertebralkanal begleitet. Es bildet sich aus zwei Wurzeln: eine kommt von der Ansa perivertebralis, die andere vom Ganglion stellatum. Sie vereinigen sich an der Durchtrittsstelle der A. vertebralis in das Foramen transversarium von C_6. Der Nerv läuft senkrecht aufwärts und versorgt von einer Etage zur anderen die sympathische Wurzel des Ramus meningeus des Spinalnervs. Er endet mit seinen terminalen Ästen an der A. basilaris.

N. cardiacus cervicalis inferior.

Nn. splanchnici des dorsalen Mediastinums:

– Rami tracheales,

– Rami oesophagei und

– Rami pleurales.

2. Rami communicantes:

   Im Zervikalbereich unterscheidet man zwei Arten von Rami communicantes:

   – ein oberflächliches System, das die drei Ganglien mit den Zervikalnerven verbindet und

   – ein tiefes, indirektes System, das die Rami communicantes beinhaltet, die vom N. vertebralis gebildet werden.

2.10.5 Systematische Einteilung des sympathischen Nervensystems

Wichtig ist, die Rolle des Sympathikus für die Körperfunktionen gut zu kennen und die Aktivitäten von Sympathikus und Parasympathikus zu unterscheiden. Ein Mythos, den wir unbedingt beseitigen müssen, ist, daß die autonomen Funktionen einem Antagonismus oder Gleichgewicht zwischen sympathischen und parasympathischen System unterworfen sind. Nichts ist falscher. Es handelt sich um zwei völlig verschiedene Systeme, deren Ursprünge, funktioneller Aufbau und Verzweigung sich voneinander unterscheiden.

Es handelt sich nicht um zwei antagonistische Systeme, sondern um zwei integrierte Systeme.

Der Parasympathikus, der vor allem über den Vagus die Organe versorgt, hat eine *endophylaktische* Funktion (er ist speziell für die Erhaltung des inneren Milieus zuständig). Er spielt auch eine *trophotrope* Rolle (Ernährung, Versorgung).

Das sympathische System hingegen ist ein *ergotropes* System. Es spielt eine Rolle in Richtung Hyperaktivität und Energieaustausch zwischen Körper und Umgebung.

Wenn man das Verteilungsgebiet der zwei autonomen Systeme vergleicht, fällt auf, daß die inneren Organe eine doppelte Nervenversorgung besitzen. Aber es ist klar, daß *nur* das sympathische System die somatischen Strukturen, d. h. das osteomyofasziale System, autonom versorgt. Es wirkt weiter auf das arterielle System im Körper.

In der Gesamtheit hat also das sympathische System die gesamte autonome Kontrolle.

Im autonomen Aufbau gibt es drei wichtige Punkte:

1. Im menschlichen Körper gibt es kein einziges Gewebe, das nicht irgendeine Art der sympathischen Versorgung erhält. Sei es über die Zellkörper der Protoneuronen im Seitenhorn des Rückenmarks oder über die Zellkörper der Deutoneuronen in den Ganglien des sympathischen Grenzstrangs.

2. Der Einfluß des Parasympathikus beschränkt sich praktisch auf die inneren Organe gemäß seiner endophylaktischen und trophotropen Funktion.

3. Das einzige vasomotorische System ist das Sympathische. An allen Gefäßen herrscht ein sympathischer Basistonus. Eine Erregung des Sympathikus bewirkt eine Vasokonstriktion, die Vasodilatation erfolgt passiv durch Steigerung des Basistonus (*Lazorthes*).

Das sympathische System hat über die Zirkulation großen Einfluß auf den Energieaustausch, da es selektiv eine vasomotorische Aktivität in den verschiedenen Teilen des Körpers besitzt.

Es bewirkt folgendes: Als Antwort auf Impulse von übergeordneten Zentren paßt es spezifische Funktionen an eine bestimmte Aktivität an:

– sensible afferente Informationen für das Rückenmark (Hinterwurzel) und

– unendlich kleine Änderungen in der chemischen Zusammensetzung des Blutes.

Eine wichtige Tatsache ist auch, daß die vegetativen Nerven nicht wie die Spinalnerven arbeiten. Um von einem vegetativen Nerven eine Antwort zu erhalten, bedarf es wiederholter Impulse. Man nennt dies den *Summationseffekt* der Impulse, das um so mehr, als die Fasern nicht markhaltig sind, was bei den sympathischen (postganglionären) Deutoneuronen der Fall ist.

2.11 Muskelanordnung

Die Wirbelsäule muß sich an eine Unzahl von Situationen auf statischer und dynamischer Ebene anpassen. Dafür ist sie mit sehr unterschiedlichen

Muskeln ausgestattet. Teils liegen sie in ihrer unmittelbaren Nähe, teils entfernt von ihr. Auch die Muskulatur des Rumpfes, des Schulter- und Beckengürtels ist miteinbezogen. Sie können hier nicht alle besprochen werden.

Hingegen wird im Kapitel 4.3 analysiert, wie die einzelnen Muskelgruppen untereinander durch myofasziale Ketten zusammenhängen und wie sie zusammenspielen, um Statik und Grundbewegungen der Wirbelsäule zu sichern.

Wir besprechen hier die autochtone Rückenmuskulatur (auch paravertebrale oder spinale Muskulatur genannt).

Diese Muskeln liegen direkt an der Rückseite der Wirbelsäule zwischen Dornfortsätzen, Nervenbogen und Querfortsätzen. Dorsal und seitlich werden sie von der Lumbalaponeurose umgeben, die sich nach kranial hin in die Zervikalaponeurose fortsetzt.

Die Muskeln unterteilen sich in:

- einen tiefen medialen Strang und
- einen oberflächlichen lateralen Strang.

Der *mediale Strang* besteht aus den Muskeln, die vertikal zwischen den Dornfortsätzen und zwischen den Querfortsätzen liegen und den kurzen M. multifides.

Der *laterale Strang* zieht vom Becken bis zum Schädel und besteht aus langen, aufgespaltenen und über mehrere Segmente verlaufenden Muskeln.

Die Spinalmuskeln haben zwei Eigentümlichkeiten:

- Je kürzer sie sind, um so tiefer liegen sie.
- Sie werden alle von den dorsalen Ästen der Spinalnerven versorgt.

Das spinale System spielt eine grundlegende Rolle bei der Haltungsregulierung der Wirbelsäule und bei der feinen Abstimmung der segmentalen Wirbelbewegungen. Die Muskeln regulieren, kontrollieren und stabilisieren lokal Bewegungen, die durch Anspannung der langen, über mehrere Segmente verlaufenden Muskeln oder durch ein Ungleichgewicht der Basisebene hervorgerufen werden. Ihre Tätigkeit kann tonisch oder phasisch-tonisch sein und ist wesentlich für die Motorik der Wirbelsäule.

Andererseits sind einige von ihnen häufig an der Entstehung von Läsionen der Wirbel beteiligt (zwischen den Querfortsätzen oder zwischen Quer- und Dornfortsätzen).

Tiefer, medialer Strang:

Sein längsverlaufendes System setzt sich aus drei Muskeln zusammen:

- *Mm. interspinales*: Sie liegen beidseits der Mittellinie und verbinden zwei benachbarte Dornfortsätze. Im Thorakalbereich können sie zwischen Th_3 und Th_{10} fehlen. Aufwärts reichen sie bis C_2-C_3.
- Der *M. spinalis* ist ein Muskelbündel, das beidseits der Mm. interspinales dorsal der Mm. multifides liegt. Er entspringt kaudal an den Dornfortsätzen von L_2 bis Th_{11} und setzt kranial an denen von Th_9 bis Th_2 an. Am kürzesten sind die Fasern, die zuinnerst liegen (es sind die Fasern von Th_9-Th_{11}, der Muskel überbrückt Th_{10}).
- *Mm. intertransversarii* kommen nur im Zervikal- und Lumbalbereich vor. Die sechs Mm. intertransversarii posteriores cervicis verbinden jeweils zwei Tubercula posteriores der Halswirbel von C_2-C_7. (Die Mm. intertransversarii anteriores gehören nicht zu den spinalen Muskeln, da sie vom ventralen Ast des Spinalnerven versorgt werden.)

Die medialen Züge der Mm. intertransversarii im Lumbalbereich setzen an den Processus mamillares und den Processus accessorii an und verbinden die benachbarten Lendenwirbel.

Das schräge System wird von den *Mm. multifides* gebildet. Er besteht aus vier Anteilen, die von der Lamina und von der Basis der Ansatzstelle des Dornfortsatzes am Wirbel ausgehen. Sie verlaufen schräg nach kaudal und lateral und enden an den Querfortsätzen der vier darunterliegenden Wirbel.

Sie haben einen kurzen und einen langen laminären Teil sowie einen kurzen und einen langen Dornfortsatzteil.

Oberflächlicher, lateraler Strang:

Die zwischen den Querfortsätzen verlaufende Gruppe setzt sich aus M. longissimus und M. iliocostalis zusammen.

Der *M. iliocostalis* besteht aus drei Muskeln:

- M. iliocostalis lumborum: Zieht vom Sakrum, der Innenseite der Crista iliaca und der Lumbalaponeurose bis zu den Querfortsätzen von L_3, L_2 und L_1 und zu den sieben letzten Rippen
- M. iliocostalis thoracis: zieht von den sechs unteren Rippen zu den sechs oberen Rippen. Die kürzesten Fasern (6-7) liegen innen.

- M. iliocostalis cervicis: entspringt am Oberrand der sechs oberen Rippen und endet am Tuberculum posterior von C_3 bis C_7.

Der *M. longissimus* entspringt an der Hinterfläche des Sakrums, an den Quer- und Dornfortsätzen der Lendenwirbel, an den Dornfortsätzen von Th_9 bis Th_{12} und den Querfortsätzen von Th_3 bis Th_{12}. Er setzt an den Rippen bis zur zweiten Rippe an. Er bildet ein breites Muskelband, das an der Rückseite des Thorax aufsteigt. Im Bereich der Halswirbelsäule setzt er sich in den *M. longissimus cervicis* fort, der von den Querfortsätzen der fünf ersten Brustwirbel entspringt und an den Tubercula posteriores der Querfortsätze von C_2 bis C_6 ansetzt.

Die spinotransversale Gruppe wird vom *M. splenius* gebildet. Dieser Muskel entspringt von den Dornfortsätzen Th_1 bis Th_4, C_2 bis C_7 und vom Lig. nuchae. Er verläuft nach kranial, ventral und lateral und teilt sich in zwei Anteile:

- *M. splenius cervicis* setzt an den Querfortsätzen von C_1, C_2, und C_3 an.

- *M. splenius capitis* setzt an der Linea nuchae superior und am Mastoid an.

Dieser Muskelgruppe kann man noch die *Mm. levatores costarum* zurechnen, die vom dorsalen Ast des Spinalnerven innerviert werden. Sie entspringen von den Querfortsätzen C_7-Th_{11} und verlaufen zum Angulus der darunterliegenden Rippe.

Auch die kleinen Muskeln unterhalb des Okziput zählen zur autochtonen Rückenmuskulatur. Sie gehören zum längsverlaufenden System, außer dem M. rectus capitis inferior, der dem transversospinalen System angehört. Die Mm. recti sind Variationen der Mm. interspinales. Der M. rectus capitis superior ist die Variation eines M. intertransversarius.

Kapitel 3

Neuromuskuläre Physiologie

Läsionen sind Ausdruck einer funktionellen Pathologie des motorischen Systems, das in seiner Gesamtheit gesehen werden muß. Also einerseits die neuromuskuläre Ebene und andererseits die Knochen- und Gelenkebene. Um die Umstände besser zu verstehen, die zur Entstehung eines pathologischen Prozesses führen, ist die Auseinandersetzung mit neuen Erkenntnissen über Bewegungsabläufe notwendig. Sie stützen sich grundsätzlich auf vier Punkte:

1. Man schreibt jetzt den mechanischen Faktoren im Ablauf eines motorischen Vorgangs eine viel größere Rolle zu. Mit Hilfe der Biomechanik kann die Art der nervösen Reaktion mit Hilfe von Bewegungsparametern und mechanischen Eigenschaften des mobilisierten Segments vorhergesehen werden.

2. Das motorische System wird jetzt als kybernetisches System mit bestimmten Grundbegriffen angesehen. Diese sind:

   – der Begriff des motorischen Programms

   – interne und externe Leitungsbogen

   – der Vergleich zwischen geplanter Tätigkeit und ausgeführter Tätigkeit.

3. Ein kybernetisches System, wie komplex es auch sein mag, ist begrenzt. Über diese Grenzen hinaus verliert es an Wirksamkeit und Zusammenhang.

4. Das Nervensystem im allgemeinen und besonders das motorische System gelten nicht mehr als genetisch determinierte Einheit.

3.1 Allgemeiner Ablauf der Motorik

Phylogenetisch entsteht das Gehirn vor allem aus der Entwicklung des *Assoziationskortex* parallel mit der Entwicklung der motorischen und sensiblen Areale. Die Erweiterung der Assoziationszonen und Beibehaltung ihrer Formbarkeit (Adaptationsvermögen) gestatten dem Menschen, nicht von stereotypen Verhaltensmustern bestimmt zu werden, sondern *motorische Programme* zu entwickeln (Abb. 45).

Was ist ein motorisches Programm?

Es ist eine Reihe von Vorgängen, die hierarchisch auf einer Basis von spezifischen Informationen ablaufen. Diese haben ihren Ausgang an:

– der sensorischen Peripherie und

– den nervösen Zentren.

Ein motorisches Programm organisiert eine Reihe von konditionierten Reflexbögen und reguliert im Bereich eines jeden die Reizschwelle. Das motorische Programm besteht aus der Ausarbeitung eines

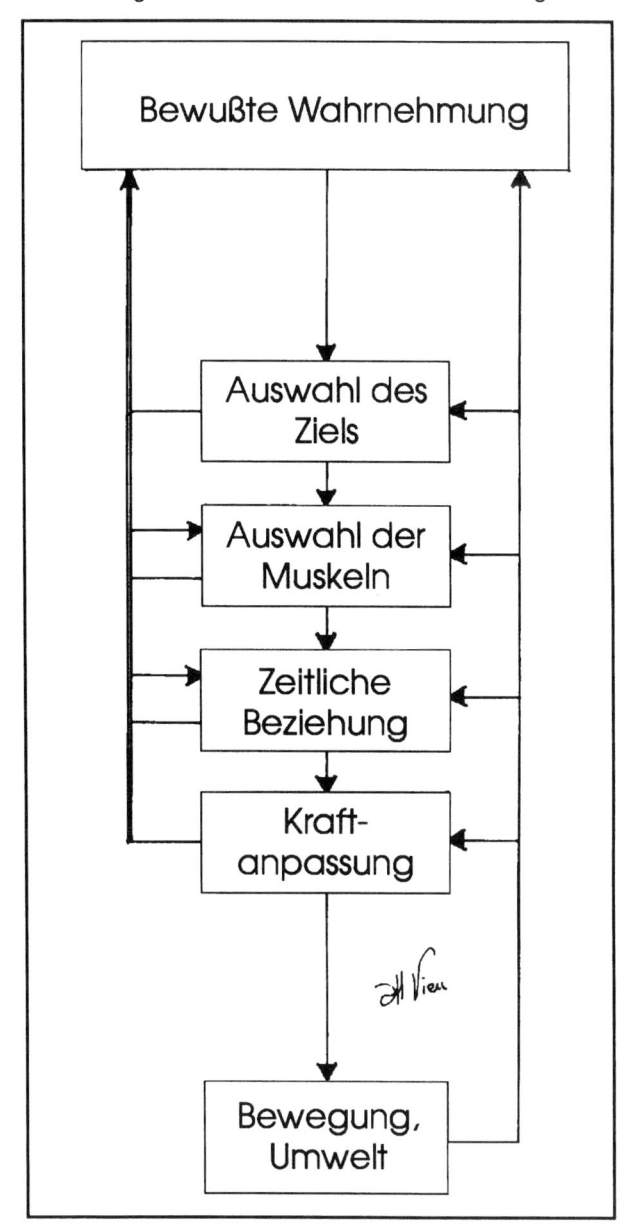

Abb. 45: Schema eines motorischen Programms (modifiziert nach *MacKay* 1980)

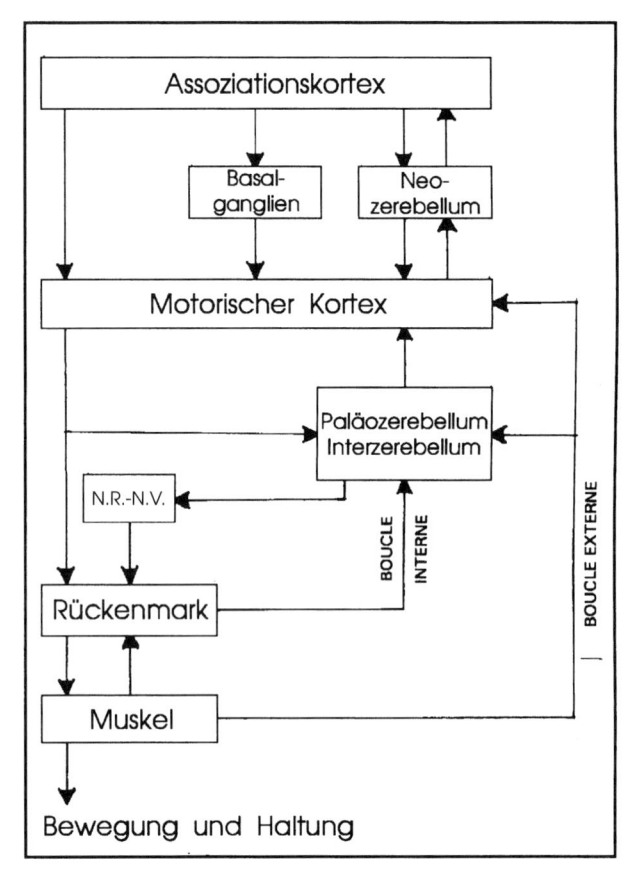

Abb. 46: Zentraler Aufbau der Bewegung

Systems von koordinierten Bewegungen als Funktion des Resultats. Jede menschliche, physiologische Aktivität hat ein Ziel *(Laborit)*.

An dieser Stelle seien der Begriff der willkürlichen und unwillkürlichen Bewegung zur Diskussion gestellt. Eine Bewegung ist nur in ihrer Absicht, nicht in ihrem Ablauf willkürlich.

Welche zentralen Strukturen sind in den Ablauf des motorischen Vorgangs miteinbezogen?

Die erste Stufe des Vorgangs manifestiert sich in den Arealen des assoziativen Kortex (frontal, parietal, temporal). Diese Gebiete analysieren die Bedingungen, unter denen die Bewegung ablaufen kann, und wählen das entsprechende, motorische Ablaufprogramm aus.

Dieses motorische Programm kann über drei Kreisläufe ablaufen:

– ein direkter Kreislauf zwischen assoziativem und motorischem Kortex und

– zwei andere, parallele Kreisläufe, die über die Basalganglien und das Neozerebellum gehen.

Alles läuft im motorischen Kortex zusammen, von dem aus die vorgegebenen Bahnen zum Rückenmark und zu den Muskeln ausgehen (Abb. 46).

Das Paläozerebellum (als Ältestes) und das Archeozerebellum sind in die Bahnen der Bewegungsregulierung miteinbezogen, indem sie über zwei Arten von Informationen verfügen:

1. Die Kopie der motorischen Befehle, die vom Kortex ausgehen und über die kortiko-ponto-zerebellare Bahn verlaufen.

2. Vom Rückenmark weg über spino-zerebellare Bahnen.

Diese beiden Bahnen werden auch Rückkoppelungsschleifen genannt.

Andererseits führen sensorische Bahnen dem Kleinhirn und dem motorischen Kortex propriozeptive Botschaften zu, die von der sensorischen Peripherie ausgehen (Tractus spinocerebellaris posterior).

So stellt der Kortex die Bahn des Endausgangs der Bewegung dar *(Lamarre)*. Die Ausführung der Bewegung erfolgt über den motorischen Kortex, der aus Zellkolonien der Pyramidenzellen aufgebaut ist, von denen jede ein Gelenk kontrolliert. Es gibt zwei Arten von Pyramidenzellen im Bereich des motorischen Kortex:

– die einen kontrollieren die Gelenkposition durch Kontraktion der periartikulären Muskeln;

– die anderen kontrollieren die Bewegung durch gleichzeitigen Befehl an Agonisten und Antagonisten.

Die wichtigste Funktion der Leitungsbogen der Rückwirkung ist, Abweichungen des Bewegungsablaufs zu entdecken und die geeigneten Korrekturen zu veranlassen. Zwischen internem und externem Leitungsbogen der Rückwirkung besteht ein Vergleichssystem, das feststellt, ob die Afferenzen, die eintreffen, jene sind, die erwartet werden.

Das Kleinhirn hat die Rolle eines richtigen Computers, der als Schaltstelle in und an den sensiblen und motorischen Hauptbahnen liegt und eine beträchtliche Anzahl von Informationen erhält. Das Kleinhirn wird permanent über den Zustand der Spindelzellen informiert und hat so Einfluß auf die Regulierung der Modulation der Erregbarkeit der Gamma-Motoneuronen.

Wenn eine Abweichung im Bewegungsablauf eintritt, wird sie entdeckt und bewirkt eine Reihe von Vorgängen, die die motorischen Befehle der Störung anpassen.

Chronologisch nehmen daran teil:

– ein Leitungsbogen im Myotom, der sehr schnell, aber wenig wirksam ist,

- spinale oder transkortikale Leitungsbögen, die langsamer sind und eine erste Korrektur durchführen und

- ein Neozerebellum-Kortex-Leitungsbogen, der sehr wirksam ist, aber mit einer Verzögerung von 1/10 Sekunde eine verspätete Antwort hervorruft.

3.2 Kontroll- und Regulationsmechanismen

Die permanente Hauptaktivität des Muskels ist die tonische Aktivität. Sie bildet den Hintergrund der motorischen Aktivitäten und Haltungsaktivitäten, die nicht voneinander trennbar sind. Die Aufrechterhaltung und Adaptation des Muskeltonus an die Haltungsanforderungen sowie die Motorik entstehen durch Einflüsse, die auf die Alpha-Motoneuronen wirken, die die Basis des Muskeltonus sind.

Dieser Muskeltonus wird von Dehnungsreflexen moduliert, die vom Rückenmark als Antwort auf Einflüsse aus den sensorischen Endorganen ausgehen, die man Propriozeptoren nennt.

Das propriozeptive Konzept stellt die Gesamtheit der Informationen von Muskeln, Bändern, Gelenken und Faszien dar, die Aufschluß über die Aktivität des Bewegungsapparats vermitteln.

Die vier folgenden peripheren, afferenten Rezeptoren unterstützen die propriozeptive Aktivität:

1. Rezeptoren, die die quergestreifte Skelettmuskulatur kontrollieren (dazu gehören die neuromuskuläre Spindel und der *Golgi*-Apparat).
2. Rezeptoren in den Geweben der Gelenke und in deren Umgebung (vier Arten).
3. Rezeptoren in der Unterhautschicht und in den Faszien.
4. Nozirezeptoren.

Diese vier afferenten, peripheren Rezeptoren kontrollieren vier Arten von Wahrnehmungen:

a) Wahrnehmungen über die Position des Körpers im Raum. Jedes Ungleichgewicht wird automatisch durch das der Schwerkraft entgegenwirkende Muskelspiel wieder ins Gleichgewicht gebracht.

b) Wahrnehmungen über die Stellung der einzelnen Segmente zueinander, Geschwindigkeits- und Bewegungsanalyse.

c) Wahrnehmungen von Druck- oder Zugkraft (vor allem im Bereich der Wirbelbogengelenke wichtig).

d) Wahrnehmung der intramuskulären Spannung, die am wenigsten dem Kortex unterliegt (erklärt, warum Muskeltraumen so schwerwiegend sind, wenn die propriozeptive Kodierung von Gelenken und Muskeln ihre Funktion nicht erfüllt).

Alle propriozeptiven Stimulationen unterstehen der Kontrolle des Labyrinths.

Erwähnenswert ist auch, daß es in den verschiedenen Abschnitten der Wirbelsäule unterschiedliche afferente Propriozeptoren gibt. Die neuromuskulären Muskelspindeln und *Golgi*-Sehnenrezeptoren sind die Grundlage der segmentalen Regulierung. Die anderen Propriozeptoren, vor allem mechanische Rezeptoren, die mit Afferenzen des Labyrinths verbunden sind, informieren das Nervensystem ständig über Bewegungen oder über Haltungsänderungen.

3.2.1 Segmentale Regulation (Abb. 47, 48)

3.2.1.1 Neuromuskuläre Spindel

Die neuromuskulären Spindeln liegen im Muskel verstreut. Ihre Anzahl ist der Vielfalt von Funktionen jedes einzelnen Muskels direkt proportional. Die neuromuskuläre Spindel liegt *parallel* zu den quergestreiften, kontraktionsfähigen Muskelfasern: extrafusale Fasern. Sie ist von Bindegewebe umhüllt und enthält dünne Muskelfasern mit einer besonderen Struktur: intrafusale Fasern. Diese sind mit ihren beiden Enden, den kontraktionsfähigen Polteilen, an der Hülle befestigt. Zwischen den beiden Enden liegt eine mittlere Zone, die Äquatorplatte, die viele Kerne enthält, aber wenig kontraktionsfähig ist. Die Muskelspindel besitzt sowohl eine sensible als auch eine motorische Innervation.

Der erste Typ von afferenten Fasern hat eine ringspiralenförmige Anordnung und wird primäre Endigung genannt. Sie wickelt sich um den Äquatorteil der intrafusalen Faser. Das sind die Ia-Fasern. Die Ia-Faser endet ohne zwischengeschaltetes Motoneuron im Bereich des Alpha-Motoneurons des Vorderhorns des Rückenmarks, wo es einen *Aktivierungsvorgang* ausübt. Sie ist Anfang eines monosynaptischen Reflexbogens.

Andererseits entsendet dieselbe Ia-Faser Kollaterale, die mittels Einschaltung eines Zwischenneurons (bisynaptische Bahn) die Alphaneuronen des Antagonisten hemmen.

Der zweite afferente Fasertyp sind nervöse Verzweigungen, die als Geflecht von den Polteilen der intrafusalen Faser abgehen.

Sie bilden die sekundären Endigungen. Man nennt sie Fasern vom Typ II. Die Einflüsse, die über diese

Kapitel 3

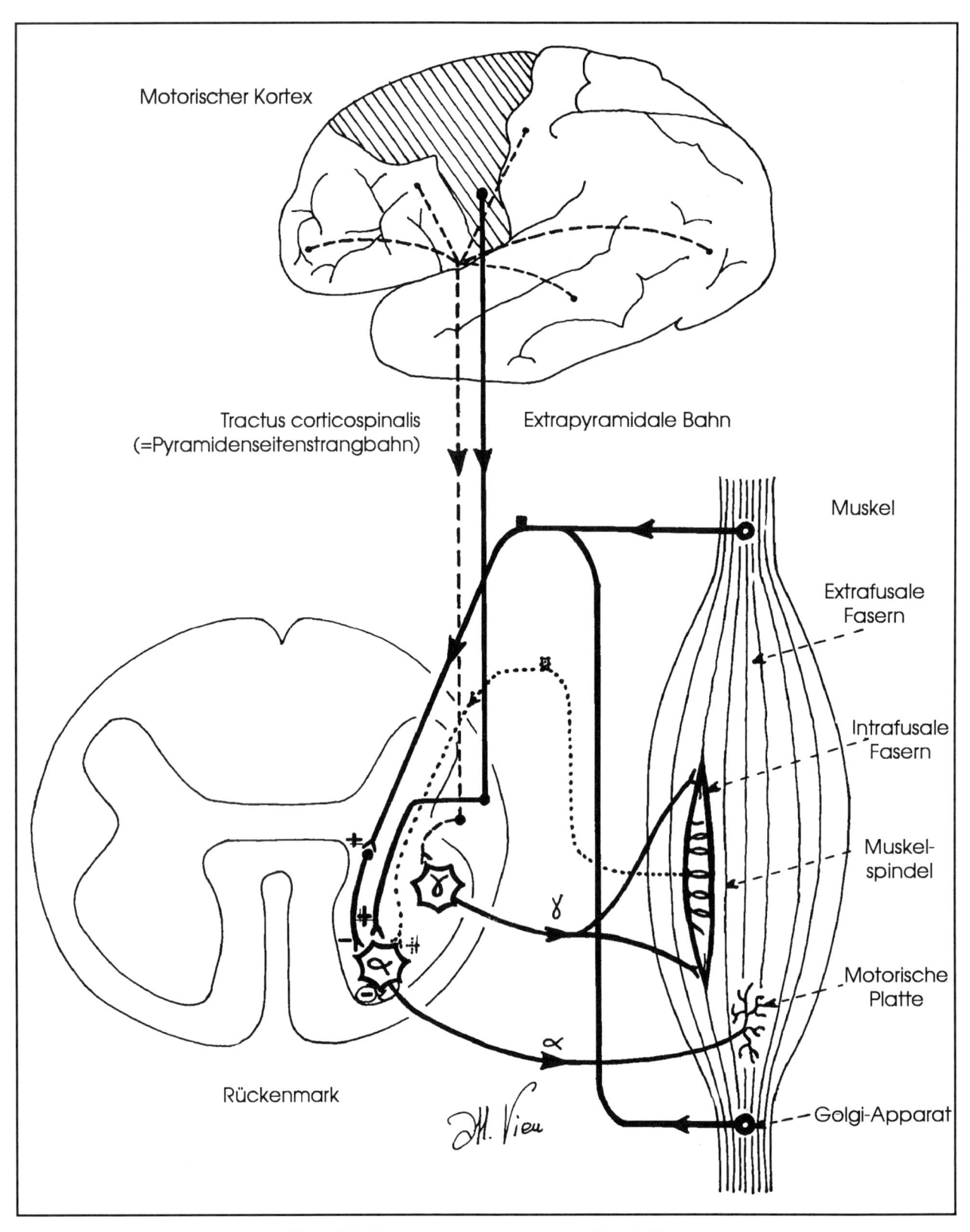

Abb. 47: System der segmentalen Regulation

Bahn II verlaufen, sind polysynaptisch und fazilitieren die Motoneuronen, während sie die der Antagonisten hemmen.

Die tonischen Alpha-Motoneuronen enthalten die meisten Ia-Afferenzen. Sie antworten auf einen einzigen Impuls mit einer prolongierten Entladung. Ein weiteres wichtiges Merkmal der sensiblen Afferenzen soll erwähnt sein:

Die primären Endigungen Ia reagieren gleichzeitig auf statische und dynamische Dehnung.

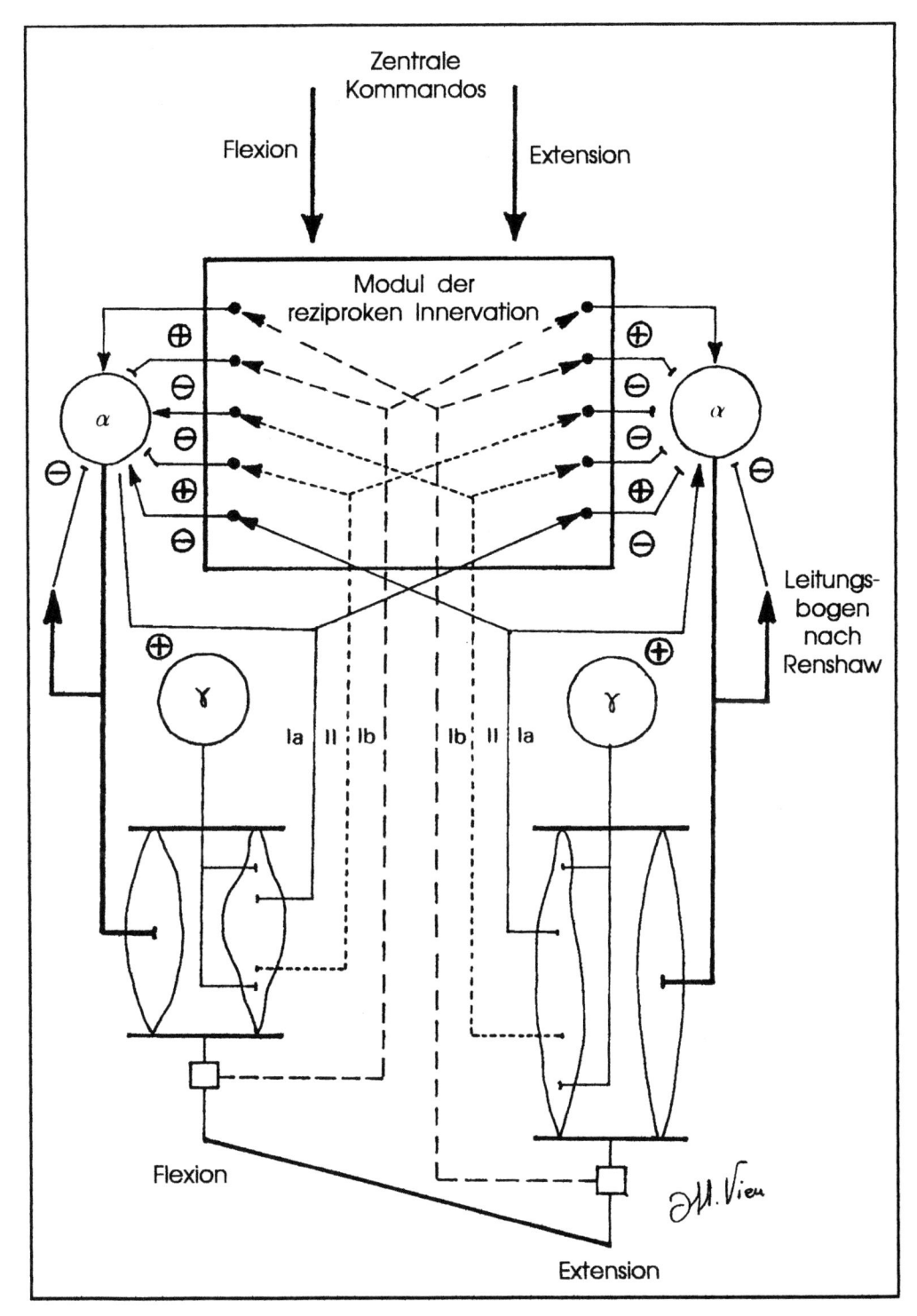

Abb. 48: Schematisierung des segmentalen Regulationskreises
(nach *Hugon* und *Paillard*)

Die sekundären Endigungen II reagieren nur auf statische Dehnung, das heißt, sie reagieren nur während einer Alpha-Erregung.

Die Reizschwelle der Propriozeptoren der Muskelspindel ist niedrig. Die kleinste Spannung beträgt ca. 2 g.

Die Muskelspindel besitzt auch eine motorische Innervation. Obwohl sie mit Kontraktionseigenschaften ausgestattet ist, nimmt sie an der Kontraktion des quergestreiften Muskels nicht teil. Die motorische Innervation der Spindel erfolgt über ein Motoneuron, das kleiner ist als das Alphaneuron und zwar über das Gamma-Motoneuron. Das Gammaneuron bewirkt die Kontraktion der Polteile der Spindel, wodurch diese angespannt wird und denselben Effekt auf die Ia-Fasern hat wie die Dehnung der Spindel.

Kapitel 3

Die primäre Endigung von Ia kann durch zwei Mechanismen aktiviert werden:

- durch die passive Dehnung des gesamten Muskels und
- durch die Kontraktion der intrafusalen Fasern unter dem Einfluß der Gamma-Aktivität.

Wenn ein Muskel über seinen normalen Bereich hinaus gedehnt wird, wird die Muskelspindel ebenfalls gedehnt. Ia und II entladen sich in höherer Frequenz, proportional zum Grad der Dehnung. Wenn sich der Muskel durch eigene Kontraktion oder passiv durch Annäherung seiner Ansätze verkürzt, nimmt die afferente Entladung proportional ab und kann sogar aufhören. Diese „Gamma-Schleifen" scheinen ein Hilfsmechanismus entlang des Muskels zu sein.

Die Spindelafferenzen werden durch den Unterschied zwischen der Länge des Muskels und der Länge der Fasern der Muskelspindel miteinbezogen, nachdem die Fasern der letzteren durch die Gamma-Aktivität korrigiert worden sind.

Die Spindel zeigt daher keine absolute Länge an, sondern die relative Länge zwischen den intra- und extrafusalen Fasern. Je größer der Unterschied zwischen ihnen ist, um so intensiver ist die sensorische Entladung und um so stärker ist die Muskelkontraktion durch Aktivierung des Alphaneurons. Die ständige Kontrolle, die das Gammaneuron auf die Muskelspindel ausübt, ist eine der wichtigsten Grundlagen in der Regulation des Muskeltonus und der Haltung. Sie ist in die allgemeine Dynamik im kybernetischen Ablauf des Nervensystems eingebaut.

3.2.1.2 *Golgi*-Sehnenrezeptoren

Sie befinden sich in den Sehnen, nahe dem Übergang zwischen Muskel und Sehne, also im Anschluß an den Muskel.

Diese Rezeptoren reagieren wie Kraftmesser der Sehnenanspannung. Sobald die Sehne passiv oder durch starke Muskelkontraktion (besonders gegen Widerstand) gedehnt wird, kommt es zu Entladungen der Golgi-Sehnenrezeptoren entlang von afferenten Fasern, die die Bahn Ib bilden und mittels eines Zwischenneurons (bisynaptischer Kreislauf) die entsprechenden Alphaneuronen hemmen.

Dort existieren Kollateralen, die mittels eines polysynaptischen Kreislaufs die Alphaneuronen des antagonistischen Muskels aktivieren.

Die Reizschwelle der *Golgi*-Sehnenrezeptoren liegt sehr hoch (minimale Spannung ca. 100 g). Sie werden von schwachen Spannungen nicht stimuliert. Hingegen von konstanten Spannungen, die gewöhnlich den Muskeltonus bestimmen. Man kann sagen, daß:

- der *Golgi*-Sehnenapparat ein *passives* Organ mit einer *erhöhten* Reizschwelle ist, das mit dem kontraktionsfähigen Element des Muskels in Serie geschaltet ist;
- die Muskelspindel in ihrer Gesamtheit ein *aktives* Organ mit *niederer* Reizschwelle ist und parallel zum kontraktionsfähigen Element des Muskels liegt.

3.2.1.3 Segmentale Regulationsbögen

Drei große Arten von segmentalen Regulationsbögen der Muskelaktivität können unterschieden werden. Sie sind genetisch angelegt, ihre Integrierung ist jedoch erworben.

1. Der *myotone Reflex* ist ein einfacher, monosynaptischer Reflex. Er besteht aus der reflektorischen Kontraktion eines gedehnten Muskels: die ringspiralenförmigen Enden werden gleichermaßen gedehnt und entladen sich über die Bahn Ia, wodurch das entsprechende Alphaneuron aktiviert wird. *Der myotone Reflex ist ein Dehnungsreflex mit niederer Reizschwelle.*

2. Der *umgekehrte myotone Reflex* besteht in der reflektorischen Entspannung eines Muskels, der unter großer Spannung steht. Die Golgi-Sehnenrezeptoren entladen afferente Impulse, die die entsprechenden Alphaneuronen hemmen, über die Bahn Ib. *Der umgekehrte myotone Reflex ist ein Streckreflex mit erhöhter Reizschwelle.*

3. Der *Leitungsbogen nach Renshaw*: Das afferente motorische Axon, das aus dem Alphamotoneuron kommt, entsendet eine Kollaterale, die dieses eigene Alphaneuron mittels eines Zwischenneurons hemmt (Abb. 49).

Dieser autoregulatorische Kreislauf hat im medullären Bereich Anteil an der Kontrolle der Alpha-Aktivität, indem er die Frequenz der Entladungen limitiert.

3.2.1.4 Beziehung zwischen Alpha- und Gamma-Bahn

Die Gamma-Bahn unterliegt zerebralen Einflüssen, besonders denen der Formatio reticularis.

Im Gegensatz zu den Alphaneuronen üben die Gammaneuronen ihre Aktivität selbst dann aus, wenn es keine Afferenzen der Propriozeptoren gibt, was die Kontrollfunktion der Gamma-Schleife über die segmentalen Reflexbögen und über die Aktivität der Alphamotoneuronen deutlich macht. Die Impulse, die zur Muskelkontraktion führen, treffen über

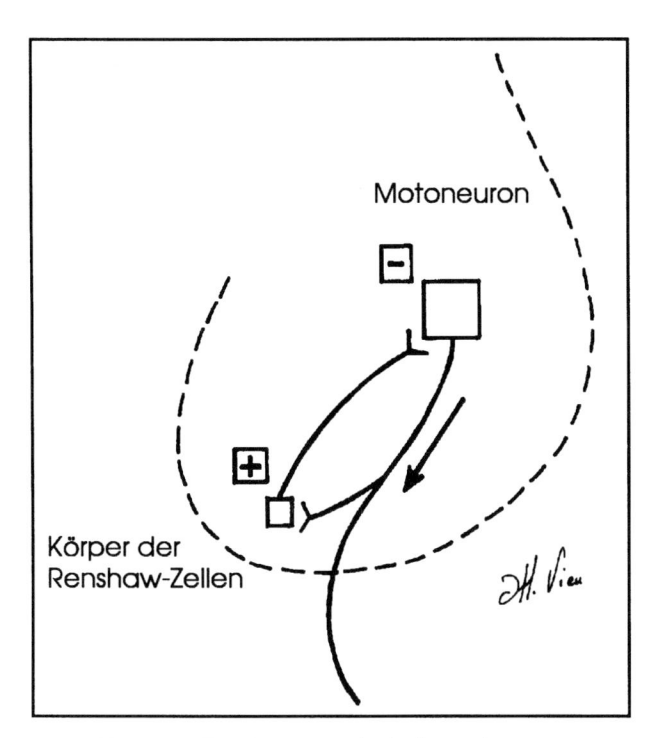

Abb. 49: Der hemmende Leitungsbogen nach *Renshaw* (Vorderhorn des Rückenmarks)

zwei Bahnen ein: eine ist die direkte motorische Bahn. Die andere erfolgt über den Gamma-Leitungsbogen (Abb. 50).

Schwierig ist zu bestimmen, in welcher Reihenfolge diese zwei Bahnen ihre nervösen Impulse entsenden. Es scheint so, daß die Alphaneuronen eine niedrigere Reizschwelle als die Gammaneuronen haben. Auch die wichtige Rolle der Formatio reticularis bei den myotonen Reflexen soll erwähnt werden.

Der Wachzustand setzt das Gamma-System mittels der Formatio reticularis in einen tonischen Erregungszustand, wodurch die primären Endigungen schon vorgedehnt werden. Dadurch wird die Reizschwelle derart gesenkt, daß die geringste zusätzliche Erregung eine heftige Entladung hervorruft.

3.2.2 Den Segmenten übergeordnete Regulation

Die spinalen Grundreflexe werden verstärkt und/oder von anderen Reflexen modifiziert, die den Segmenten übergeordnete Bahnen benützen. Die anderen peripheren Rezeptoren, die Gelenkrezeptoren, die die propriozeptive Aktivität aufrechterhalten, sind vor allem die Mechanorezeptoren, auch Gelenkrezeptoren genannt.

- Golgi-Sehnenrezeptoren oder *Golgi*-Apparat: Sie sind dynamische Mechanorezeptoren. Ihre Entladung ändert sich je nach der Position der Gelenke. Diese Entladung paßt sich langsam an

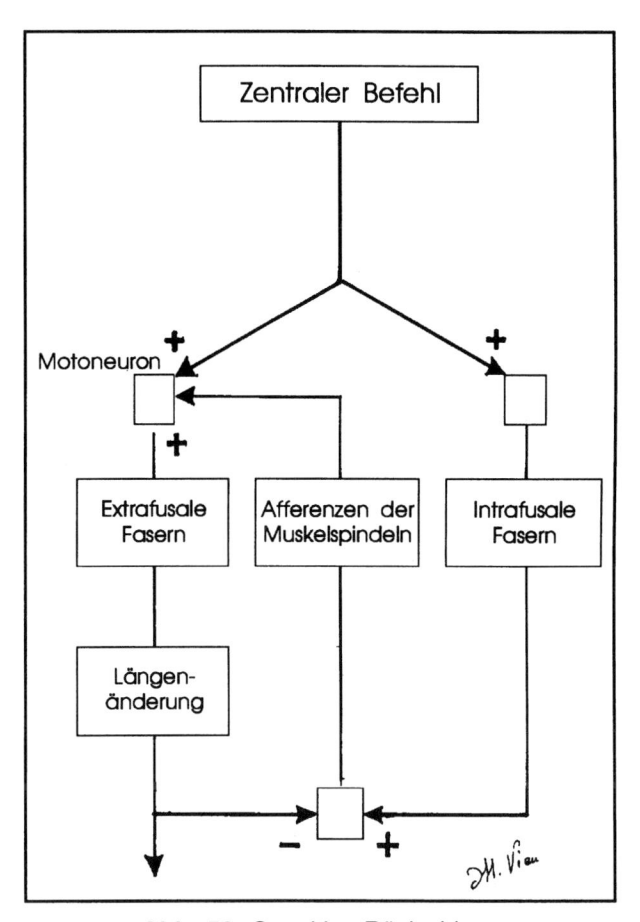

Abb. 50: Sensitive Rückwirkung

und ändert sich wenig mit Bewegungen (erhöhte Reizschwelle). Die *Golgi*-Apparate liegen in den Bändern der Gelenke.

- *Ruffini*-Rezeptoren oder *Ruffini*'sche Körperchen: Sie liegen in der Gelenkkapsel und reagieren sehr empfindlich auf Gelenkbewegungen. Mit ihrer niederen Reizschwelle können sie sich adaptieren, geben dennoch keine Information über die Stellung des Gelenks.

- *Paccini*-Rezeptoren oder *Paccini*'sche-Körperchen: Sie liegen hauptsächlich in den Bändern. Sie sind statische Rezeptoren und dynamische Mechanorezeptoren und reagieren sehr empfindlich auf schnelle Bewegungen und auf Vibrationen. Man hält sie für Beschleunigungsdetektoren.

Die Gelenkrezeptoren haben keinerlei direkten Einfluß auf die Segmentregulation der Motorik.

Die Afferenzen dieser Propriozeptoren schalten im Mark um. Das zweite Neuron verläuft im Hinterstrang und übermittelt die Impulse an den Thalamus, von dem aus ein drittes Neuron wegzieht zu den sensiblen kontralateralen Gebieten I und II und zu den homolateralen II, innerhalb von 15 Millisekunden.

Die Propriozeptoren analysieren spezifisch. Ihr kollektiver Einfluß wirkt über die übergeordneten Zentren (Kleinhirn und Kortex).

Auch die Afferenzen des Labyrinths, die ganz wichtig für die Regulation des Haltungstonus sind, gehören dazu.

Die Regulation der motorischen Aktivität resultiert physiologischerweise aus der Integration der Aktivität all dieser besprochenen Reflexmechanismen. Jede Zelle des Vorderhorns des Marks ist ein Konvergenzpunkt. An ihr enden Fasern von zahlreichen dorsalen Wurzeln und Fasern, die aus allen Bereichen des Hirnstamms und vom Rückenmark absteigen. Jede Fehlleistung in einem dieser Leitungsbögen ruft eine Störung der Haltung und der Bewegung hervor.

3.3 Zusammenhänge zwischen Haltung, Bewegung und Schwerkraft

Die gesamte motorische Aktivität spielt sich in einem Umfeld ab, das der Wirkung der Schwerkraft unterliegt. Das Knochen-Muskel-Fasziensystem wirkt der Schwerkraft entgegen, um mit einer ursprünglichen Verteilung des Muskeltonus die Haltung zu fixieren. Der Haltungstonus kommt vor allem in den Muskeln zur Wirkung, die der Schwerkraft entgegenwirken.

Beim Zweifüßler ist die Verteilung des Muskel- und Haltungstonus so, daß sich das Zentrum der Schwerkraft in das Innere des Standvierecks projiziert. Diese Bedingung ist notwendig, um das Gleichgewicht aufrechtzuerhalten.

Abweichungen vom Zentrum der Schwerkraft werden von Detektoren des Labyrinths aufgespürt. Sie bewirken, daß die Projektion des Schwerkraftzentrums ständig in seine Referenzposition zurückgeführt wird. In Wirklichkeit sind Haltung und Bewegung eng miteinander verbunden, denn sobald eine Bewegung stattfindet, verlagert sich das Schwerkraftzentrum und das Gleichgewicht wird gestört. Parallel zur Bewegung erfolgt simultan die Korrektur des Schwerkraftzentrums. Diese erfolgt durch eine provisorische Haltungsänderung, die im voraus das Ungleichgewicht, das mit der Bewegung verbunden ist, vor dessen Eintreffen korrigiert. Diese provisorische Haltungsänderung spielt bei den physiologischen Reaktionen der Wirbelsäule eine wichtige Rolle. Jeder Einzelne entwickelt kompensatorische Krümmungen, um die Tendenz zum Ungleichgewicht in einen Gleichgewichtszustand zurückzuführen. Das heißt, daß jeder sein individuelles Schema einer somatischen Antwort auf eine nervöse Erregung entwickelt.

3.4 Grenzen des Systems

Der Organismus besitzt ein System zur Selbstkontrolle, das ihn ständig über Änderungen der Umgebung informiert und ihn veranlaßt, sich zu adaptieren. Das Knochen-Muskel-Faszien-System, als größtes Körpersystem, wird vom Zentralnervensystem genau kontrolliert und koordiniert und erhält von ihm die größte Anzahl von afferenten Nerven. Es repräsentiert auch, aus ähnlichen Gründen, die sensorische Hauptquelle. Aber der Organismus stößt auf zwei Probleme:

– Einerseits soll er ein Maximum von spezifischen Informationen selektieren, um immer die beste Lösung für ein sich stellendes Problem zu finden.

– Andererseits soll er eine bestimmte Grenze nicht überschreiten, denn je größer die Zahl von Informationen ist, um die er sich kümmern muß, um so größer ist auch das Risiko, Fehler dabei zu begehen.

Tatsächlich kann er auf zuviele oder ungenaue Angaben mit völlig übertriebenen oder ungeeigneten Reaktionen antworten.

Unsere Möglichkeiten, Informationen zu integrieren sind stark begrenzt. Ein kybernetisches System, wie komplex es auch sein mag, ist begrenzt. Es besitzt eine Schwelle, über die hinaus es an Wirksamkeit und Zusammenhang verliert.

Es gibt natürliche Bremsen, um die Sättigungsschwelle der sensorischen Informationen nicht zu überschreiten:

– Hemmung durch die Synapsen,

– Anhebung der Reizschwelle der Neuronen und

– Physiologische Regulationsmechanismen.

Aber sie sind nicht immer wirkungsvoll.

Eine sehr wichtige Tatsache ist auch, daß die kortikale Repräsentationszone oder Somatotopie der Wirbelsäule relativ gering ist. Dadurch ist ihre Propriozeption minderwertig, während die erzeugten Bewegungen sehr komplex sind (Kette mehrerer Gelenke), selbst wenn ihr Endzweck einfach ist.

In der Folge gibt es eine Grenze für das System, die mit der individuellen Entwicklung des Assoziationskortex verbunden ist und im Lauf der Entwicklung des Menschen ab der Konzeption durch Integration von Stimuli erworben wird. Sie dient als Basis für die Entwicklung hierarchischer Automatismen, die nach und nach durch Erfahrungen an Komplexizität gewinnen.

Die Sättigungsschwelle für Informationen, die individuell variiert, kann relativ schnell erreicht sein. Das ist der Fall, wenn das Funktionspotential sich auf einem Niveau befindet, das etwas niedriger ist als diese Sättigungsschwelle. Es kommt zu einer Störung des Alpha-Rhythmus der Repolarisation in den übergeordneten Integrationszentren, wodurch der Wachzustand (der Tonus) gestört wird. Die „Verarbeitung" der Information wird kaum wirksam, und die zentrale Antwort auf das gestellte Problem ungeeignet sein.

3.5 Zusammenfassung

Einige Punkte, die für die Enstehung somatischer Funktionstörungen der Wirbel ausschlaggebend sind, sollen hier nochmals betont werden, zumindest was die funktionelle, neuromuskuläre Pathologie betrifft.

1. Die ambivalente Beziehung zwischen der Vielfalt des Systems einerseits und der geringen, kortikalen Repräsentation in der Wirbelsäule andererseits. Je größer die Vielfalt ist, um so größer ist auch das Risiko von Fehlern (direkt proportional zueinander). Die Vielfältigkeit ist zweifach: Sie betrifft die motorische Autoregulation und in gleicher Art die Biomechanik der Wirbel. Der Endzweck der Bewegungen ist einfach, aber ihr Aufbereitungsvorgang ist sehr kompliziert. Er erfolgt über eine plurisegmentale Kette.

2. Im Rahmen eines kybernetischen Systems gibt es eine Sättigungsschwelle für Informationen. Über sie hinausgehend erfolgen die Antworten ungeeignet oder sie fehlen ganz.

3. Die Muskelspindel als Basis der segmentalen Regulation reagiert sehr sensibel auf mechanischen Streß. Sie ist ein nicht anpassungsfähiger Mechanismus. Sie hält die Entladung von Impulsen aufrecht, solange sie mechanisch stimuliert wird.

4. Unter bestimmten Umständen ist an die relative Wirkungslosigkeit der schnellen myotonischen Regulationsleitungsbögen zu denken sowie daran, daß die Latenzzeit des kortikalen Leitungsbogens viel zu lang ist.

5. Bestimmte zerebrale Verbindungen, vor allem die Formatio reticularis, können eine viel zu hohe Gamma-Aktivität hervorrufen, wodurch die Bewegung nicht mehr wirkungsvoll und koordiniert ist.

6. In bestimmten Fällen ist eine muskuläre Aktion oder Reaktion im voraus notwendig – entweder für die Haltungsregulation oder um eine auszuführende Muskelanspannung einzuschätzen.

7. Die Möglichkeiten und der Grad der „Rentabilität" des motorischen Systems sind erworbene Elemente. Jeder erwirbt sie auf andere Weise. In bestimmten Fällen kann die Rolle des Kortex bei der motorischen Anpassung herabgesetzt sein.

Eine grundlegende Rolle spielen die dem Kortex untergeordneten Strukturen (Corpus striatum, Formatio reticularis). Aber die Automatismen, die auf diese Art stattfinden, sind relativ starr und nicht anpassungsfähig.

Die Flexibilität der Kontrolle der Automatismen ist mit der Entwicklung des Kortex verbunden, also ein erworbenes Element.

Kapitel 4

Allgemeine Betrachtungen der Wirbelsäule

4.1 Evolution und Wirbelsäule

Die Vorgänge, die zur aktuellen, somatischen Struktur des Menschen geführt haben, sind von großer Wichtigkeit für die Osteopathie. Sie erlauben es, den Zusammenhang von Struktur und Funktion im Rahmen der Evolution besser zu verstehen und rationeller an verschiedene Probleme heranzutreten.

Die derzeit vorherrschende Theorie ist die synthetische Evolutionstheorie. Sie ist die beste Antwort auf Rätsel der Abstammung und Evolution des Menschen. Sie geht aus den klassischen Theorien von *Darwin* hervor, die durch Mutationen, Genetik der Völker und paläontologische Tatsachen modifiziert und moduliert sind.

Diese Synthese drückt sich in der natürlichen Selektion und in den erblichen Mutationsänderungen aus. Sie stützt sich auf drei Elemente: die vergleichende Anatomie, die Embryologie und die Paläontologie.

Der menschliche Körper scheint in seiner anatomischen und morphologischen Entwicklung in großen Zügen festgelegt. Der Mensch ist auf eine bestimmte Art für sein eigenes Leben verantwortlich geworden: Er beherrscht die natürliche Auslese und erträgt nicht mehr die Umwelt, sondern kreiert, was er benötigt. Es scheint doch so zu sein, daß die Evolution künftig sich hauptsächlich auf dem Gebiet der Ideen, der Ideologien und der Technologie abspielen wird.

Eine derzeit stark vertretene Idee ist, daß die Ontogenese in bestimmter Weise die Vorgänge der Phylogenese darstellt. Diese Feststellung kann durch gewisse Widersprüche in Frage gestellt werden. Was die Wirbelsäule betrifft, besteht trotzdem zwischen diesen beiden Entwicklungen Ähnlichkeit.

4.1.1 Phylogenetische Entwicklung der Wirbelsäule

In der Phylogenese war eine der wesentlichen Etapen der Übergang vom vierfüßigen Stand in den zweifüßigen. Der Vierbeiner besitzt konvexe Krümmungen im Thorakal- und Lumbalbereich, nur eine hohe Lordose im Zervikalbereich erlaubt die horizontale Blickrichtung.

Die Aufrichtung des Individuums ist von beträchtlichen Veränderungen der Wirbelsäule begleitet, vor allem das Verstreichen und die spätere Umkehrung der Krümmung in der Lendenwirbelsäule. Beim Übergang vom Vierfüßler hat das Sakrum die Tendenz, eine vertikale Stellung einzunehmen. Aber die Extension der Hüften trachtet durch Anspannung der ventralen Bänder, sich ihr entgegenzustellen; vor allem durch starke Anspannung der Flexoren.

Das obere Plateau von S_1 bleibt 30–40° gegenüber der Horizontalen nach ventral und kaudal geneigt.

L_5 als erster Baustein der Wirbelsäule sitzt auf einer sehr schrägen Plattform. Die Wirbelstruktur muß sich daran anpassen.

Die Wiederherstellung des Gleichgewichts der Wirbelsäule erfolgt grundsätzlich im Bereich der Lendenwirbelsäule und bewirkt vier wichtige morphologische Umgestaltungen:

– Die Lumballordose,

– der Wirbelkörper von L_5 wird keilförmig,

– die Veränderung der Zwischenwirbelscheibe zwischen L_5-S_1, die dorsal doppelt so dick ist wie ventral, und

– eine frontale Ausrichtung der unteren Gelenkfortsätze von L_5 und der oberen von S_1.

Auf der mechanischen Ebene ist diese Anpassung der Struktur an die Aufrichtung nicht ausreichend. Vor allem was die Verteilung des Drucks innerhalb der Zwischenwirbelscheibe anbelangt. Das Sakrum ist ventral stark konkav, was erklärt wird durch:

– den intraabdominiellen Druck durch die inneren Organe, der größer ist als man annimmt und

– die Verbindung des Sakrums mit dem Becken über die Iliosakralgelenke.

Dadurch unterliegt es

1. kranial dem vertikalen Druck des Rumpfes, der durch die Wirbelsäule übertragen wird;

2. kaudal dem starken Widerstand, der von den kräftigen Ligg. sacrotuberalia und sacrospinalia ausgeübt wird und seine Kippung verhindert.

Die Wirbelsäule hat von ventral nach dorsal eine asymmetrische Struktur. Hingegen hat der Übergang zum Zweifüßler keinen großen Einfluß auf sein frontales Gleichgewicht gehabt. Das derzeitige Resultat der phylogenetischen Entwicklung ist nicht befriedigend, denn es scheint, daß die Wirbelsäule im Lauf von Millionen von Jahren nicht alle Möglich-

Kapitel 4

keiten entwickelt hat, die helfen könnten, ihre physiologische Funktion zur Erhaltung der vertikalen Position zu erfüllen. Dazu zählt das Gleichgewicht, das im Bereich der Haltung immer die Mithilfe der bewußten Vorstellung benötigt. Vielleicht kann so besser das häufige Auftreten von funktionellen pathologischen Prozessen im Bereich der Wirbelsäule erklärt werden.

4.1.2 Ontogenetische Entwicklung der Wirbelsäule

Die Wirbelsäule des Foetus besitzt nur eine einzige Krümmung, und zwar eine Kyphose (Kap. 2.1 Embryologie). Beim Neugeborenen und jungen Säugling bleibt die Kyphose im Thorakalbereich erhalten. Die anderen Teile der Wirbelsäule werden fast geradlinig durch ihre Anpassung an die Ebene des Bettes.

Wenn der Säugling beginnt, in Bauchlage seinen Kopf zu heben und ihn zu bewegen, zeichnet sich eine Halslordose ab. Sobald er beginnt, sich aufzusetzen, unterstreicht die Tätigkeit der Nackenmuskulatur, die den Kopf im Gleichgewicht hält, diese Anlage der Halslordose.

Erst mit einem Jahr etwa wird die Lendenwirbelsäule gerade. Zu diesem Zeitpunkt hat der Säugling gelernt, frei zu sitzen, sein Gewicht mit den Beinen zu übernehmen und er beginnt, ohne Hilfe zu gehen.

Ab drei Jahren zeichnet sich eine leichte Lendenlordose ab (sie und die Morphologie der Lumbosakralverbindung sind direkt miteinander verbunden und entsprechen der fortschreitenden Anpassung der Strukturen). Ab dem 3. Lebensjahr kommen das Laufen und Springen zu den einfachen Bewegungen hinzu. Daraus ergeben sich funktionelle Anforderungen an eine größere Beweglichkeit. Sie sind verbunden mit einer Senkung des Azetabulums (so kann der Femurkopf besser aufgenommen und das Becken in der Folge das Becken verbreitert werden). Dies geschieht bis ins Alter von ca. sechs Jahren.

Mit dem Auftreten dieser Lendenlordose geht eine Vorwärtsneigung des Beckens einher, die das Gleichgewicht wiederherstellt, wodurch der Lumbosakralwinkel entsteht. Die Lendenlordose verstärkt sich bis ins Alter von acht Jahren. Später, bis zur Pubertät, gehen die Krümmungen der Wirbelsäule fast unbemerkt in ihre endgültige Stellung über.

Die Wirbelsäule besitzt also zwei ursprüngliche Krümmungen im Thorakal- und Sakralbereich und zwei sekundäre erworbene Krümmungen im Lumbal- und Zervikalbereich.

4.2 Statik der Wirbelsäule

4.2.1 Zentrale Schwerkraftlinie

Frontal ist die relative Symmetrie des Körpers ein Gleichgewichtsfaktor. Hingegen führt in der sagittalen Ebene die asymmetrische Anordnung der Strukturen zu einer unvermeidbaren Tendenz, in Ungleichgewicht zu kommen. Dieses Ungleichgewicht wird von zwei Grundelementen hervorgerufen:

1. Die Gewichtsresultante des Rumpfes wird zum Großteil auf die Basis des Sakrums übertragen (der Rest wird durch die inneren Organe und die Resultante der Muskelspannungen auf die Darmbeine übertragen).

   Das ganze Gewicht des Rumpfes überträgt sich insgesamt auf die Femurköpfe. Nun liegt aber die transversale Achse für Flexion und Extension des Sakrums hinter den Hüftgelenken. Bezogen auf den Auflagepunkt am Femurkopf ist das Becken nach posterior doppelt so lang wie nach anterior. Dieser dorso-vertikale Hebel hat die Tendenz, das Becken aus dem Gleichgewicht zu bringen, indem er eine Retroversion bewirkt (Abb. 51).

2. Die vertikale Projektion des Schwerkraftzentrums des Kopfes (das im Bereich der Sella turcica liegt) verläuft vor der Mittellinie der Halswirbelkörper. Dadurch ist ein Ungleichgewicht des Kopfes nach ventral unvermeidbar.

Davon ausgehend bildet sich das vertikale Gleichgewicht des menschlichen Körpers um die zentrale Schwerkraftlinie aus. Sie ist die Resultante der Kräfte, die den Körper aufrechthalten.

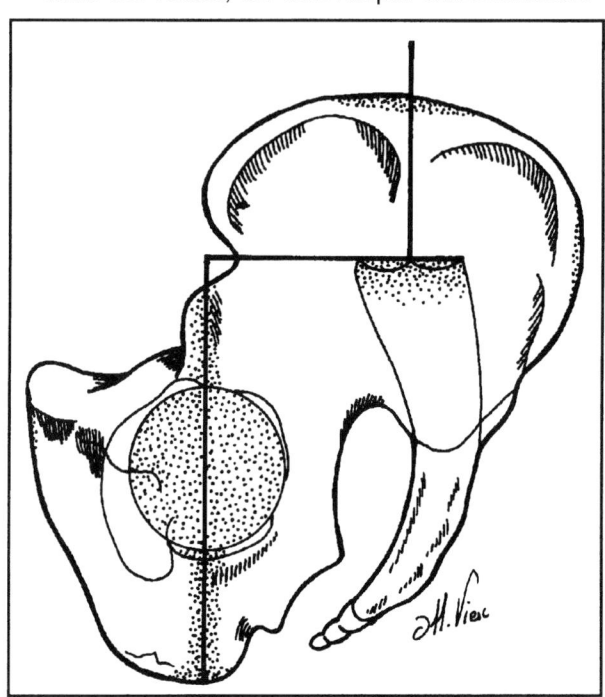

Abb. 51: Übertragung des Körpergewichts von der Wirbelsäule auf das Hüftgelenk

Fryette schreibt dazu: „Befindet sich ein Körper unter dem Einfluß beliebig vieler Kräfte im Gleichgewicht, so ist die algebraische Summe der Hebel aller dieser Kräfte um eine normale Achse gleich Null."

Die logische Folge dieses Gesetzes ist, daß die Wirbelsäule in aufrechter Haltung sehr gut funktioniert. Sie bewegt sich in einer bestimmten Anzahl von parallelen Ebenen. Die Winkelhalbierende dieser Ebenen zieht durch die zentrale Schwerkraftlinie (Abb. 52).

Die zentrale Schwerkraftlinie verläuft:
- durch das Schwerkraftzentrum des Kopfes, das in Höhe der Processus clinoidei posteriores der Sella turcica des Sphenoids liegt,
- vor dem Dens axis,
- durch die Wirbelkörper von C_3-C_4-C_5,
- durch den Wirbelkörper von L_3,
- durch das Promotorium,
- durch die Mitte des Hüftgelenks,
- durch die Mitte des Kniegelenks und
- durch die Art. talonavicularis.

In der Frontalebene verläuft sie entlang der Symmetrieachse des Körpers.

Von der Seite betrachtet dienen als laterale Orientierungspunkte:
- Der Tragus,
- das Akromioklavikulargelenk,
- der Trochanter major,
- die Mitte des Condylus lateralis
- ein Punkt etwas anterior des Malleolus externus.

Okziput und Atlas liegen senkrecht über dem Talus; der Schultergürtel liegt in derselben Ebene wie der Beckengürtel. Der obere Beckendurchmesser liegt in einer gegenüber der Horizontalen um 60° geneigten Ebene. Die zentrale Schwerkraftlinie projiziert sich vertikal auf das Zentrum des Vielecks, das sich durch den Stand auf beiden Beinen ergibt. Der Endzweck des Regulationssystems der Haltung ist, die vertikale Projektion der Schwerkraftlinie ständig so nahe wie möglich bei diesem Zentrum zu halten. Dies geschieht nach den Gesichtspunkten von Ökonomie und Bequemlichkeit durch die regulierende Tätigkeit der tonischen Muskulatur.

Die zentrale Schwerkraftlinie ist von der ventralen Linie nicht trennbar, mit der sie in einer wichtigen Wechselbeziehung steht.

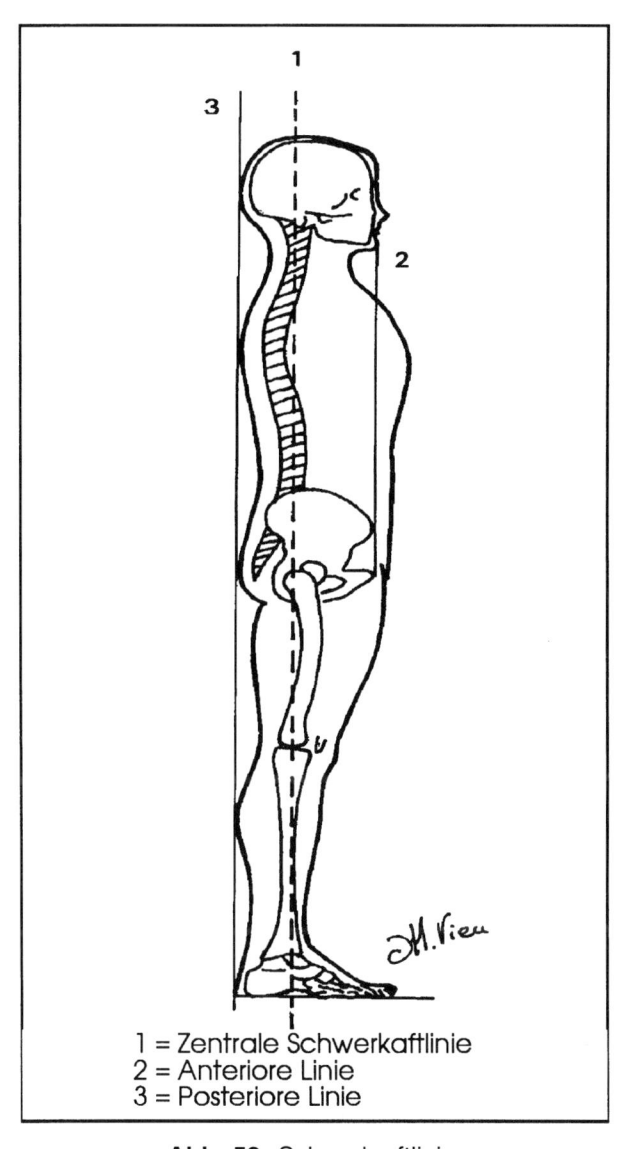

1 = Zentrale Schwerkaftlinie
2 = Anteriore Linie
3 = Posteriore Linie

Abb. 52: Schwerkraftlinien

Die ventrale Linie verläuft vom Kinn zur Symphyse, steht senkrecht zum Schambogen und parallel zur zentralen Schwerkraftlinie und ist die Resultante aus intrathorakalem und intraabdominalem Druck.

Diese dynamischen Volumina von Thorax und Abdomen gleichen sich über das Diaphragma aus. Der aufsteigende innere Druck ist für die Statik unerläßlich. Er vermindert (um ca. 50%) die Stärke der längsverlaufenden Kräfte, die auf die Wirbelsäule einwirken und die Spannung, die die Muskulatur der Wirbelsäule entwickeln muß. Die beiden Druckwerte müssen sich untereinander ausgleichen. Ihre Veränderungen, ob absolut oder relativ, wirken sich auf die Statik aus und können auch wichtige Auswirkungen auf die Atemfunktion, die Aufhängung der inneren Organe und die Hämodynamik haben.

Kapitel 4

Die dorsale Linie verläuft:

– am Okziput,
– an der Spitze der Brustkyphose (normalerweise Th6),
– am Sakrum
– am dorsalen Teil der Ferse.

Sie zeigt deutlich die Zervikal- und Lumballordose und verläuft parallel zur zentralen und ventralen Linie.

4.2.2 Krümmungen der Wirbelsäule

Die Wirbelsäule muß zwei Funktionen übernehmen, die gegensätzlich sind: einerseits eine gewisse Festigkeit sichern und andererseits eine gewisse Flexibilität bieten. Sie weist eine primäre und zwei erworbene Krümmungen auf. Durch diese Krümmungen verstärkt sich ihr Widerstand gegenüber axialen Kompressionskräften.

Es wurde nachgewiesen, daß der Widerstand (W) gegenüber den axialen Kompressionskräften proportional zum Quadrat der Anzahl (A) der Krümmungen plus eins ist:

$$W = A^2 + 1$$

Durch ihre drei Krümmungen ist der Widerstand der Wirbelsäule also zehnmal größer als bei einem geraden Verlauf. Andererseits besitzt die Wirbelsäule im optimalen Funktionszustand ein ausgezeichnetes Anpassungsvermögen. Bei guter Koordination kann sie sich in allen Ebenen, sei es in Flexion, Extension oder Torsion harmonisch bewegen.

Dieselben Krümmungen führen aber auch zu einem asymmetrischen Aufbau, der sich sowohl in den Geweben manifestiert (sie sind in den Konkavitäten kürzer als in den Konvexitäten) als auch in den Spannungskomponenten der Schwerkraft, die auf die verschiedenen Wirbelsegmente einwirken.

Aus diesen Krümmungen ergeben sich drei Arten von Auflageebenen für die Wirbel abhängig von ihrer Position in der Krümmung. Abbildung 53 stellt diese drei Möglichkeiten dar und zeigt die Auswirkung der Schwerkraftkomponenten auf die einzelnen Wirbelsegmente:

– *Horizontale Auflageebene*: Es handelt sich um die Wirbel, die sich an der Spitze der Krümmungen befinden, also L_3, Th_6 und C_4. Wenn G den Kraftvektor darstellt, trifft er senkrecht auf die Ebene zwischen zwei Wirbeln auf, und es resultiert eine einzige Kompressionskraft.

– *Schräg nach dorsal gerichtete Auflageebene* (z. B. Th_{12}): Dies betrifft die Wirbel, die zur unteren Hälfte der Kyphose und zur oberen Hälfte

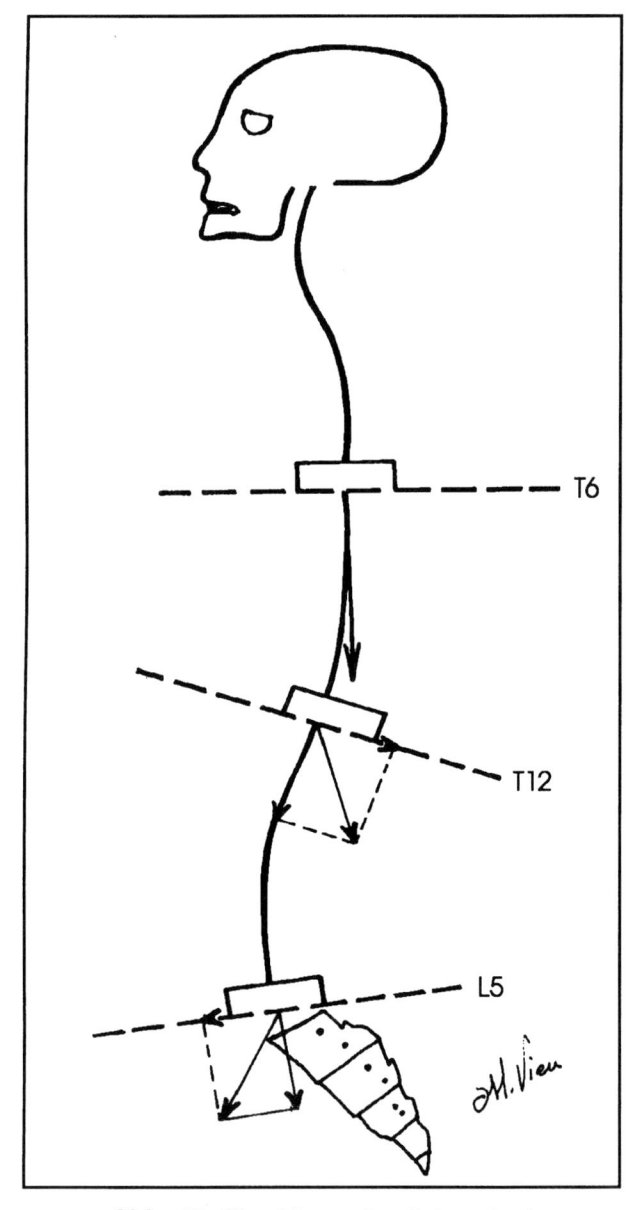

Abb. 53: Einwirkung der Schwerkraft auf die Krümmungen der Wirbelsäule

der Lordosen gehören. Der Vektor G steht nicht mehr senkrecht zur Auflageebene, sondern teilt sich in zwei Komponenten: eine (X) senkrecht zur Auflageebene und eine (Y) tangential zur Auflageebene. Die Y-Komponente bewirkt eine Tendenz des Wirbels, nach dorsal und kaudal abzugleiten.

– *Schräg nach ventral verlaufende Auflageebene* (z. B. L_5): Der Vektor G zeigt schräg nach ventral in Bezug auf die Auflageebene.

Wenn man ihn in zwei Komponenten (X) und (Y) zerlegt, zeigt die letztere nach ventral und bewirkt eine Tendenz des Wirbels, nach ventral und kaudal abzugleiten. Dies ist der Fall bei den Wirbeln, die in der oberen Hälfte der Kyphose und den unteren Teilen der Lordosen liegen.

Allgemeine Betrachtungen der Wirbelsäule

Der Grad der longitudinalen Spannungskomponente ist dem Neigungswinkel der Auflageebene des Wirbels proportional (Sinus des Neigungswinkels der Ebene).

Die drei Wirbelsäulenkrümmungen haben eine Wechselwirkung untereinander. Jede Veränderung einer von ihnen ruft zwangsläufig eine Veränderung der beiden anderen hervor, um das Gleichgewicht zu erhalten. Es ist wichtig, immer miteinzubeziehen, daß diese Krümmungen einer großen individuellen Schwankungsbreite unterliegen, was ihr Ausmaß, ihren Krümmungsradius und ihr Verhältnis zu den Schwerkraftlinien des Körpers betrifft.

4.2.3 Haltungsschemata

Man kann verschiedene Haltungsschemata als mögliche Haltungsmuster zum Ausgleich der Schwerkraft definieren. Ihre Analyse ist wichtig, da sie bestimmte Ausgleichsfaktoren und das Vorhandensein von Spannungsschwerpunkten erklärt, die auf die Wirbelsäule einwirken. Aufgrund des durch die sagittale Asymmetrie bedingten „Ungleichgewichts" muß sich entweder ein Gleichgewichtsschema oder eines der funktionellen Schemata (anteriores oder posteriores) einstellen.

Es wäre zu einfach, die Vielfalt der Adaptationen gegenüber der Schwerkraft, auf diese Bipolarität zu reduzieren. Trotzdem sind sie die zwei großen Richtungen, die sich am häufigsten entwickeln.

Es gibt zum Beispiel die gekreuzten Schemata, wo der Wechsel im Bereich Th_{11}-Th_{12} erfolgt. Kranial davon liegt ein anteriores, kaudal ein posteriores Schema vor oder umgekehrt. Es würde zu weit führen, weiter ins Detail dieser Anti-Schwerkraft-Adaptationen zu gehen – hier soll nur auf die drei *Grundhaltungsmuster* eingegangen werden.

Gleichgewichtsschema:

Zwei Faktoren bringen den Rumpf aus dem Gleichgewicht:

1. Die Übertragung des Gewichts des Rumpfes über das Sakrum auf das Becken erfolgt hinter dem Auflagepunkt des Hüftgelenks.
2. Die Lage des Schwerkraftzentrums des Kopfes, die seine Flexion bewirkt.

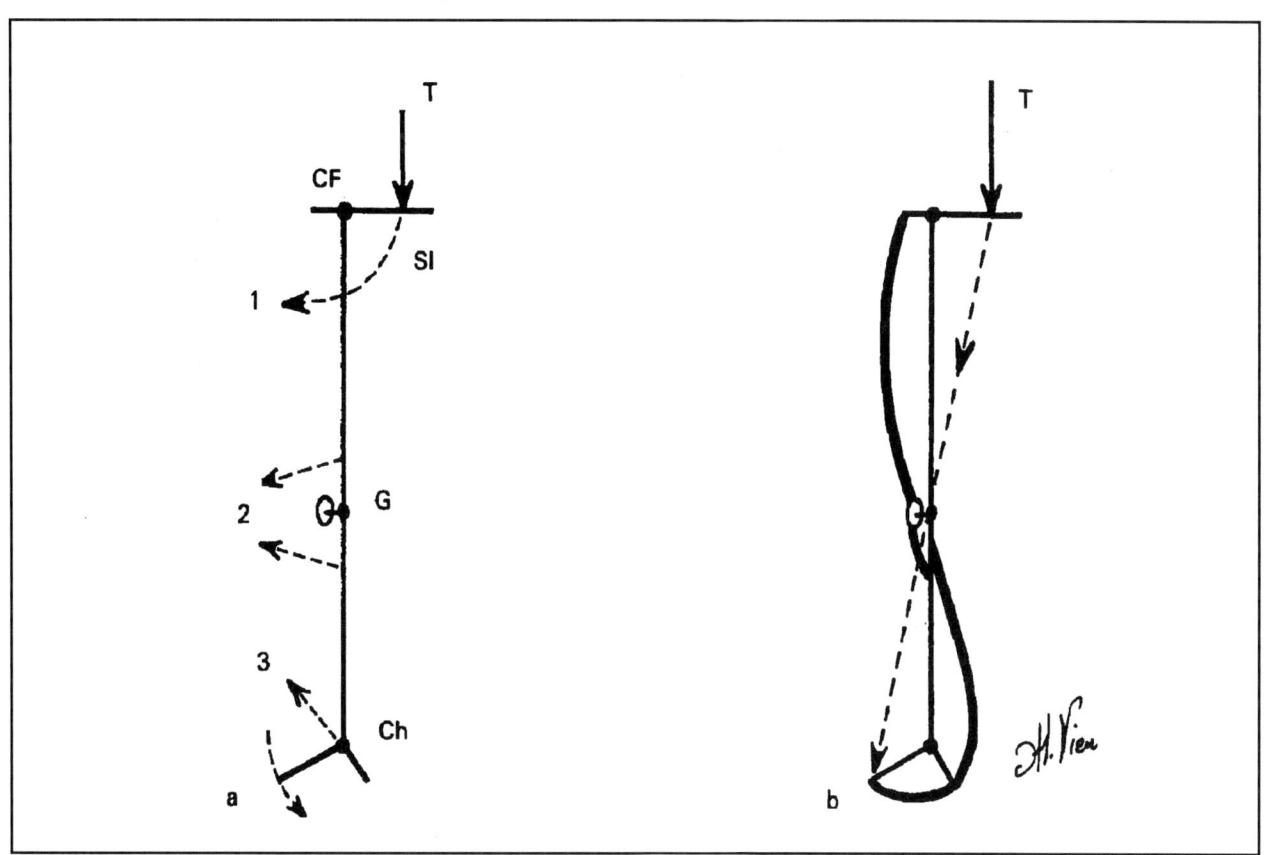

Abb. 54: Gleichgewicht zwischen Becken und unterer Extremität
a) Die Kräfte, die auf das Becken einwirken, werden weitergeleitet – wie der Pfeil (1) andeutet (Extension des Femur). Dadurch ensteht eine Flexion im Kniegelenk (2) und im Sprunggelenk (3).
b) Becken und Bein werden durch die Flexoren des Hüftgelenks und die Extensoren des Knie- und Sprunggelenks gestützt. Das Körpergewicht (T) wird vom Becken zum medialen Fußgewölbe weiter (schräg verlaufender, unterbrochener Pfeil).

- Der dorsale Hebelarm, der durch das Gewicht des Rumpfes auf dem Sakrum entsteht, bringt das Becken in Retroversion und dadurch die Hüfte in Extension und das Knie in Flexion. Das Gewicht des Rumpfes auf dem Becken kann also nur durch Anspannung der Hüftflexoren und der Extensoren des Knies im Gleichgewicht gehalten werden. Aber die Natur der motorischen Organisation der unteren Extremität bewirkt das Zusammenspiel von Hüfte und Knie und verbindet sie durch die Beinmuskulatur mit der Mechanik der Fußwölbungen.

  Das bedeutet, daß das Becken durch die gesamte untere Extremität im Gleichgewicht gehalten wird – mit dem Endpunkt Vorfuß, verbunden über die Fußgewölbe (Abb. 54).

- Das Gleichgewicht des Kopfes wird durch das ständige Spiel der dorsalen Nackenmuskulatur gesichert. Die prävertebrale Halsmuskulatur ist verhältnismäßig wenig an die aufrechte Haltung angepaßt und kann dadurch die dorsalen Muskeln nicht im Gleichgewicht halten. Somit verstärkt sich die Halslordose physiologisch.

  Da Kopf und Becken so stabilisiert sind, reguliert die tiefe Muskulatur der Wirbelsäule die Körperhaltung so, daß die zentrale Schwerkraftlinie in ihrer optimalen Lage gehalten werden kann.

Diese tonische Haltungsaktivität im Gleichgewichtsschema ist intermittierend. Die Muskeln arbeiten in Form von Adaptationsimpulsen. Diese ökonomische Aktivität führt weder zu Ermüdung der Muskeln noch zu einer nervösen Überlastung.

Wenn man eine Person aufmerksam im Profil betrachtet, beobachtet man eine leichte anteroposteriore Oszillation. Diese stoppt regelmäßig an der Stelle, die der idealen Lage der zentralen Schwerkraftlinie entspricht.

Die Gesamtheit des Körpers vermittelt den Eindruck von Zwanglosigkeit und Stabilität; die Druckverhältnisse im Abdomen und Thorax befinden sich im Gleichgewicht (Abb 55a.)

Ventrales Schema:

Es entspricht dem häufigsten Haltungsmuster. Die Schwerkraftlinie verläuft vor L_3, den Hüftgelenken, der transversalen Achse des Knies und mehr in Richtung des Vorfußes. Der Körper ist nach ventral hin aus dem Gleichgewicht gebracht. Das Gewicht überträgt sich auf den Vorfuß, bewirkt im Kniegelenk eine Hyperextension, eine Flexion der Hüfte und eine Vorwärtsneigung des Beckens (der obere Durchmesser ist um mehr als 60° gegenüber der Horizontalen geneigt). Zervikal- und Lumbalkrümmungen sind verstärkt.

Auf den lumbosakralen Übergang, die Iliosakralgelenke und auf Th_{11}-Th_{12} wirken starke Spannungen.

Die ventrale Linie des Körpers verläuft vor der Symphyse. Zwischen Thorax und Bauchhöhle stellt sich ein Ungleichgewicht der Druckverhältnisse ein. Das Diaphragma steht tief; die Bauchorgane neigen zur Ptose.

Die myofaszialen posterioren Muskelketten halten den Körper aufrecht. Folgende Muskeln sind beteiligt:

- die Flexoren der Zehen, v. a. der M. flexor hallucis,
- die Mm. peronei und der M. tibialis posterior,
- der M. soleus,
- die ischio-kruralen Muskel,
- die Muskeln zwischen Becken und Trochanter
- der M. erector spinae.

Die Erhaltung des Gleichgewichts ist nicht ökonomisch, da die Haltungsmuskulatur, die sonst nur intermittierend in Aktion tritt, ständig in Aktion sind, was nicht ihrer Bestimmung entspricht. Wenn man eine Person vom Profil betrachtet, ist die anteroposteriore Oszillation nach ventral verlagert.

Dorsales Schema:

Die zentrale Schwerkraftlinie verläuft hinter ihren physiologischen Orientierungspunkten. Sie verläuft hinter Hüftgelenk und Knie und trifft in den Fersen auf. Der Körper ist nach dorsal aus dem Gleichgewicht gebracht.

Das Gewicht überträgt sich auf die Fersen. Es entsteht eine Flexion im Knie, eine Extension in der Hüfte, Rückwärtskippung des Beckens (der obere Beckendurchmesser weist eine geringere Neigung als 60° gegenüber der Horizontalen auf). Zervikal- und Lumbalkrümmungen sind abgeschwächt.

Auf die Sakroiliakalgelenke und den zerviko-thorakalen Übergang wirken starke Kräfte. Die ventrale Linie des Körpers verläuft hinter der Symphyse. Das Diaphragma steht hoch. Es herrscht ein Ungleichgewicht der Spannungsverhältnisse von Thorax und Abdomen; der Throax ist eingezogen und die erhöhte Spannung der Bauchwand bewirkt einen erhöhten intraabdominellen Druck. Die ventralen myofaszialen Ketten halten den Körper aufrecht. Folgende Muskeln sind beteiligt:

- die Extensoren der Zehen (vor allem der Großzehe),
- der M. tibialis ant.,
- der M. quadriceps femoris,
- die Adduktoren,

Allgemeine Betrachtungen der Wirbelsäule

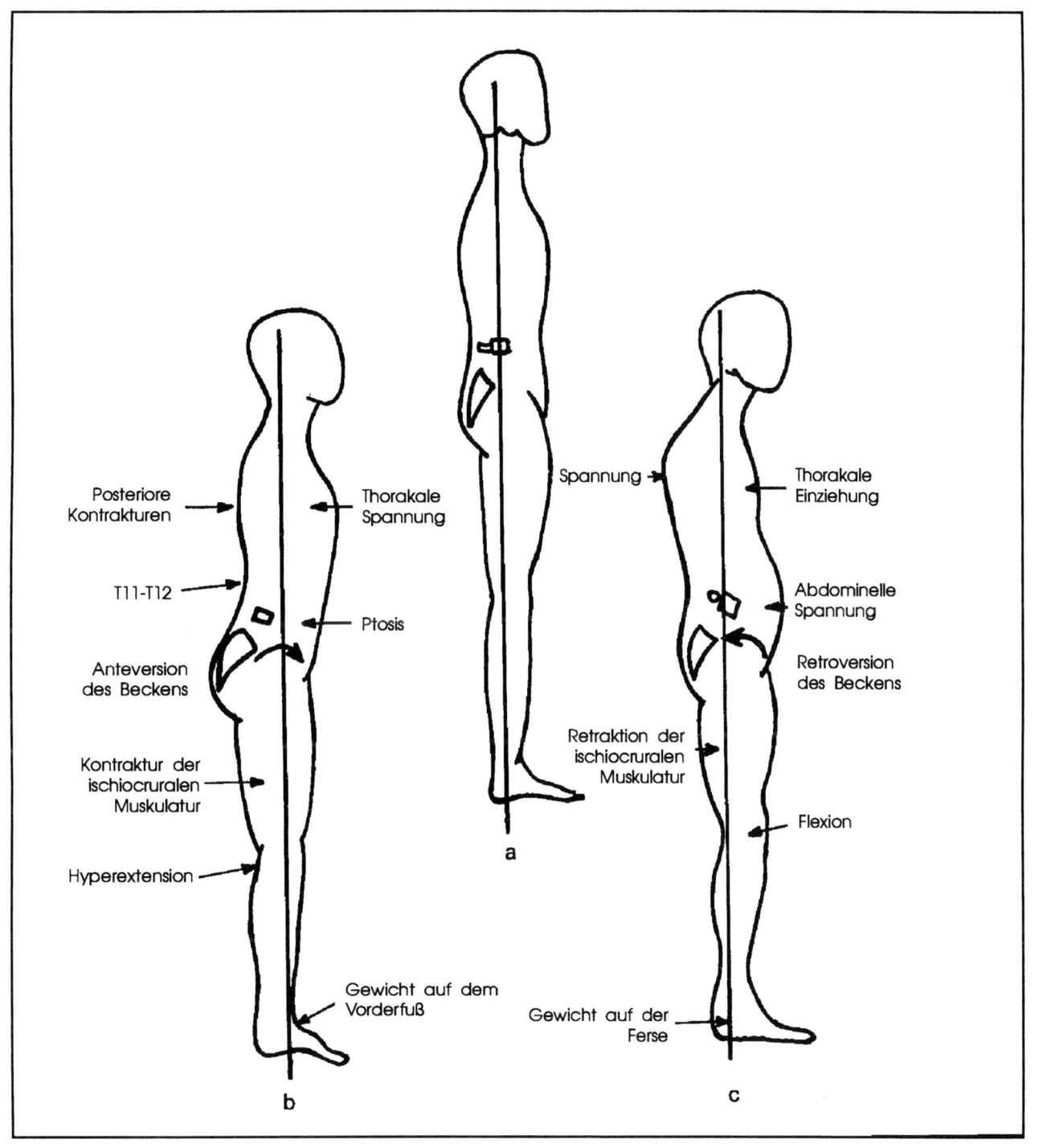

Abb. 55: Haltungsschemata
a. Gleichgewichtsschema
b. Ventrales Schema
c. Dorsales Schema

- der M. iliopsoas
- die ventrale Muskelkette (M. longus capitis, ventrale Halsmuskulatur).

Das Gleichgewicht wird von Muskeln aufrechterhalten, deren Funktion eher kinetisch als statisch ist. Wenn man eine Person vom Profil betrachtet, überwiegt die oszillatorische Bewegung nach dorsal und hält in der Vertikalen keine Pause ein.

Diese Verhaltensmuster müssen zu Beginn der osteopathischen Untersuchung beobachtet werden. Sie vermitteln wertvolle Informationen über Spannungszonen, über die von ihnen stimulierten Muskel-Faszien-Ketten und über die Adaptationsmöglichkeiten an durch sie verursachte Wirbelläsionen. Zum Beispiel kann in einem ventralen Schema eine ein- oder beidseitige Extensionsläsion nur schwer kompensiert werden. Eine Flexionsläsion hingegen wird gut toleriert.

Im dorsalen Schema ist das Gegenteil der Fall. Dies kann v. a. erklären, warum bei derselben Art der Läsion keine („stumme") oder hyperalgische Reaktionen zu beobachten sind.

4.3 Mechanische Prinzipien des Aufbaus der Wirbelsäule

Die Bewegung geschieht über ein System von Gelenkketten, die durch Muskel-Faszien-Ketten verbunden sind. Die Wirbelsäule ist die komplizierteste der motorischen Strukturen. Sie besitzt mehr als hundert Gelenke (Wirbelbogengelenke, Amphiarthrosen zwischen Diskus und Wirbelkörper, Rippen-Wirbelkörpergelenke, Rippen-Querfortsatzgelenke). Ihre Mechanik ist mit den Bewegungen der oberen und unteren Extremitäten verbunden.

Die Gesamtheit der Gelenke bildet eine funktionelle Einheit, in der jedes Gelenk in seiner Bewegung von dem anderen abhängig ist.

Das myofasziale System bildet ebenso eine mechanisch einheitliche Struktur. Die plurisegmentalen Muskel-Faszien-Ketten gewährleisten einen koordinierten Arbeitsablauf der monosegmentalen Muskeln. Die monosegmentalen Muskeln stabilisieren und kontrollieren die Bewegung, die von den mehrsegmentalen Ketten eingeleitet wird.

Die Spannung einer myofaszialen Struktur stützt sich während einer koordinierten Bewegung auf eine dreifache Basis:

– den Muskeltonus,
– die Stellung zwischen Agonisten und Antagonisten und
– die Stellung zwischen Agonisten.

Ihre Gesamtheit bestimmt die motorische Koordination.

Vom Kopf bis zum Becken gibt es eine durchgehende osteomyofasziale Struktur; bemerkenswert ist, daß die vertikale Körperachse in der Sagittalebene keine Symmetrie aufweist.

Es gibt mehrere Theorien zur Organisation von myofaszialen Strukturen. Am zweckmäßigsten erscheint jene, die sich auf die Existenz von zwei Systemen, einem geraden und einem gekreuzten stützt. Diese zwei Systeme bestimmen zwei grundlegende Kategorien von Bewegungen: die symmetrischen Bewegungen des Einrollens und Aufrich-

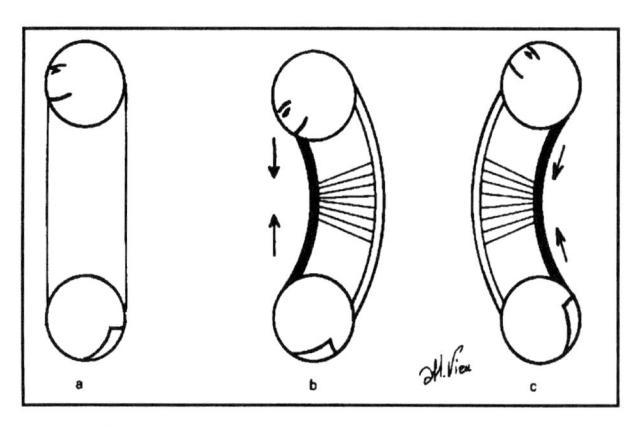

Abb. 56: Modifizierungen der Rumpfellypse
a. Bezugspositionen
b. Einrollen = Gerades vorderes System
c. Aufrichtung in die Gerade = Gerades hinteres System

tens und die asymmetrischen seitwärtsgerichteten Drehbewegungen. Dieses Konzept wurde sehr genau von *Piret* und *Beziers* beschrieben. Dadurch lassen sich die Gesetze der Wirbelphysiologie bei symmetrischen und asymmetrischen Bewegungen und die Anpassungen der Wirbelsäule an die Vektorenverlagerungen besser verstehen.

Die Wirbelsäule bildet mit Kopf und Becken eine untrennbare Einheit. Man kann den Aufbau dieser Einheit folgendermaßen schematisieren:

– Zwei Kugeln: eine entspricht dem Kopf und eine dem Becken.
– Zwei osteomyofasziale Achsen: eine ventrale und eine dorsale.
– Zwei Gelenke zwischen Kugeln und Achsen, die sich im Bereich der dorsalen Achse befinden:
  1. Das Scharnier Okziput-Atlas-Axis für den Kopf.
  2. Das lumbosakrale und das sakroiliakale Scharnier für das Becken. Das Schema, das diesen Aufbau darstellt, kann man auch als eine Rumpfellipse bezeichnen (Abb 56a).

Die dorsale Achse stellt die Auflagestruktur dar. Die übereinanderstehenden Wirbelkörper sind durch eine tiefe myofasziale Schicht verbunden (Muskeln der Wirbelsäule und Bandapparat).

Die ventrale Achse besitzt keine Auflagefunktion. Sie verbindet Kopf und Becken mittels dreier Knochen:

– Unterkiefer,
– Hyoid und
– Sternum.

Die ventrale Achse ist eine dynamische Achse, sie kann die Muskeln verkürzen. In Flexion bewirkt sie das Einrollen der Wirbelsäule, die wiederum von der

Allgemeine Betrachtungen der Wirbelsäule

dorsalen Achse, die wie eine zurückführende Triebfeder wirkt, kontrolliert und ins Gleichgewicht gebracht wird. Ventrale und dorsale Achse werden seitlich durch die Rippen verbunden, die in die Bewegungen des Rumpfes mit einbezogen sind.

Der Antagonismus, der durch die zwei Achsen zwischen den beiden Kugeln entsteht, bedingt das Gleichgewicht der Wirbelsäule in der sagittalen Ebene.

4.3.1 Gerades System

Das gerade System ist die grundlegende Struktur der vertikalen Achse. Es stellt einen Aufbau von Muskeln dar, die sich an die stehende Position adaptiert haben und es dem Körper ermöglichen, auf statische und dynamische Schwerkrafteinwirkung zu reagieren. Im Bereich dieses Systems dominiert die tonische Haltungsregulation.

Das gerade System legt die symmetrischen Bewegungen fest:

– Wenn Kopf und Becken sich durch Aktion der ventralen Achse annähern, folgt eine Einwärtsrollbewegung der Wirbelsäule und

– wenn sie sich unter der Aktion der Wirbelsäulenmuskulatur voneinander entfernen, folgt eine Aufrichtungsbewegung.

Bei der Einrollbewegung neigt sich der Kopf in Höhe Okziput-C_1-C_2 nach ventral. Da das Zentrum der muskulären Zugrichtungen der ventralen Achse aber das Hyoid ist und der Kopf nach ventral gezogen ist, nähert sich das Kinn dem Sternum. Die Bewegung in der vertikalen Ebene geht vom Axis aus und umfaßt aufeinanderfolgend alle Hals- und Brustwirbel von kranial nach kaudal bis Th_6. In der Aufrichtungsphase beginnt die Bewegung in Höhe des Gelenks zwischen Th_5-Th_6 und nicht, wie man annehmen könnte, beim Kopf. Die Wirbel richten sich nach und nach von kaudal nach kranial auf.

Diese symmetrischen Bewegungen in der sagittalen Ebene beschreiben am Kopf-Wirbelsäulenübergang eine elliptische Bewegung um eine Längsachse, die schräg nach kaudal und ventral gerichtet ist. Beim Einrollen beschreibt der Kopf den oberen Bogen der Ellipse; beim Aufrichten erfolgt die Rückkehr über den unteren Bogen der Ellipse (Abb. 57).

Auch für die vom Becken ausgehenden symmetrischen Bewegungen gilt dasselbe Phänomen. Wenn das Becken sich in Richtung kranial einrollt, setzt

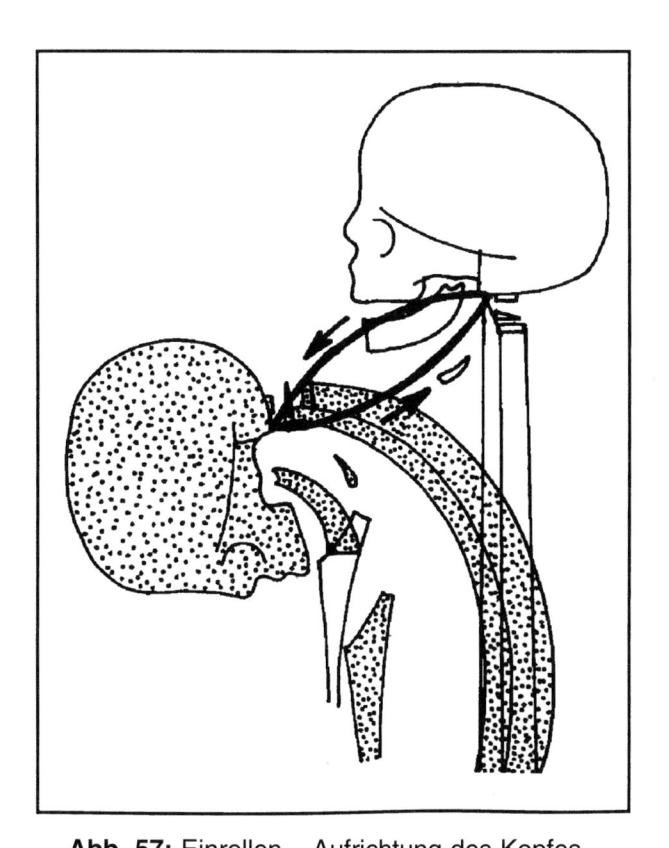

Abb. 57: Einrollen – Aufrichtung des Kopfes

Beim Einrollen beschreibt der Kopf die obere Bogenlinie der Ellipse. Bei der Aufrichtung beschreibt er die untere Bogenlinie.

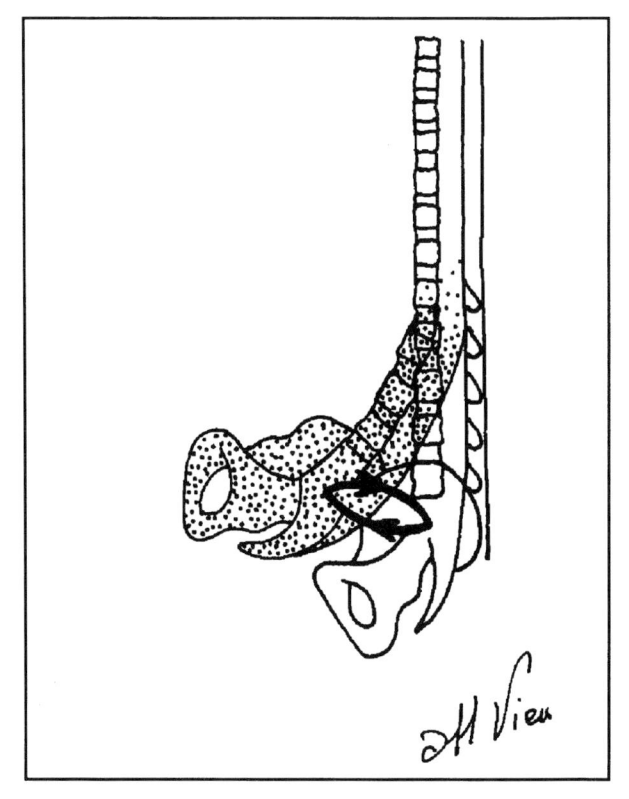

Abb. 58: Einrollen – Aufrichtung des Beckens

Beim Einrollen folgen die Iliosakralgelenke der unteren Bogenlinie der Ellipse. Bei der Aufrichtung folgen sie der oberen Bogenlinie.

sich die Bewegung von kaudal nach kranial über die Lenden- und untere Brustwirbelsäule bis Th_6 fort. Das lumbosakrale Gelenk bildet den Unterrand einer Ellipse, deren Längsachse nach kranial und ventral gerichtet ist. In der Aufrichtungsphase geht die Bewegung von Th_6-Th_7 nach kranial. Das lumbosakrale Gelenk beschreibt den oberen Bogen der Ellipse (Abb. 58).

Die muskulären Mechanismen spielen für die Beweglichkeit der Wirbelsäule eine grundlegende Rolle (Abb. 59).

Beim Einrollen des Kopfes beginnt die Bewegung am Scharnier Okziput-C_1-C_2. Die betroffenen Muskeln liegen oberhalb des Hyoids (Gesichtsmuskulatur, Kaumuskulatur, Muskeln des Schluckakts, obere prävertebrale Muskulatur). Die Muskeln unterhalb des Hyoids hingegen fixieren das Hyoid. Als Antagonisten fungieren die kleinen Nackenmuskeln.

Wenn die Bewegung die Wirbel der unteren Halswirbelsäule erreicht, treten die Muskeln unterhalb des Hyoids und die unteren prävertebralen Muskeln in Aktion. Während der Kontraktion verkürzen sich der M. mylohyoideus und die Mm. sternocleidohyoidei. Das Hyoid aber bleibt im Gleichgewicht durch den M. stylohyoideus und den M. omohyoideus. Dieser Mechanismus ermöglicht den subhyoidalen Muskeln den Ansatz am Hyoid und die Verkürzung. Da die Halswirbelsäule sich in eingerollter Position befindet, können die Mm. sternocleidomastoidei eine Flexion ausführen. Die Kontraktion des M. longus colli bereitet die Wirkung der Mm. scaleni auf die ersten zwei Rippen vor.

Dadurch, daß die gesamte ventrale Achse in Spannung versetzt ist, ziehen die Mm. recti des Abdomens das Sternum nach kaudal. Die Bewegung des Sternums und die Tätigkeit der tiefen Interkostalmuskulatur bewirken gemeinsam die Bewegung des gesamten Thorax.

Das Einrollen des Beckens beginnt mit den Iliosakralgelenken unter dem Einfluß der Muskeln des Perineums. Die gekreuzten Fasern gestatten, daß das Os coccygis sich gleichzeitig dem Os pubis (Längsfasern) und den Ossa ischii (Querfasern) nähert. Dadurch öffnen sich die Alae ossis ilii, die die Iliosakralgelenke entlasten. Dadurch kann das Sakrum eine vertikale Stellung einnehmen.

Im Bereich der Lendenwirbelsäule beginnt die Bewegung bei L_5, indem die Kontraktion des M. rectus abdominis das Pubis hebt und das Sternum senkt. Die schrägen Muskeln wirken gemeinsam auf den Unterrand des Thorax. Sie ziehen ihn nach kaudal und dorsal und öffnen ihn dadurch seitlich.

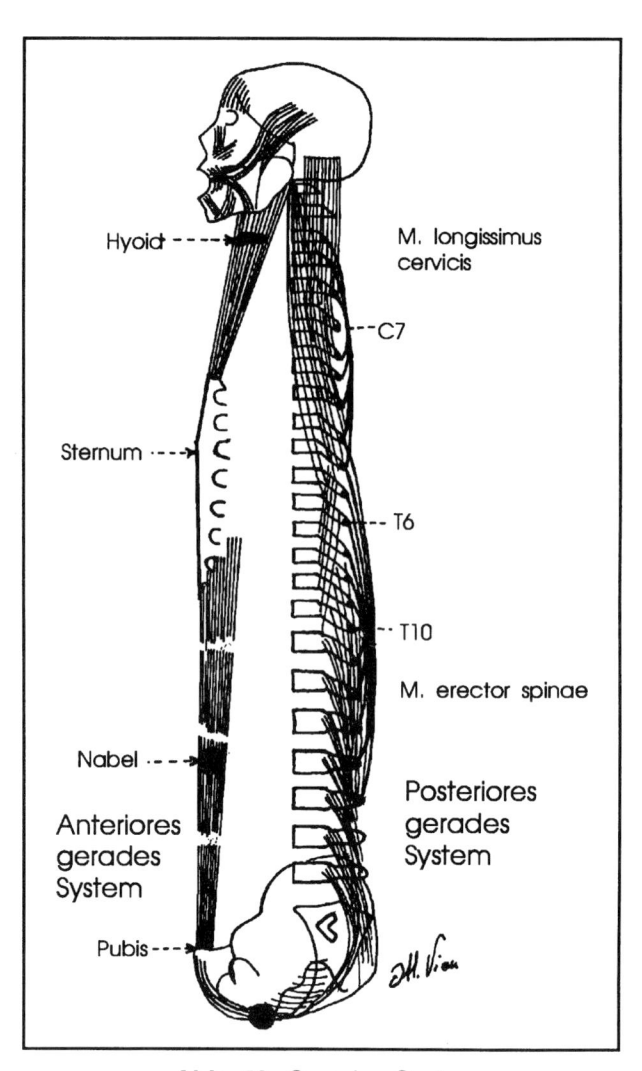

Abb. 59: Gerades System

Die Aufrichtung verläuft globaler und nicht so fein abgestimmt wie das Einrollen. Die eigentliche Aufrichtung des Kopfes hängt von den Nackenmuskeln ab, die des Beckens von den untersten Wirbelsäulenmuskeln.

Die Aufrichtungsbewegung der Wirbelachse hingegen besitzt einige wichtige Charakteristika. Die anatomische Anordnung der selektiven Muskeln dafür zeigt, daß sie von zwei Zentren ausgeht: Th_{10} und C_7. Die gebündelte Anordnung des M. erector spinae zeigt dies deutlich. Die Fasern entspringen an den Dornfortsätzen L_2-L_1-Th_{12}-Th_{11}, verlaufen brückenförmig über Th_{10} und enden an den Dornfortsätzen Th_9-Th_2. Die innersten Fasern sind die kürzesten. Seine größte Effektivität besitzt der Muskel an seinen äußersten Ansatzstellen im Bereich von L_1-L_2 und Th_2-Th_3-Th_4. Seine Kontraktion, um Th_{10} zentriert, nähert seine Enden einander an. Im oberen Bereich zeigt der M. longissimus cervicis dieselbe Anordnung in Bezug auf C_7. Sein Wirkungsmaximum liegt kranial im Bereich C_3-C_4 und kaudal im Bereich Th_4-Th_5.

Allgemeine Betrachtungen der Wirbelsäule

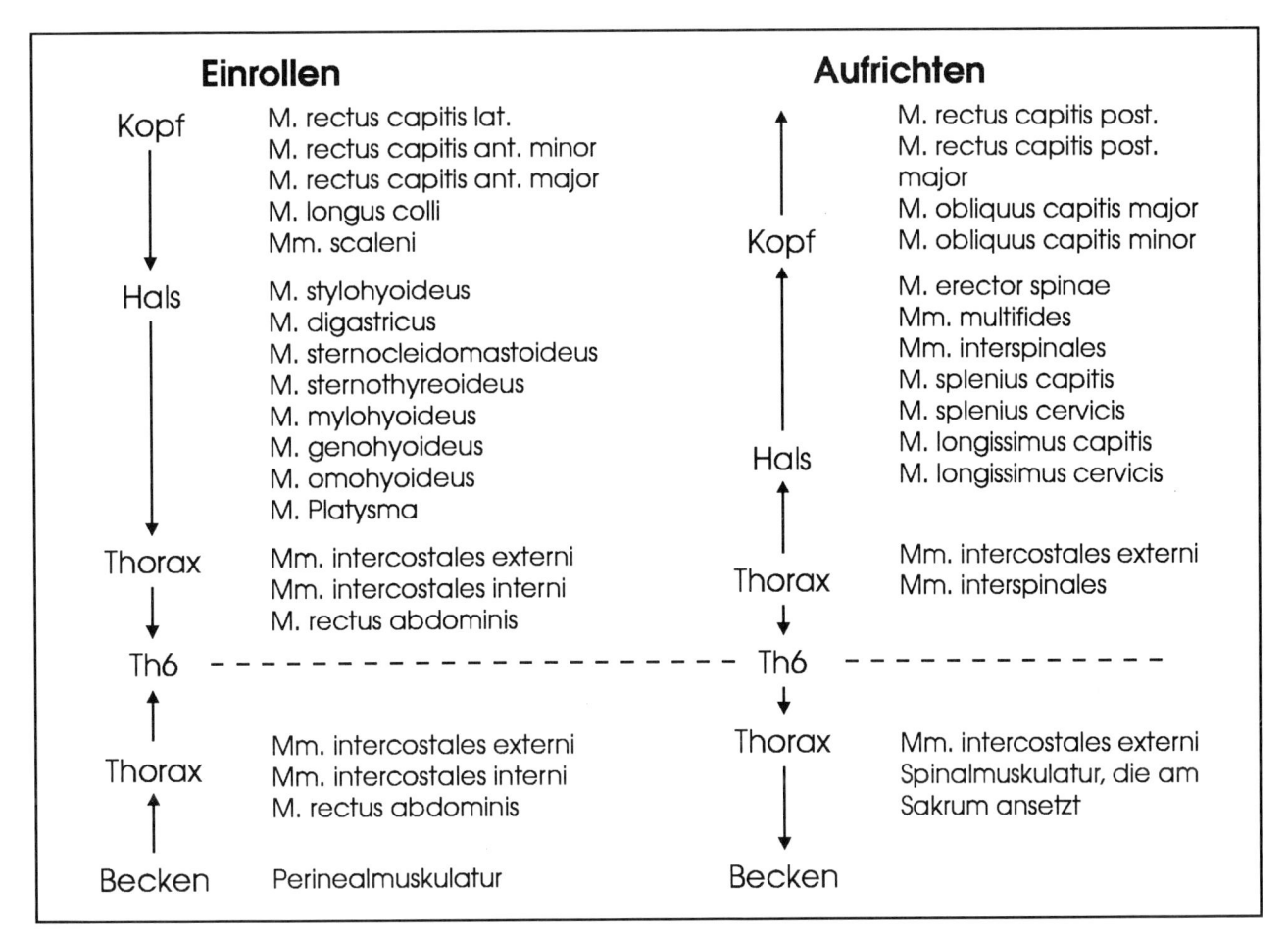

	Einrollen			**Aufrichten**
Kopf	M. rectus capitis lat. M. rectus capitis ant. minor M. rectus capitis ant. major M. longus colli Mm. scaleni		Kopf	M. rectus capitis post. M. rectus capitis post. major M. obliquus capitis major M. obliquus capitis minor
↓			↑	
Hals	M. stylohyoideus M. digastricus M. sternocleidomastoideus M. sternothyreoideus M. mylohyoideus M. genohyoideus M. omohyoideus M. Platysma		Hals	M. erector spinae Mm. multifides Mm. interspinales M. splenius capitis M. splenius cervicis M. longissimus capitis M. longissimus cervicis
↓			↑	
Thorax	Mm. intercostales externi Mm. intercostales interni M. rectus abdominis		Thorax	Mm. intercostales externi Mm. interspinales
Th6	- - - - - - - - - - - - - - - -		Th6	- - - - - - - - - - -
↑			↓	
Thorax	Mm. intercostales externi Mm. intercostales interni M. rectus abdominis		Thorax	Mm. intercostales externi Spinalmuskulatur, die am Sakrum ansetzt
↑			↓	
Becken	Perinealmuskulatur		Becken	

Leitmuskeln des geraden Systems

Es gibt also Überlagerungszonen, in denen die Extension verstärkt wird. Es sind die Zonen Th4-Th5 und L1-L2-L3, dort wo die Flexion am weitesten ausgeführt wird und die dorsalen Muskelansätze verdoppelt sind, um so die Stabilität zu sichern.

Bemerkenswerterweise besitzen das Hyoid und der Bauchnabel gewisse funktionelle Ähnlichkeiten. Sie stellen fibröse Verdichtungen dar, die durch die Auffächerung der auf sie einwirkenden Kräfte notwendig geworden sind. Die Zervikal- und Lumballordose benötigen einen ventralen Bezugspunkt, um ihre Spannungen im Gleichgewicht zu halten.

Ventrale und dorsale Achse sind antagonistisch organisiert. Man findet räumlich denselben Antagonismus zwischen Kopf und Becken. Die Bewegungsrichtung des Einrollens des Kopfes ist dieselbe wie die der Aufrichtung des Beckens und umgekehrt. Diese Kräfteverteilung um Th6, untereinander entgegengesetzt gerichtet, ergibt einen Spannungszustand, der für die Statik unerläßlich ist, sich aber auf der dynamischen Ebene aufhebt.

4.3.2 Gekreuztes System

Das gekreuzte System stellt einen motorischen Aufbau dar, der an die Dynamik angepaßt ist. Es ermöglicht asymmetrische, seitliche Bewegungen, die Torsionsbewegungen in den drei Ebenen des Raums. Diese Torsionsbewegungen werden dadurch ermöglicht, daß das System aus zwei Muskelschichten aufgebaut ist. Aus einer tiefen und einer oberflächlichen, deren Fasern einander kreuzen (Abb. 60).

1. Die *tiefe gekreuzte Schicht*: Die Anordnung der Fasern des M. obliquus internus abdominis folgt kontinuierlich der der tiefen Interkostalmuskeln (interni und intimi). Diese folgen in ihrer Aktion den Skaleni. Die Skaleni beugen die Halswirbelsäule, die tiefen Interkostalmuskeln verengen den Thorax, während der M. obliquus internus abdominis die Darmbeinschaufeln einander annähert. Die tiefe gekreuzte Schicht überträgt die Flexion vom Kopf auf das Becken.

2. Die *oberflächliche gekreuzte Schicht*: Der M. obliquus externus abdominis setzt die Tätigkeit der externen Interkostalmuskeln fort, die ihrerseits die Fortsetzung des M. serratus posterior superior bilden. Die externen Interkostalmuskeln öffnen den Thorax, der M. obliquus externus abdominis entfernt den Thorax von den Darmbeinschaufeln. Der M. serratus post. sup. und die Spinalmuskeln öffnen den oberen Teil des Thorax

Kapitel 4

und strecken die Wirbelsäule. Die oberflächliche, gekreuzte Schicht überträgt die Extension vom Kopf zum Becken.

Tiefes gekreuztes System = Torsion + Flexion

Oberflächliches gekreuztes System = Torsion + Extension.

Die Leitmuskeln des gekreuzten Systems sind:

Torsion + Flexion (Tiefe Muskulatur)	**Torsion + Extension** (Oberflächliche Muskulatur)
M. rectus capitis lat.	M. obliqui capitis
M. scaleni	M. longissimus capitis
M. intercostales interni	M. serratus post. sup.
M. intercostales externi	M. serratus post. inf.
M. obliquus abdominis minor	M. intercostales externi
	M. obliquus abdominis major

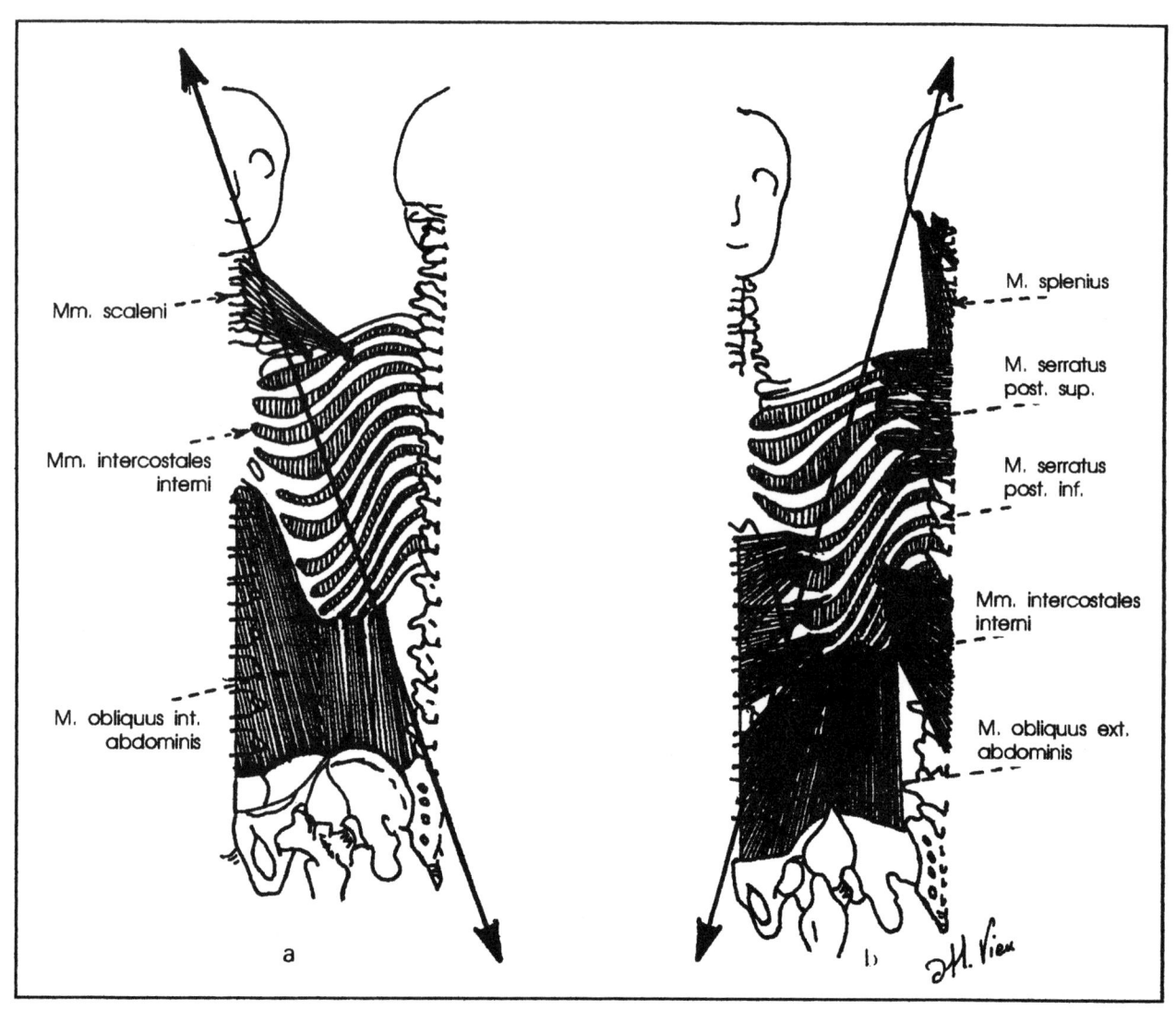

Abb. 60: Gekreuztes System
a. Tiefe gekreuzte Schicht
b. Oberflächliche gekreuzte Schicht

Allgemeine Betrachtungen der Wirbelsäule

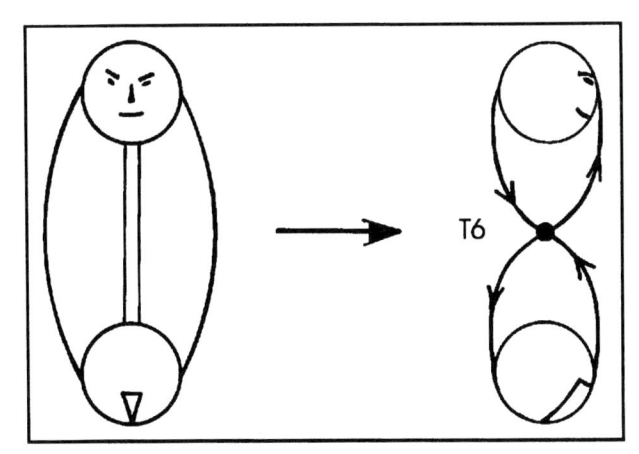

Abb. 61: Modifizierung der Drehung der Rumpfellipse durch das gekreuzte System

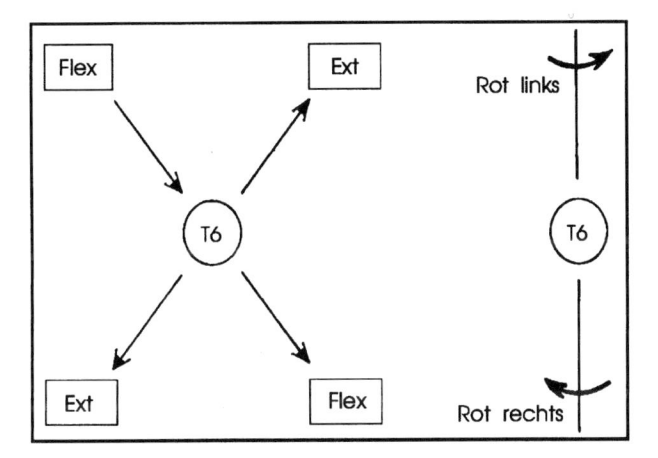

Abb. 62: Kreuzung der Antagonisten um Th₆ bei der Rumpfdrehung

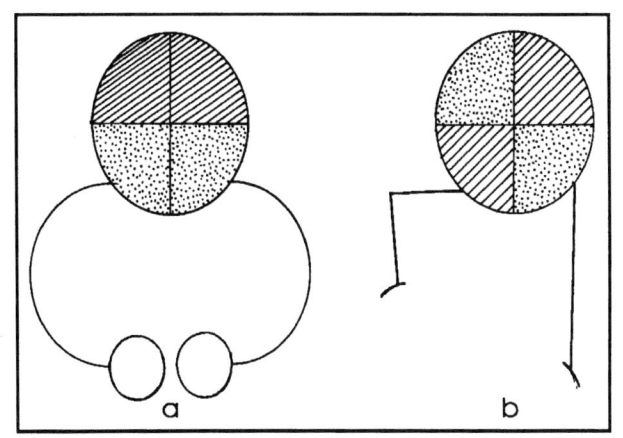

Abb. 63: Beziehung zwischen geradem und gekreuztem System (nach Piret und Beziers)
a. Gerades System: Antagonismus anterior-posterior
b. Gekreuztes Sytem: Gekreuzter Antagonismus

Das gekreuzte System muß unter zwei Aspekten gesehen werden:
– Es kann die Tätigkeit des geraden Systems durch einen vielfältigen Mechanismus verändern, ohne daß es seine Funktion in der sagittalen Ebene verliert.
– Es organisiert die Bewegungen der Extremitäten (das beste Beispiel hierfür ist der Gang).

Das gekreuzte System arbeitet in reziproken Bewegungen: Wenn zum Beispiel der Kopf sich nach dem linken Darmbeinflügel richtet, verdreht sich die Kopf-Becken-Ellipse in sich selbst, indem sich Kopf und Becken in entgegengesetzte Richtungen orientieren. Eine Flexion nach ventral, kranial, rechts wird durch eine Extension nach dorsal, kaudal, rechts ausgeglichen (Abb. 61).

Ebenso gleicht sich die Flexion nach ventral, kaudal, links durch die Extension nach dorsal, kaudal, rechts an. Die Torsionsbewegung führt zu einem Überkreuzen von linkem und rechtem Antagonismus. Diese Anordnung ermöglicht einer Seite sich zu beugen, während die andere sich streckt.

Diese Bewegung in Form einer liegenden 8 entspricht den gegensätzlichen Bewegungen von Kopf und Becken. Die rechte Schleife des Kopfes entspricht der linken des Beckens. Hier treffen wir wieder auf den Antagonismus zwischen Kopf und Becken, den wir schon in der sagittalen Ebene beim geraden System beschrieben haben (Abb. 62).

Der Rumpf führt vom Kopf ausgehend von kranial nach kaudal eine Bewegung nach links bis Th₆ aus. Vom Becken ausgehend macht er eine Bewegung nach rechts, von kaudal nach kranial bis Th₆. Die Torsion der Rumpfellipse findet um Th₆ statt. Gerades und gekreuztes System sind keine verschiedenen Systeme, sondern integrierte Systeme. Die beiden Seiten des Rumpfes sind durch das gerade System verbunden. Hier können reziproke Bewegungen entstehen (Abb. 63).

Diese reziproken Torsionsbewegungen können auf jeder Stufe des Einrollens ausgeführt werden. Hiermit ergibt sich eine große Orientierungsmöglichkeit im Raum.

Die Komplexität des Systems beruht auf der Möglichkeit, die zwei mechanischen Formen unterscheiden zu können und damit auch das Verhältnis, das zwischen den zwei Spannungszuständen herrscht. Der Rumpf besitzt eine eigene Autonomie, die auf der Möglichkeit basiert, zwischen den Kräften des Einrollens und denen der Torsion unterscheiden zu können. Das gekreuzte System hält den Körper in statischer Position, indem seine beiden Schichten zugleich tätig sind.

Wenn der Spannungszustand der beiden gekreuzten Schichten zunimmt und der des geraden ventralen Systems noch dazu kommt, führt das gekreuzte System die Aufrichtung der Wirbelsäule durch, indem es das Becken aufrichtet und den

Thorax öffnet, ohne daß dazu die Tätigkeit der M. erectores spinae nötig wäre. Wenn diese doch ins Spiel kommen, indem sie sich gleichschalten, „stützen" sie sich auf das gekreuzte System, um eine Dekompression der Wirbelsäule hervorzurufen.

Sie heben von kranial nach kaudal jeden Wirbel gegenüber dem darüberliegenden an. Dies geschieht durch Traktion der tiefen Muskeln, vor allem der M. multifides. Dieses System besitzt eine physiologische „Selbstverlängerung" dadurch, daß es in relative Dekompression versetzt wird.

Man sieht also deutlich, daß die motorische Strukturierung und die Koordinierung dieser beiden Systeme wichtig sind. Die Dekompression des Rumpfes ist ein wichtiger Faktor für den Schutz und die Regenerierung der Zwischenwirbelscheiben.

Andererseits muß die wichtige Rolle von Th_6 für die Beweglichkeit des Rumpfes immer wieder erwähnt werden, wenn man von den Bewegungen spricht, die vom geraden und gekreuzten System eingeleitet werden. Die symmetrischen Bewegungen des Einrollens und der Aufrichtung sowie die Aufrichtung des Rumpfes in die Gerade finden um Th_6 statt. Die reziproken Torsionsbewegungen (asymmetrische seitliche Bewegungen) finden ebenfalls um Th_6 statt (die Rumpfellipse führt ihre Torsion um Th_6 aus).

Th_6 ist also ein echter *Drehpunkt* für die Beweglichkeit des Rumpfes. Sie ist ein Fixpunkt um den die symmetrischen und asymmetrischen Bewegungen des Rumpfes stattfinden. Dies ist um so wichtiger, als man nicht vergessen darf, daß es eine Umkehrung der Kontraktionsrichtung gegenüber dem Fixpunkt gibt.

Das Aufbaukonzept von geradem und gekreuztem System macht die Gesetze der physiologischen Wirbelbewegungen, leichter verständlich. Wenn das gerade System in Aktion tritt, erfolgen symmetrische Bewegungen:

– Flexionsbewegung mit konzentrischer Kontraktion des ventralen geraden System und exzentrische Kontraktion des dorsalen geraden Systems.

– Extensionsbewegung mit konzentrischer Kontraktion des dorsalen geraden Systems und exzentrischer Kontraktion des ventralen geraden Systems.

Wenn diese zwei Systeme zur Aufrechterhaltung der statischen Position in Aktion treten und eine Asymmetrie vorliegt, beeinflußt die Zwischenwirbelscheibe das mechanische Verhalten der Wirbelsäule.

Wenn das tiefe gekreuzte System im Vordergrund steht, entstehen asymmetrische seitliche Bewegungen, die Flexion, Rotation und Seitneigung verbinden.

Wenn das oberflächliche gekreuzte System im Vordergrund steht, entstehen asymmetrische seitliche Bewegungen, die Extension, Rotation und Seitneigung verbinden (siehe Kapitel 5 und 6).

Kapitel 5

Biomechanik der Wirbelsäule

5.1 Terminologie

Um die Bewegungen der Wirbelsäule im Detail untersuchen zu können, muß man sich mit der festgelegten Terminologie vertraut machen.

Die grundlegendste Bedingung ist jene, daß sich immer das obere Segment gegenüber dem unteren Segment bewegt, das als Bezug benützt wird. Die Bewegungen, die dafür in Betracht kommen, sind Flexion und Extension, Seitneigung und Rotation.

Die *Flexion* wird definiert als eine Neigung nach ventral, die *Extension* als eine Neigung nach dorsal. Beide finden in einer sagittalen Ebene statt. Diese Definition kann als Widerspruch zum strengen mechanischen Sinn der Ausdrücke Flexion und Extension erscheinen.

In der Mechanik ist die Flexion die Bewegung, mit der sich die zwei Enden eines Bogens annähern. Die Extension ist die Bewegung, die die zwei Enden eines Bogens voneinander entfernt. Der Vorteil der von uns benutzten Terminologie wird offensichtlich, wenn man die Wirbelsäule in dem Sinn betrachtet, daß sie in der Sagittalebene zwei verschiedene Krümmungen besitzt: zwei Konkavitäten und eine Konvexität. Wenn man sich streng an die Mechanik halten würde, könnte man einer Bewegung im Raum nicht dieselbe Bezeichnung in Bereichen mit entgegengesetzten Krümmungen geben. Die Vorwärtsneigung eines Lendenwirbels wäre eine Extension, während dieselbe Bewegung für einen Brustwirbel eine Flexion wäre.

Die von uns verwendete Terminologie gestattet, die Bewegung räumlicher zu sehen. Auch für die Läsionen der Wirbel ist sie gut anzuwenden: Entlang der ganzen Wirbelsäule tragen Wirbel, die in Läsion sind und die dieselben Parameter in den drei Referenzebenen des Raums aufweisen, dieselbe Bezeichnung in Bezug auf das darunterliegende Segment, gleich, ob sie sich in einer Konvexität oder Konkavität befinden.

Die *Seitneigung* ist eine Bewegung, die um eine antero-posteriore Achse in der Frontalebene stattfindet. Sie wird nach der Bewegungsrichtung bezeichnet, also nach der Seite, wo sich der Wirbel senkt. Die Seitneigung kann auch so beschrieben werden, daß sie an der Seite, wo sich der Wirbel senkt, eine Konkavität und an der Seite, wo sich der Wirbel hebt, eine Konvexität bildet.

Die *Rotation* ist die Drehbewegung in der horizontalen Ebene um eine vertikale Achse. Die Rotationsrichtung wird durch die Seite angegeben, die den betreffenden Wirbel nach dorsal bringt.

5.2 Definition der Neutralstellung

Im Allgemeinen besitzen Gelenke keine Gleichgewichtsstellung. Sie können nur durch ein komplexes System von Bänder- und Muskelfaszienspannung und durch die Schwerkraft fixiert werden.

Ganz anders für die Wirbelsäule. Statik und Dynamik entstehen in einem Gelenksystem, das eine funktionelle Einheit bildet mit:

– den Wirbelbogengelenken und den dazugehörenden Kapseln und Bändern sowie

– der Verbindung Diskus-Wirbelkörper.

Der Begriff *Neutralstellung* bezeichnet ein ganzes Segment oder eine ganze Region der Wirbelsäule, in der die Gelenkflächen der Wirbelbogengelenke inaktiv sind. Das heißt, daß sie nicht an der Bewegung beteiligt sind und nicht miteinander in Kontakt stehen. Die Wirbel sind über Diskus und Wirbelkörper verbunden. Wenn eine asymmetrische Bewegung vorliegt, beeinflußt der Diskus selbst das mechanische Verhalten des betroffenen Segments (Abb. 64). Anders ausgedrückt kann man auch

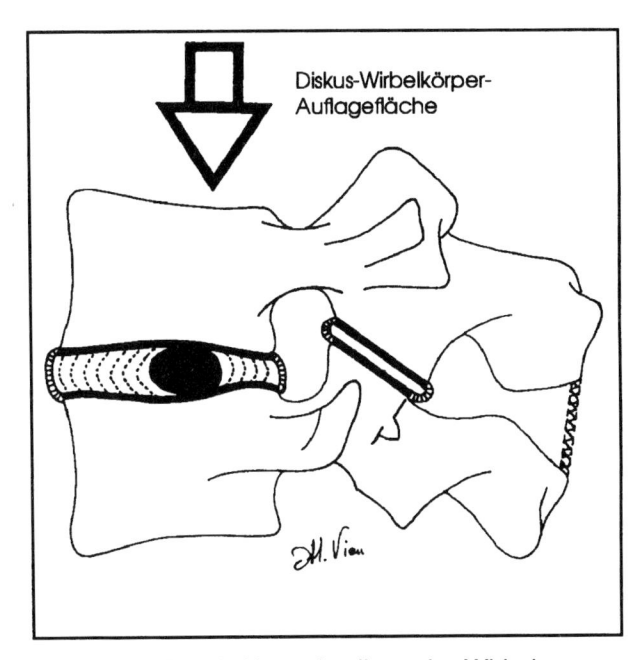

Abb. 64: Neutralstellung der Wirbel

Kapitel 5

sagen, daß die Neutralstellung die Position der Wirbelsäule oder eines ihrer Segmente ist, in der weder Hyperflexion noch Hyperextension vorliegen.

5.3 Die Basisbewegungen und ihre Folgen

Diese einfachen, nicht kombinierten Bewegungen laufen in den drei Raumebenen ab:
- Flexion und Extension in einer Sagittalebene,
- Seitneigung in einer Frontalebene und
- Rotation in einer Horizontalebene.

5.3.1 Flexion

Bei der Flexionsbewegung neigt sich der Wirbelkörper des betroffenen Wirbels nach ventral und gleitet etwas nach ventral. Im Bereich der Wirbelbogengelenke unterscheidet man zwei Grade in der Amplitude der Flexionsbewegung:

1. Flexion *ersten* Grades (Abb. 65): Sie entspricht dem Beginn der Kippbewegung nach ventral. Der Wirbelkörper rollt auf dem beweglichen Kugellager, den der Nucleus pulposus darstellt, nach ventral. Die unteren Gelenkfortsätze des betroffenen Wirbels steigen hoch und lösen sich von den oberen des darunterliegenden Wirbels. Die Zwischenwirbelgelenke öffnen ihren Gelenkspalt vor allem im dorsalen unteren Anteil.

2. Flexion *zweiten* Grades (Abb. 66) Wenn die Flexion zunimmt, gleitet der Wirbelkörper nach ventral und die unteren Gelenke des betroffenen Wirbels stellen sich gegenüber den oberen Gelenken des darunterliegenden Wirbels ein, indem sie ein sogenanntes Gleiten in Divergenz vollziehen. Der Gelenkspalt ist nach kaudal und dorsal geöffnet. Die Dicke des Diskus nimmt in

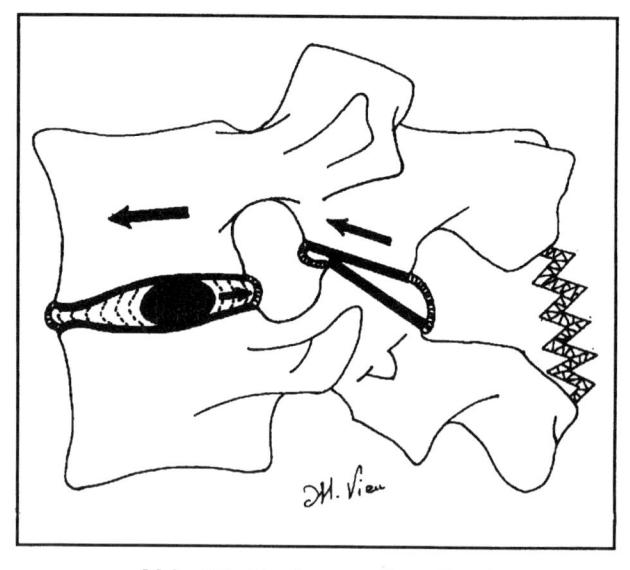

Abb. 66: Flexion zweiten Grads

seinem ventralen Anteil ab und in seinem dorsalen Anteil zu. Der Nucleus pulposus ist nach dorsal gedrängt und vergrößert seinen Druck auf die dorsalen gespannten Fasern des Annulus fibrosus. Am Ende der Bewegung stehen die Kapseln und die kräftigen Bänder der Wirbelbogengelenke unter maximaler Spannung. Sie begrenzen die Bewegung gemeinsam mit folgenden Strukturen: Lig. flava, Lig. intraspinale, Lig. supraspinale und Lig. longitudinale. Wenn die Gelenkflächen sich am Ende der Bewegungsamplitude befinden, die eine extreme Einstellung bedeutet, nennt man dies „verriegelt".

In diesem exakten Fall von Hyperflexion handelt es sich um eine Verriegelung in Divergenz (Locked Open Facets).

Wichtig: Der erste Grad der Flexion ist der Neutralstellung vergleichbar, wenn die Gelenkflächen noch nicht in Kontakt sind und wenn in diesem Stadium

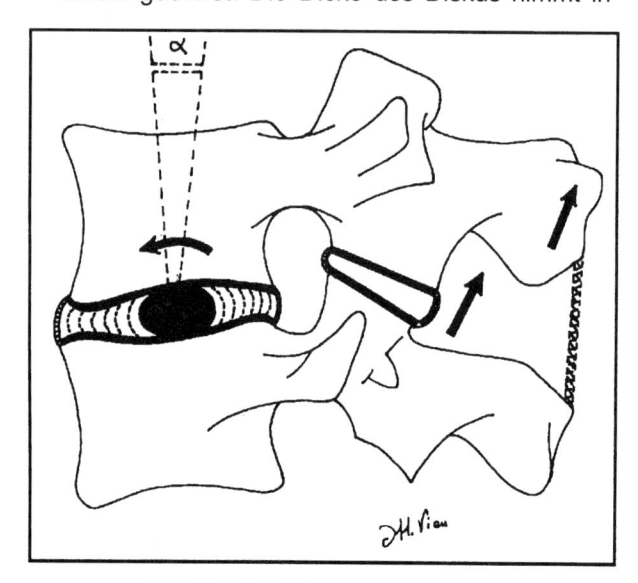

Abb. 65: Flexion ersten Grads

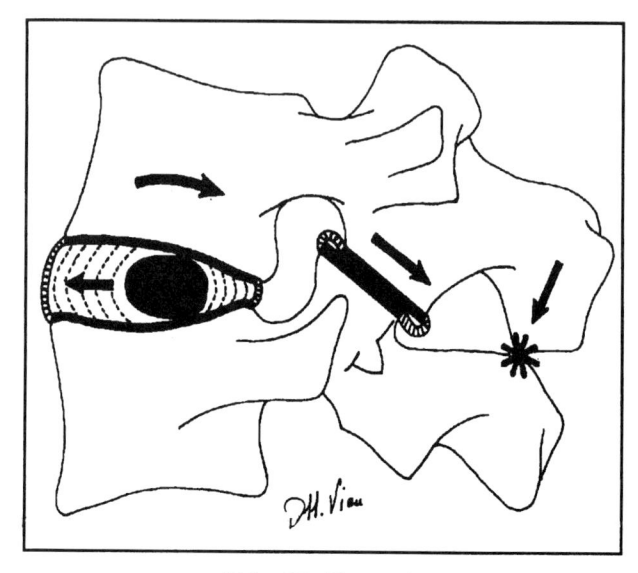

Abb. 67: Extension

der Wirbel sich noch in Diskus-Wirbelkörperauflage befindet.

5.3.2 Extension (Abb. 67)

Bei der Extensionsbewegung ist der Wirbelkörper des betreffenden Wirbels nach dorsal geneigt und sehr leicht gegenüber dem darunterliegenden Wirbel nach dorsal verschoben. Gleichzeitig stellen sich die unteren Gelenke tiefer gegenüber den oberen des darunterliegenden Wirbels ein, indem sie nach kaudal und dorsal gleiten.

Dies bewirkt sofort einen Verschluß des Gelenkspalts, indem sie ein Gleiten in Konvergenz ausführen. Der Diskus wird keilförmig mit nach ventral gerichteter Basis. Dadurch werden die ventralen Fasern des Annulus fibrosus angespannt. Der Nucleus pulposus wird nach ventral gedrängt. Die Bewegung ist begrenzt durch die Dornfortsätze als Widerlager und verschiedene Elemente des Wirbelbogens (Laminae). Sie wird durch die Anspannung des Lig. longitudinale anterius gebremst.

Wenn der Wirbel sich in dieser extremen Position der Einstellung in Extension befindet, sagt man, daß die Gelenkflächen in Konvergenz „verriegelt" sind (Locked Closed Facets).

Wichtig: Die Verriegelung in Extension ist viel schneller erreichbar und stabiler als die in Hyperflexion.

5.3.3 Seitneigung

Der Wirbelkörper des betroffenen Wirbels senkt sich auf der Seite der Konkavität. Der Diskus wird keilförmig und an der konvexen Seite breiter. Der Nucleus pulposus dezentriert sich leicht an die Seite der Konvexität gegen die gespannten Fasern des Annulus.

An der konvexen Seite kommen die Strukturen zwischen den Querfortsätzen unter Spannung, dieselben Strukturen der konkaven Seite werden entspannt (Abb. 68).

Am Wirbelbogen findet ein ausgleichendes Gleiten der Wirbelbogengelenke statt (Abb. 69). An der Seite der Konvexität hebt sich das untere Gelenk des betroffenen Wirbels gegenüber dem oberen des darunterliegenden Wirbels, während es sich an der Seite der Konkavität senkt. Begrenzt wird die Bewegung vor allem durch die Spannung der Gewebe der konvexen Seite.

5.3.4 Rotation

Es ist schwierig, die Rotationsbewegungen des Wirbels allgemein zu analysieren, denn die Rotationszentren befinden sich in den verschiedenen Etagen an unterschiedlichen Stellen. Trotzdem kann generell gesagt werden, daß die rotatorische Bewegung sich im Bereich des Wirbelbogens durch ein horizontales Gleiten der unteren Gelenke des betroffenen Wirbels über den oberen Gelenken des darunterliegenden ausdrückt.

5.3.4.1 Rotation in der Lendenwirbelsäule

Die oberen Gelenkflächen der Lendenwirbel zeigen nach dorsal und medial. Sie sind transversal konkav und vertikal flach. Die unteren Gelenkflächen sind entgegengesetzt gestaltet.

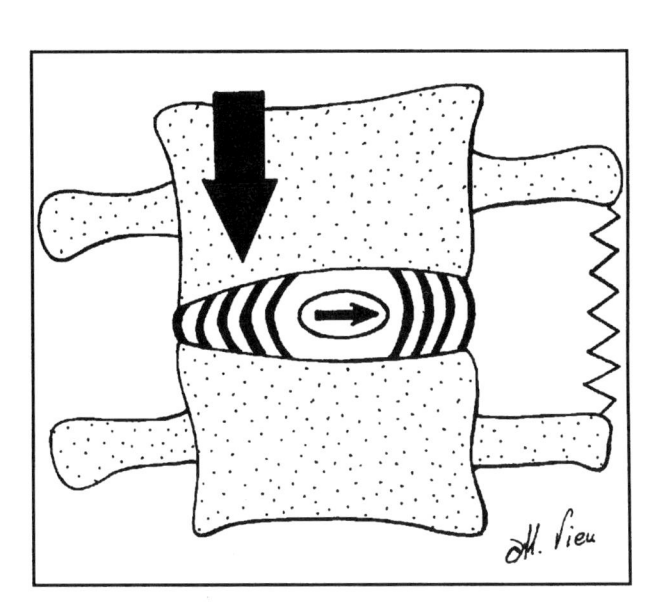

Abb. 68: Seitneigung

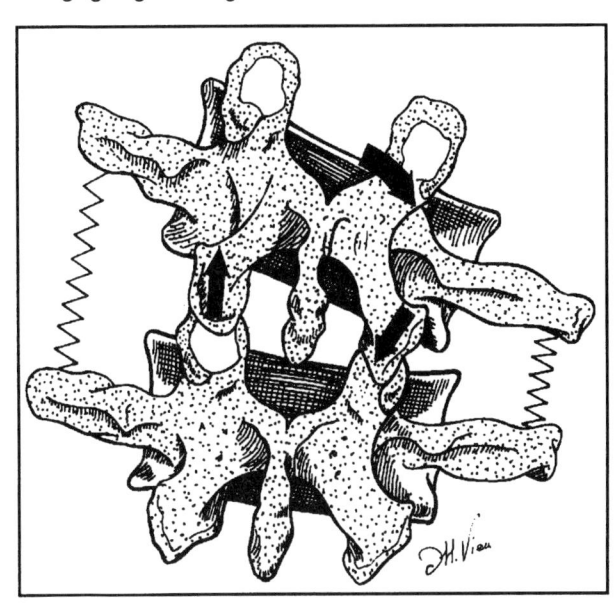

Abb. 69: Unterschiedliches Gleiten der Wirbelbogengelenke bei Seitneigung nach rechts

Kapitel 5

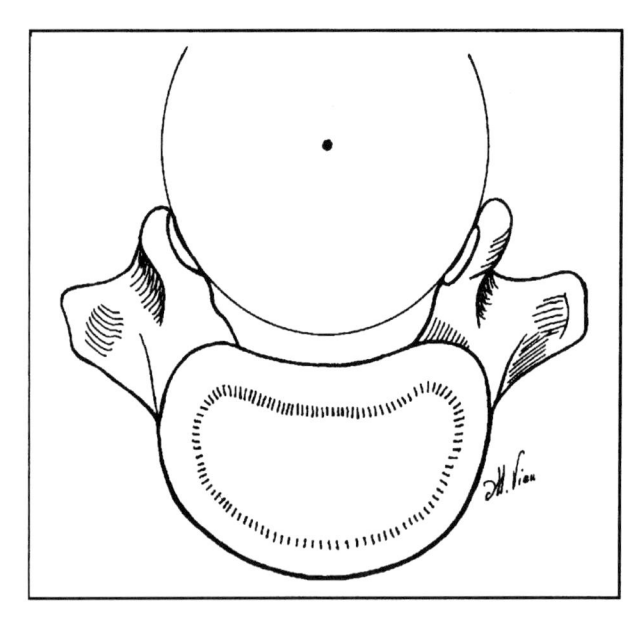

Abb. 70: Theoretisches Zentrum der Lumbalrotation

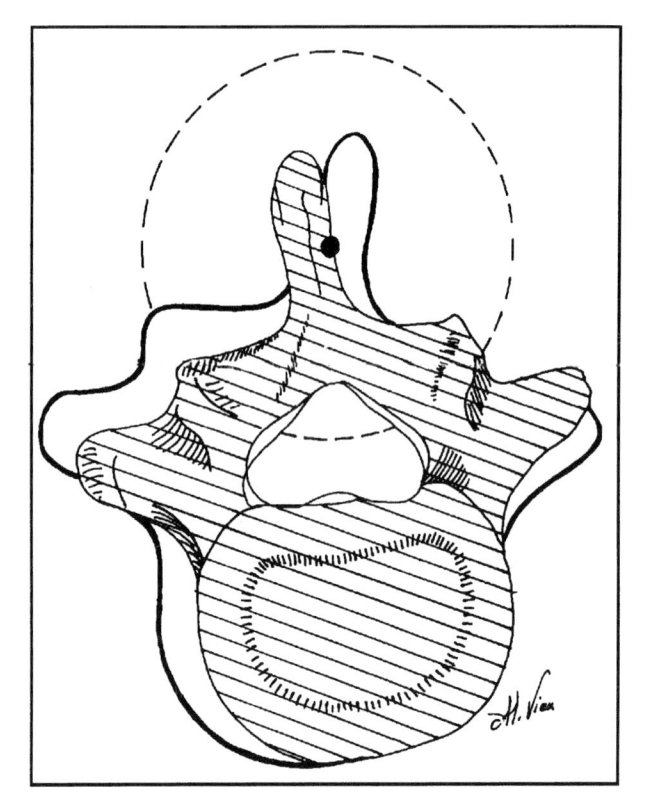

Abb. 71: Schematisierung der Lendenwirbelrotation (Translation des Wirbelkörpers)

Geometrisch kann man die Fläche des Gelenkspalts auf der Oberfläche eines gedachten Zylinders festlegen, dessen Zentrum annähernd an der Ansatzstelle des Dornfortsatzes liegt (Abb. 70).

Die Größe der Lendenwirbel nimmt von kranial nach kaudal zu, vor allem im Bereich der Wirbelbögen. Dadurch wird im gleichen Ausmaß das Rotationszentrum gegenüber dem Wirbelkörper nach dorsal verlagert.

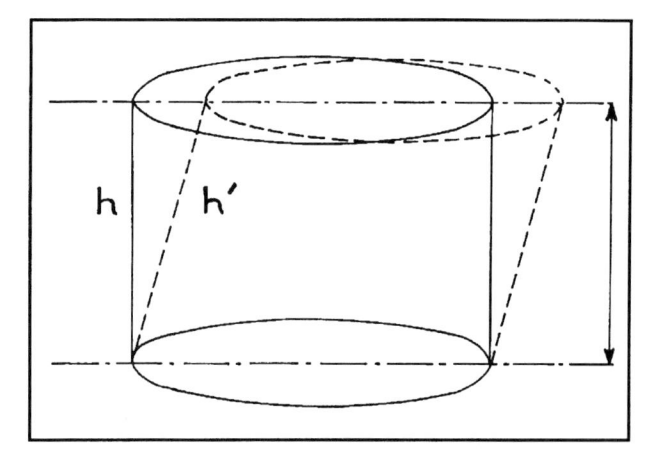

Abb. 72: Verlagerung des Diskus bei der Lendenwirbelrotation

Dieses Rotationszentrum ist getrennt vom Zentrum der Wirbelplateaus. Wenn ein Lendenwirbel gegenüber dem darunterliegenden eine Rotation durchführt, gleitet der Wirbelkörper nach lateral und dorsal und vollzieht keine axiale Torsion (Abb. 71).

Der dazwischenliegende Diskus führt an seiner oberen Fläche eine Translation nach lateral und etwas nach dorsal durch. Mit seiner zylindrischen Form steht er normalerweise gerade. Nun wird er schräg, neigt sich nach dorsal und zur Seite der Rotation. Die peripheren Lamellen des Annulus kommen unter Längszug, wenn ihre relative Höhe zunimmt (h'>h) (Abb. 72).

Diese „Traktion-Translation" wird bei bestimmten Techniken benützt, um die Protrusion des Diskus zu vermindern. Durch Anspannung kann die Mauer aus Lamellen die Elemente des Nucleus pulposus rezentrieren, die an die Peripherie gewandert sind.

5.3.4.2 Rotation in der Brustwirbelsäule

Hier sind die Gelenkfortsätze anders ausgerichtet. Die oberen Gelenkflächen sind nach dorsal gerichtet, leicht nach lateral und nach kranial. Dorsal sind sie leicht konvex. Die unteren Gelenkflächen sind entgegengesetzt aufgebaut.

Man kann den Gelenkspalt auf einer gedachten zylindrischen Oberfläche umschreiben, deren Achse sich fast im Zentrum der Wirbelplateaus befindet (Abb. 73).

Wenn ein Wirbel auf dem anderen rotiert, wird das horizontale Gleiten der Gelenkflächen von einer Rotation des Wirbelkörpers auf dem darunterliegenden begleitet, wodurch eine Torsion des dazwischenliegenden Diskus entsteht. Bei dieser Bewegung spannen sich die entgegengesetzt zur Rotationsrichtung schräg verlaufenden Fasern des Annu-

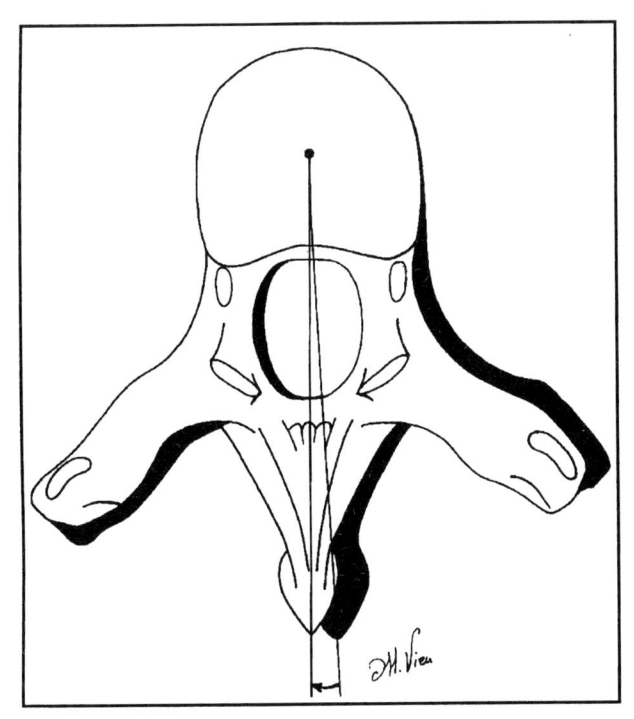

Abb. 73: Rotation im Brustwirbelbereich

lus fibrosus an, während sich die Zwischenfasern, die umgekehrt schräg verlaufen, entspannen.

Die Spannung ist dort im Zentrum des Diskus am größten, wo die Lamellenfasern am schrägsten sind.

Der Nucleus pulposus wird stark komprimiert. Seine innere Spannung nimmt proportional zum Ausmaß der Rotation zu. Die Torsion des Diskus gestattet theoretisch ein größeres Ausmaß an Rotation, als an Translation. Wenn es nicht in jedem Segment ein Rippenpaar gäbe, wäre die Rotation im Thorakalbereich dreimal größer als die Lumbalrotation.

5.3.4.3 Rotation in der unteren Halswirbelsäule

Die Wirbel der unteren Halswirbelsäule (C_2 bis C_7) sind ständig über die Gelenkfortsätze in Kontakt, deren Gelenkflächen, die großteils flach sind, in einer schrägen Ebene nach kaudal und dorsal stehen.

Die Rotation in der Halswirbelsäule kann also nur aus einem zirkulären Gleiten der Gelenkflächen nach medial bestehen. Dies erfolgt um eine virtuelle Achse, senkrecht zu dieser Ebene, die durch den ventralen Teil des Wirbelkanals verläuft (Abb. 74).

Aus der Tatsache, daß die Ebene des Gelenkspalts schräg ist, und wenn man sie auf die horizontale Referenzebene bezieht, ergibt sich, daß jede Gelenkfläche, die nach ventral rückt, automatisch hochsteigt und daß jede Fläche, die nach dorsal wandert, absteigen muß.

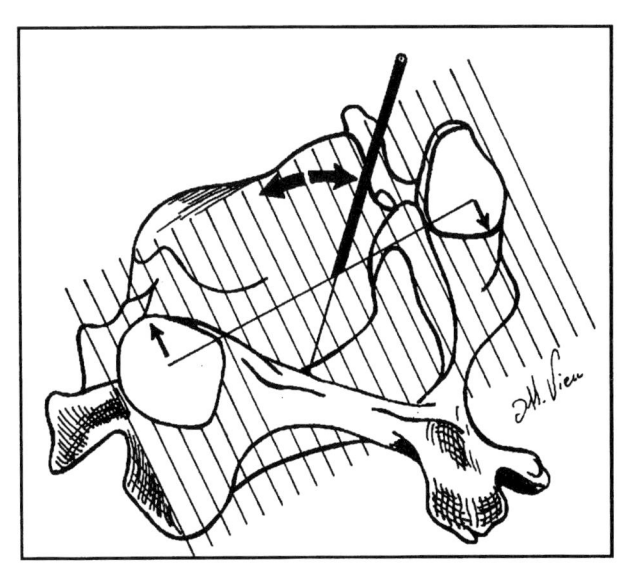

Abb. 74: Rotation in der unteren Halswirbelsäule (gemischte Rotations-Seitneigungsachse)

Diese Bewegung der Gelenkflächen stellt ein gemischtes Gleiten dar, horizontal und ausgleichend, woraus eine gemischte Bewegung von gleichseitiger Rotation-Seitneigung entsteht.

In der Halswirbelsäule geht jede Asymmetrie aus der gemischten Bewegung von Rotation und Seitneigung derselben Seite hervor.

Es wurde bereits betont, daß die Ebene des Gelenkspalts schräg nach kaudal und dorsal verläuft. Dieser Neigungswinkel ist jedoch variabel und nimmt entlang der Halswirbelsäule von kaudal nach kranial zu. Die Gelenkspalten C_7-Th_1, C_6-C_7 und C_5-C_6 sind um 10° gegenüber der Horizontalen geneigt. Dann nimmt die Schräge von C_4-C_5 bis C_2-C_3 zu. Zwischen C_2-C_3 erreicht sie einen Winkel von 45°, das entspricht einer durchschnittlichen Zunahme von 12° in jedem Segment.

Mit Hilfe der geometrischen Gesetze kann für die drei Ebenen der unteren Gelenkspalten bewiesen werden, daß die größere Komponente der gemischten Bewegung die Rotation ist und die Seitneigung minimal.

C_7-Th_1, C_6-C_7, C_5-C_6 $\Rightarrow$ Rotation > Seitneigung.

Wenn sich der Neigungswinkel vergrößert, vergrößert sich die Seitneigungskomponente proportional, um der der Rotationskomponente gleich zu werden, was im Bereich C_2-C_3 (schräge Ebene von 45°) der Fall ist.

C_2-C_3 $\Rightarrow$ Rotation = Seitneigung.

Die virtuelle Rotationsachse verläuft nicht durch das Zentrum der Wirbelkörper. Sie hat eine leichte Neigung zur seitlichen Translation der Wirbelkörper auf der Rotationsseite, die allerdings von den keilförmigen Fortsätzen begrenzt wird.

5.4 Einteilung der Bewegungen der Wirbelsäule

Sobald eine Asymmetrie entstanden ist (durch Rotation oder Seitneigung), gibt es keine einfachen Bewegungen mehr. Eine Rotation ist kombiniert mit einer Seitneigung und umgekehrt.

Es gibt zwei große Bewegungskategorien:

1. Die *einfachen, symmetrischen Bewegungen*. Das sind Flexion und Extension.

2. Die *kombinierten, asymmetrischen Bewegungen*. Sie vereinen zugleich Rotation und Seitneigung mit einer sagittalen Komponente von Flexion, Neutralstellung oder Extension. Die osteopathischen Gesetze der Wirbelphysiologie zeigen wie und unter welchen Bedingungen sich diese Bewegungen logisch zusammensetzen.

5.5 Bewegungen der Wirbelsäule im Zusammenhang mit der Primären Atmung

Die Wirbelsäule führt Bewegungen aus, die mit den Flexions-Extensionsbewegungen der Schädelknochen synchron sind.

In der Phase der kraniosakralen Flexion:

1. macht das Okziput eine Rotation nach dorsal um seine transversale Rotationsachse, wobei der ventrale Teil des Durakanals in Spannung kommt.

2. haben die Krümmungen der Wirbelsäule die Tendenz, sich aufzurichten durch:

   – Flexion im Zervikalbereich,

   – Extension im Thorakalbereich

   – Flexion im Lumbalbereich

   Der Liquor cerebrospinalis steigt in der Wirbelsäule hinauf.

3. führt das Sakrum eine „respiratorische Flexion" durch (entspricht biomechanisch einer Extension). Seine Basis bewegt sich nach dorsal und kranial, seine Spitze nach ventral und kranial.

4. rotieren die Ossa ilia nach ventral.

5. rotieren obere und untere Extemitäten nach lateral.

In der kraniosakralen Extensionsphase ist der Mechanismus entgegengesetzt und führt in die ursprüngliche Neutralstellung zurück.

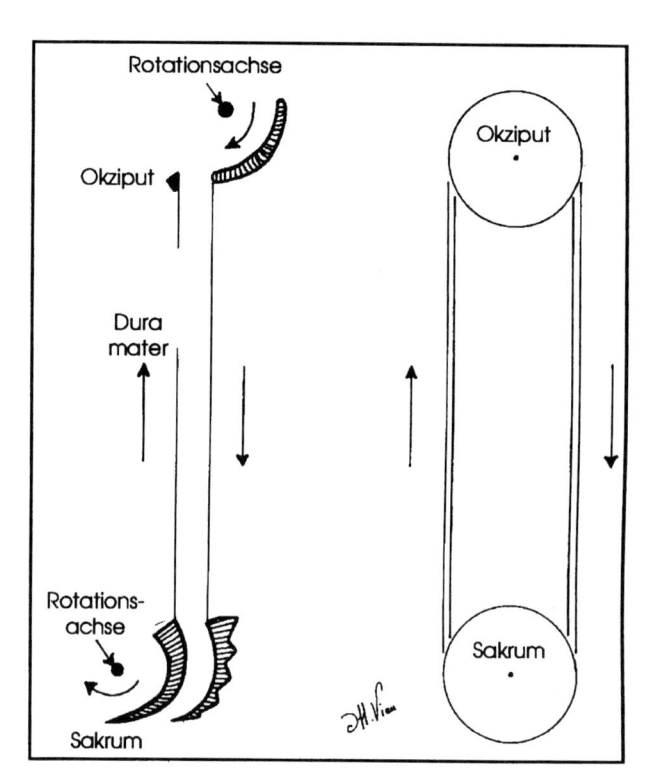

Abb. 75: Synchroner Mechanismus von Okziput und Sakrum in der Flexionsphase

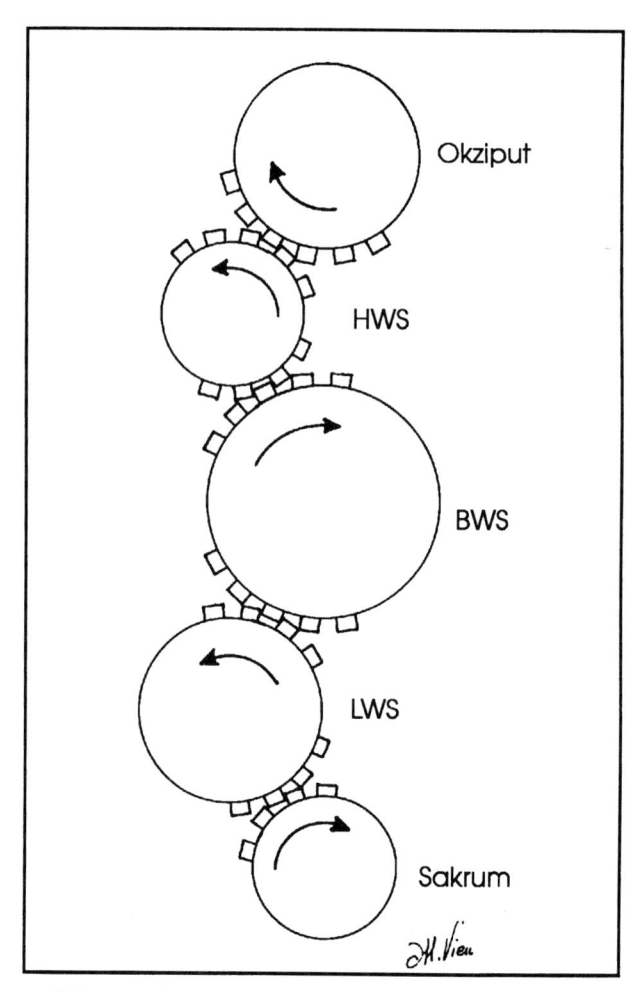

Abb. 76: Bewegungen von Okziput, Wirbelsäule und Sakrum während der sphenobasilären Flexion

Das Aufrichten der Wirbelsäulenkrümmungen läßt sich auf zwei Arten erklären:

1. Die Bewegung des Sakrums, die seine Basis nach dorsal bringt, ändert die Ausrichtung des Sakralplateaus, das der Wirbelsäule als Ansatzbasis dient. Die Lendenwirbelsäule geht in Flexion, um das Gleichgewicht wiederherzustellen (Abb. 75).

2. Während der Flexionsphase spannen sich der ventrale Teil des Durakanals und das Lig. longitudinale anterius in kranialer Richtung an und fördern so die Aufrichtung der Wirbelsäule. Das Schema in Abbildung 76 zeigt ein Zahnradsystem, das die Zusammenhänge zwischen der sphenobasilären Synchondrose und dem System Schädel-Wirbelsäule-Sakrum deutlich macht.

Kapitel 6

Osteopathische Gesetze der Wirbelphysiologie

6.1 Vorbemerkungen

Um die asymmetrischen Bewegungen der Wirbelsäule beschreiben zu können, das heißt, wie sich die Basisbewegungen auf logische Art und Weise zusammensetzen, unterscheidet man drei große Leitsätze, die man Erstes, Zweites und Drittes Gesetz nennt. Diese drei Gesetze lassen sich für die physiologischen Bewegungen der Wirbelsäule anwenden. Erstes und Zweites Gesetz sind die Gesetze von *Fryette*, der sie vor fünfzig Jahren erstmals formuliert hat. Sie sind die theoretischen Grundlagen für die Gelenkmechanik der Wirbel. Diese Lehrsätze sind bis heute gültig. Sie sind wesentlich und wurden viel zu oft falsch verstanden oder interpretiert. Es ist wichtig, diese Grundlagen zu beherrschen, um sie in der Praxis, das heißt bei der Diagnostik und zur Korrektur von Läsionen, besser anwenden zu können. Zur leichteren Umsetzung der Gesetze verwendet man folgende Abkürzungen: „F" für Flexion, „E" für Extension, „N" für Neutralstellung, „R" für Rotation und „S" (Sidebending) für Seitneigung.

6.2 Erstes Gesetz nach *Fryette*

„Wenn sich die Wirbelsäule in Neutralitätsstellung befindet, und es zu einer Seitneigung kommt, folgt dieser automatisch eine Rotation der Wirbelkörper zur Gegenseite und zwar in dieser Reihenfolge." Anders ausgedrückt: „Wenn sich die Wirbelsäule in Neutralstellung seitlich neigt, ergibt sich eine automatische Rotation der Wibelkörper zur Seite der Konvexität." Dieses Erstes Gesetz kann mit folgender Formel ausgedrückt werden:

N.S.R. mit S ≠ R.

Die automatische Rotation der Wirbelkörper in ihre Konvexität kann zwei verschiedenen, aber synergistischen Mechanismen zugeteilt werden: einem biomechanischen und einem neuromuskulären Mechanismus.

Der biomechanische Mechanismus ist zweifach:

1. Die Seitneigung erhöht den Druck des Diskus auf der Seite der Konkavität. Der Nucleus pulposus wird komprimiert und hat die Tendenz, zur Seite, die am weitesten geöffnet ist (Konvexität), auszuweichen und zwar durch seine dorsale Lage in der sagittalen Ebene nach dorsal. Dadurch wird die Rotation zur Gegenseite begünstigt.

2. Die Anspannung der Bänder zwischen den Querfortsätzen auf der Seite der Konvexität bewirkt, daß diese sich der Mittellinie nähern, um die kürzeste Strecke zu benützen, wodurch automatisch eine Rotation entsteht.

Dieses zweifache biomechanische Phänomen leuchtet ein, wenn man versteht, daß die Wirbelkörper auseinandergehen, um der Kraft der vertikalen Kompression auszuweichen.

Neuromuskulärer Mechanismus:

Diese Bewegung des Typs I führt zum Gleichgewicht zurück. Es erfolgt eine Adaptation und oft eine Vorwegnahme des Haltungstonus, um die gebildeten Krümmungen zu stabilisieren. Hervorzuheben ist die wichtige Rolle der tiefen Muskulatur in den Schienen der Konkavität, vor allem die des M. multifidis. In einseitiger Kontraktion bewirkt er Seitneigung und Rotation an der Gegenseite. Das Erste Gesetz beschreibt die zusammengesetzte Bewegung einer Gruppe von Wirbeln, die sich mindestens aus drei Wirbeln zusammensetzt.

Man beschreibt an ihr (Abb. 77):

– eine Basis (Ausgangspunkt der gebildeten Krümmung),
– eine Spitze der Krümmung,
– einen Höhepunkt und
– einen Endpunkt der Krümmung.

Die Basis der Krümmung ist die Stelle, an der die Komponente der Seitneigung größer und die Komponente der Rotation, welche sekundär und adaptiert ist, kleiner ist. Die Spitze ist die Stelle, an der die Komponente der Rotation am größten und die Seitneigung praktisch Null ist. Der Höhepunkt der Krümmung, der symmetrisch zur Basis ist, trägt dieselben Charakteristika: größte Seitneigung und kleinste Rotation.

Ergänzende Analyse:

Wenn man diese Bewegung des Typs I mehr im Detail untersucht und die einzelnen Segmente streng mechanisch betrachtet, kann man nicht bestätigen, daß Seitneigung und Rotation immer entgegengesetzt gerichtet sind. Wenn man den Teil betrachtet, der von der Basis bis zur Spitze verläuft,

Kapitel 6

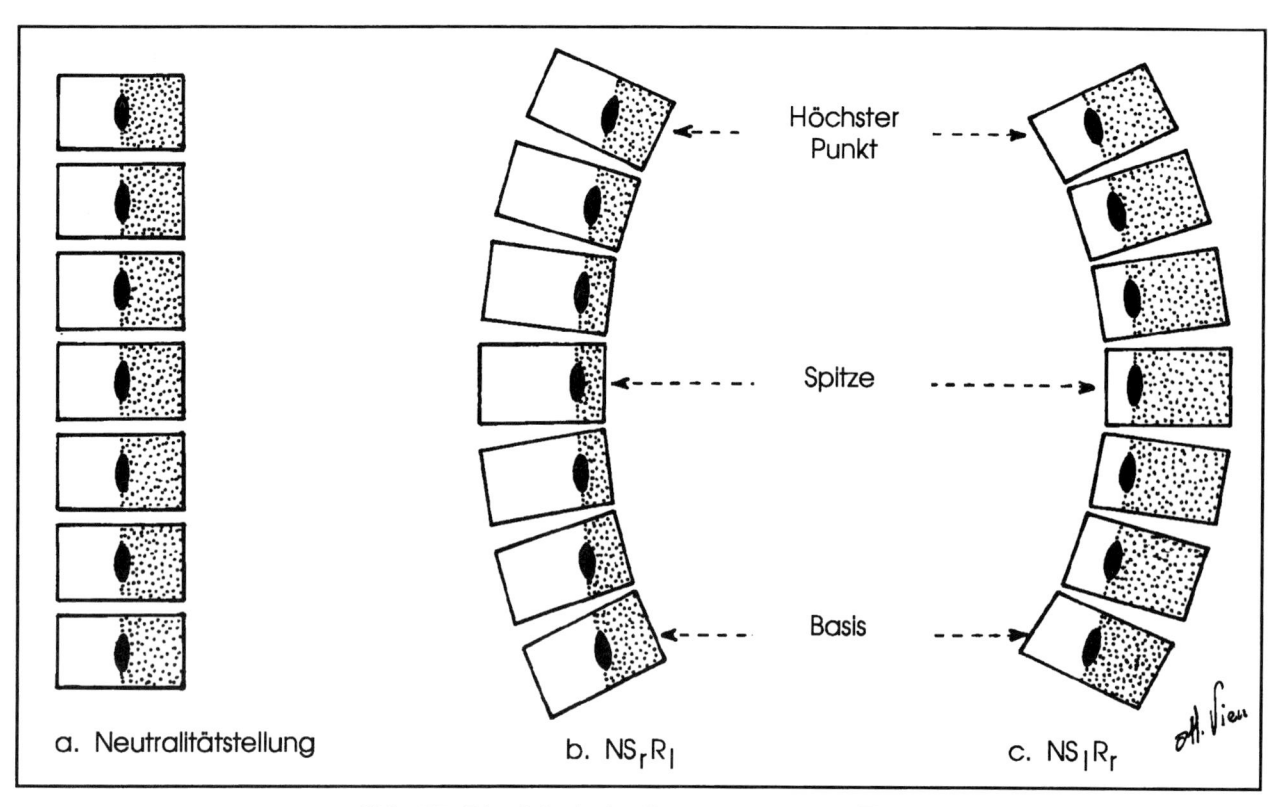

Abb. 77: Physiologische Bewegungen vom Typ I

so wird die kleinste Rotation am größten. Im Teil der von der Spitze zum Höhepunkt zieht, wird die größte Rotation am kleinsten. Das entspricht einer Rotation in entgegengesetztem Sinn. So betrachtet ist diese Bewegung eine Gesamtbewegung einer Wirbelgruppe im Bezug auf die drei Raumebenen. Bis jetzt wurde die einfache Bewegung nur betrachtet, wie sie sich entlang einer Krümmung entwickelt. Wenn man eine zusammengesetzte Bewegung vom Typ I, die über zwei Krümmungen verläuft, betrachtet, kann man bestimmte Elemente, die das Erste Gesetz betreffen, anschaulich machen. Als Beispiel eine zusammengesetzte Krümmung: die untere Bogenlinie ist nach links konvex, die obere nach rechts konvex (N. $S_r.R_l$ + N.$S_l.R_r$.) (Abb. 78).

Man stellt fest:

– Eine Rotation nach links von der Basis bis zur Spitze der linken Konvexität.

– Eine Rotation nach rechts von der Spitze der linken Konvexität bis zur Spitze der rechten Konvexität.

– Die Kreuzung zwischen den zwei Krümmungen gibt an, daß die Seitneigung ihre Richtung wechselt.

Hingegen wechselt die Rotation an den Spitzen ihre Richtung. Daraus ergibt sich, daß die Kreuzung und die Spitze 90° außerhalb der Phase liegen.

In den zusammengesetzten Gruppen verläuft die Rotation von einer Spitze zum anderen und die Seitneigung von einer Kreuzung zur anderen. Das entspricht der Beschreibung Segment für Segment des Ersten Gesetzes. In diesem Fall wird die Rotation in Bezug auf das darunterliegende Segment beschrieben.

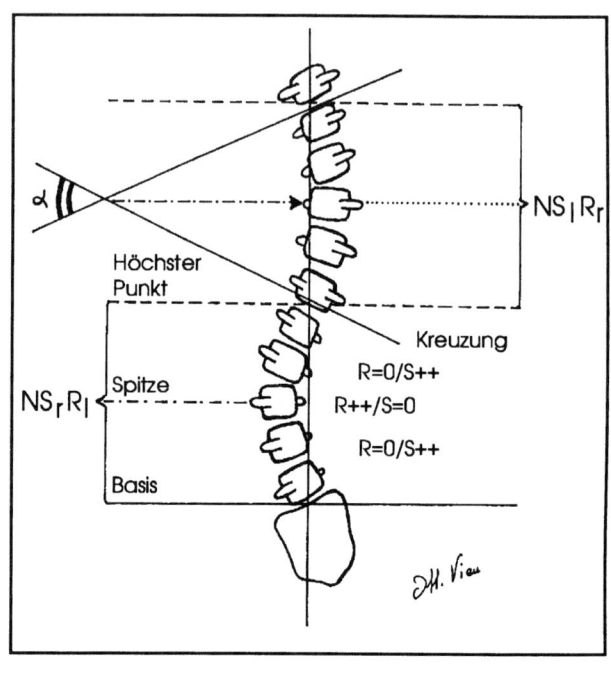

Abb. 78: Komplexe Bewegung vom Typ I einer doppelten Krümmung

6.3 Zweites Gesetz nach *Fryette*

„In Flexion 2. Grades oder in erhöhter Spannung (wenn die Gelenkflächen ausgerichtet sind) kann eine Seitneigung nur stattfinden, wenn ihr eine Rotation derselben Seite vorausgegangen ist." Anders ausgedrückt: „Wenn sich die Gelenkflächen einstellen, geht der Seitneigung eine Rotation der Wirbelkörper in die gebildete Konkavität voraus." Als Formel ausgedrückt:

F.R.S. oder E.R.S. mit R=S.

Dieses Zweite Gesetz beschreibt die einzelne Bewegung eines Wirbelsegments gegenüber einem anderen. Die Voreinstellung der Gelenkflächen gibt die Bewegung vor (eine vorausgehende Flexion oder Extension sind notwendig).

6.4 Drittes Gesetz der Wirbelphysiologie

„Die Anfangsbewegung eines Zwischenwirbelgelenks in einer Raumebene hemmt oder verkleinert stark die Beweglichkeit dieses Gelenks in den anderen zwei Raumebenen." Dieses Dritte Gesetz, das vor den ersten zwei entstand, ist ihre logische Folge. Zum Beispiel ist im Rahmen des Ersten Gesetzes die Seitneigung als größere Komponente der erste Parameter, der induziert wird. Die Rotation ist nur sekundär und adaptativ. Das erklärt, daß im Bereich der Basis S > R ist. Im Rahmen des Zweiten Gesetzes erfolgt zuerst eine Rotation, wenn eine Flexion oder Extension vorausgegangen ist, und dann eine Seitneigung:

F oder E > R > S

Man muß unterstreichen, daß für dieselbe Bewegung unter denselben Bedingungen jeder der drei Abschnitte der Wirbelsäule auf eine eigene Art antwortet. Jeder dieser Abschnitte hat sein eigenes Ausmaß an Flexion, Extension, Rotation und Seitneigung entsprechend seiner Konfiguration und seiner Morphologie. Dennoch sind dieselben mechanischen Prinzipien auf alle Abschnitte anwendbar und zwar so, daß sich die physiologischen Bewegungen jedes Abschnitts von denen eines anderen durch ihr Ausmaß und nicht durch den Typ der Bewegung unterscheiden. Das Dritte Gesetz zeigt, daß jedesmal, wenn ein Wirbelgelenk das Ausmaß eines Parameters der physiologischen Bewegung durchgemacht hat, zwangsläufig der Umfang der anderen Parameter abnimmt. Dadurch befindet sich das Gelenk in einer Vorspannung. In der Folge wird der Gelenkkomplex durch Einleitung einer zusätzlichen Bewegung oder durch Krafteinwirkung von lateral viel leichter verletzt, als wenn er sich in Neutralstellung befände.

6.5 Sonderfall: Untere Halswirbelsäule

Die Halswirbelsäule besitzt strukturelle Einheiten, die ihr funktionelles Verhalten gegenüber den anderen Abschnitten verändert. Mehrere Elemente sind in Betracht zu ziehen:

1. Das Gleichgewicht des Kopfes auf der Halswirbelsäule ist in unserem phylogenetischen Entwicklungsstadium nicht stabil. Das Schwerkraftzentrum des Kopfes (im Bereich der Sella turcica) verläuft in seiner vertikalen Projektion vor der mittleren Ebene der Wirbelkörper (Abb. 79). Um der Schwerkraft, die ständig versucht, den Kopf nach ventral zu kippen, entgegenwirken zu können, gibt es ein mechanisches System, einen Zwischenauflagehebel (Hebel 1. Grades). Diesen bilden die dorsalen Muskeln des Nackens, die ständig die dorsalen Gelenkflächen einstellen. Diese Muskeln sind relativ kräftig, da ihr Tonus erhöht und ständig vorhanden ist (außer im Liegen). Dadurch halten sich ventrale und dorsale Muskeln nicht im Gleichgewicht; die ventrale Gruppe ist an die Vertikale wenig angepaßt.

2. Die Zwischenwirbelgelenke liegen sehr knapp am Wirbelplateau etwas lateral (die Pedikuli im Halswirbelsäulenbereich sind sehr kurz und schräg nach lateral orientiert), was zum unvermeidlichen Dreieck von Diskus und Gelenkfortsätzen führt. Statisch und dynamisch gesehen

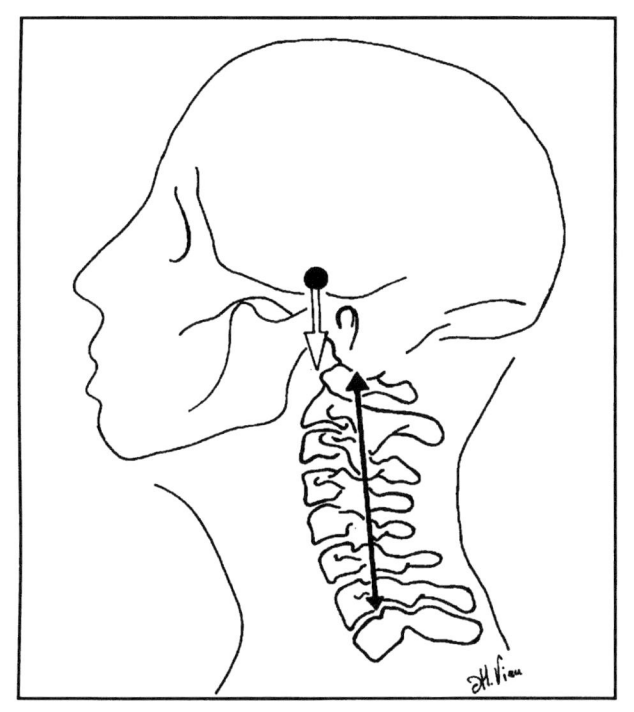

Abb. 79: Schwerkraftzentrum des Kopfes in bezug auf die Halswirbelsäule

funktionieren die Gelenkfortsätze und der Komplex aus Diskus und Wirbelkörper als Einheit.

3. Die mittlere Orientierungsebene des Gelenkspalts der Wirbelbogengelenke ist schräg (10–45° gegenüber der Horizontalen). Unter diesen Umständen kann man sich schlecht vorstellen, daß diese Gelenke nicht eingestellt sein können.

4. Die seitlichen Unci verändern das Verhalten des Diskus-Wirbelkörper-Komplexes, vor allem die seitliche Translation der Wirbelkörper. Durch die permanente Einstellung der dorsalen Gelenke gibt es in der Halswirbelsäule keine Neutralstellung und gemäß den Prinzipien von *Fryette* nur Bewegungen vom Typ II mit Rotation der Wirbelkörper in die Konkavität (Rotation und Seitneigung zur selben Seite). Die untere Halswirbelsäule unterliegt nur dem Zweiten Gesetz der physiologischen Bewegungen gelenkt, einzeln oder in der Gruppe (Abb. 80).

6.6 Ausnahme: Obere Halswirbelsäule

Die physiologischen Bewegungen zwischen Okziput und Atlas und zwischen Atlas und Axis unterliegen nicht den Gesetzen von Fryette. Die Gelenke stellen Nußgelenke vom Kondylentyp dar. Zwischen Okziput-C1 und C1-C2 gibt es keinen Diskus. Der

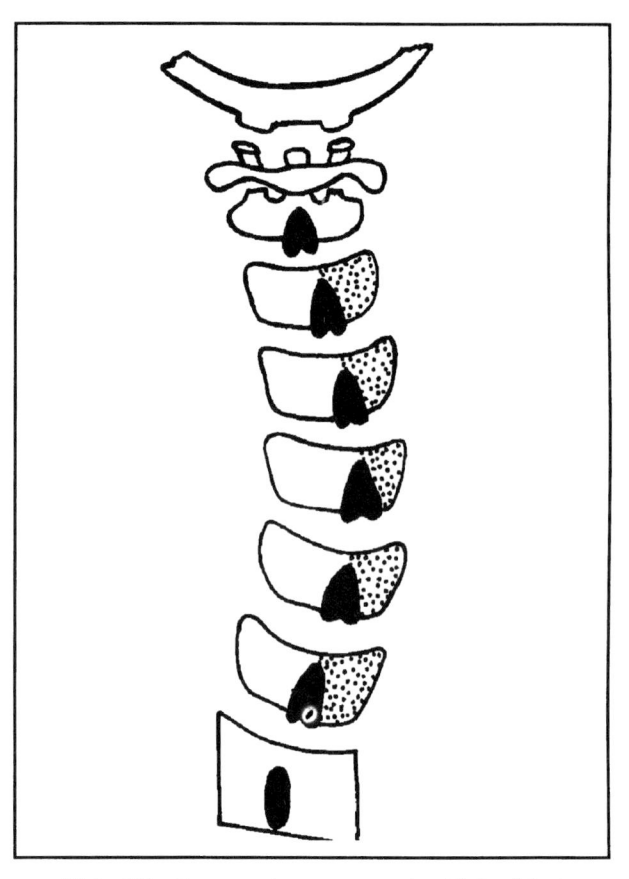

Abb. 80: Gruppenbewegung der Halswirbel. Rotation in die Konkavität (Zweites Gesetz)

Atlas besitzt keinen Wirbelkörper. Die Physiologie ist in der oberen Halswirbelsäule ganz anders und wird im folgenden Kapitel besprochen.

Kapitel 7

Physiologie der oberen Halswirbelsäule

7.1 Physiologie des Atlas

Der funktionelle Zusammenhang zwischen Atlas und Axis hängt von drei Gelenken ab, die mechanisch verbunden sind:

- einem axialen: Art. atlantoaxialis mediana und
- zwei seitlichen: Art. atlantoaxiales laterales, die die unteren Gelenkflächen der Massae laterales des Atlas mit den oberen Gelenkflächen des Axis vereinen, die als einzige eine Trägerfunktion haben.

Die Konfiguration der Gelenke bestimmt ihre physiologischen Möglichkeiten:

Art. atlantoaxialis mediana (Abb. 81):

Dies ist ein Nußgelenk, das aus zwei Zylindersegmenten besteht, von denen das eine in das andere eingefügt ist.

Das *volle Segment* ist der Dens, der in der transversalen Achse nicht ganz zylindrisch ist, sondern oval. Das läßt dem Atlas bei Extension und Flexion einen gewissen Spielraum zur Anpassung. Das Gelenk besitzt zwei Gelenkflächen, eine ventrale und eine dorsale.

- Die ventrale hat die Form eines Schilds, ist in beiden Richtungen konvex und stimmt mit dem ventralen Bogen des Atlas überein.

- Die dorsale bildet die Form einer Rinne. Sie ist von kranial nach kaudal konkav und transversal konvex und entspricht der Facette des Lig. transversum atlantis. Die Hauptachse des Dens ist schräg und etwas nach dorsal gerichtet.

Das *hohle Segment* wird von der Rückfläche des ventralen Atlasbogens, dem ventralen Teil der Innenfläche der Massae laterales und von der Vorderfläche des Lig. transversum atlantis gebildet. Der Dens ist von einem Knochen-Band-Ring umgeben, mit dem er artikuliert:

a) ventral durch ein synoviales Gelenk mit einer Gelenkkapsel;

b) dorsal durch ein Gelenk mit einfachem Kontakt.

Der Durchmesser des hohlen Zylinders ist größer als der des vollen Zylinders, der Raum zwischen beiden ist mit Fettgewebszellen ausgefüllt. Dadurch wird dem Gelenk ein gewisser Freiheitsgrad in alle Richtungen ermöglicht.

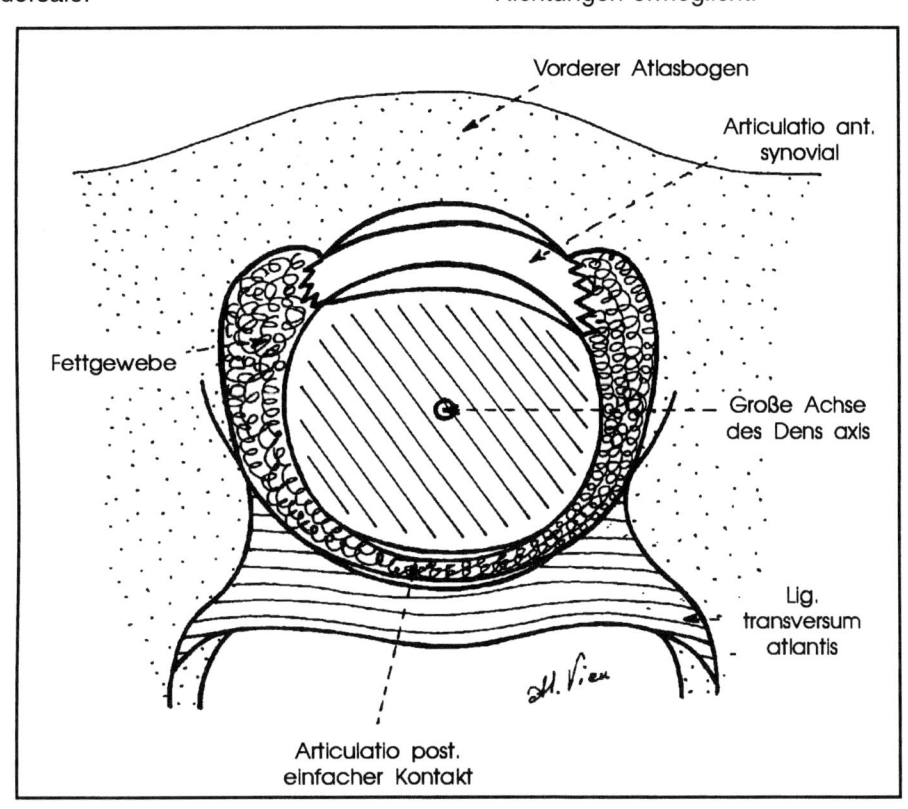

Abb. 81: Articulatio atlanto-axialis

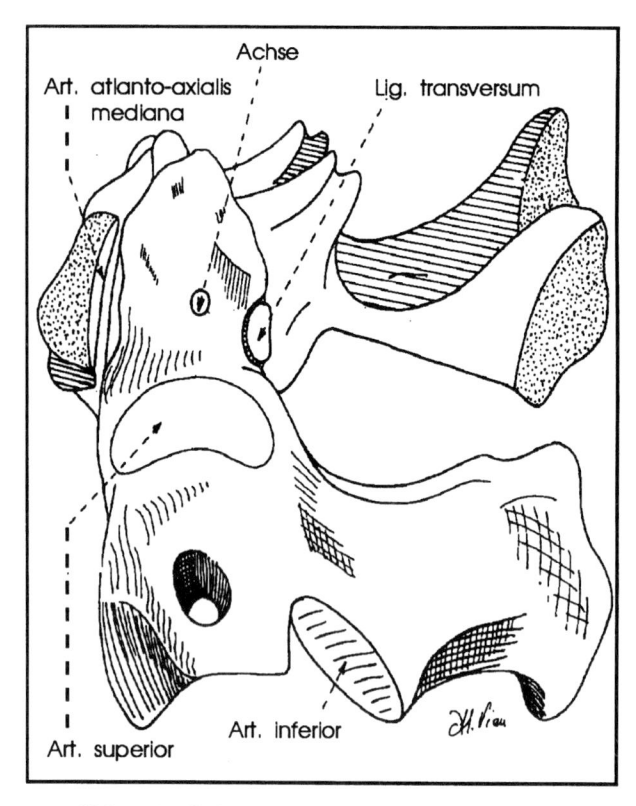

Abb. 82: Gelenke zwischen Atlas und Axis (Atlas im Sagittalschnitt)

Art. atlantoaxiales laterales (Abb. 82):

Die oberen Gelenkflächen des Axis sind oval mit Hauptachse von ventral nach dorsal und flach in der Transversalen, die lateral und leicht nach kaudal gerichtet ist.

Die unteren Gelenkflächen der Massae laterales des Atlas sind von ventral nach dorsal konvex. Der Umfang der Krümmung ist aber kürzer als der der oberen Gelenkflächen des Axis. Sie sind nach kaudal und medial gerichtet.

Man kann die Konfiguration dieser Gelenke mit den zwei Segmenten eines Zylinders vergleichen, von denen eines bei verschiedener Größe auf dem anderen liegt *(Kapandji)*. Das kleinere Zylindersegment bildet die unteren Gelenke des Atlas. Die Ebene des Gelenkspalts ist schräg nach kaudal und medial gerichtet.

Flexion des Atlas (Abb. 83):

Bei der Flexionsbewegung rollen die oberen Gelenke des Atlas nach ventral und gleiten nach dorsal (Rotation ventral und Translation dorsal). Die bikonvexe Gestalt der Gelenke führt dazu, daß mit der Translation ein leichtes Absteigen der Gelenke des Atlas zu denen des Axis erfolgt. Der ventrale

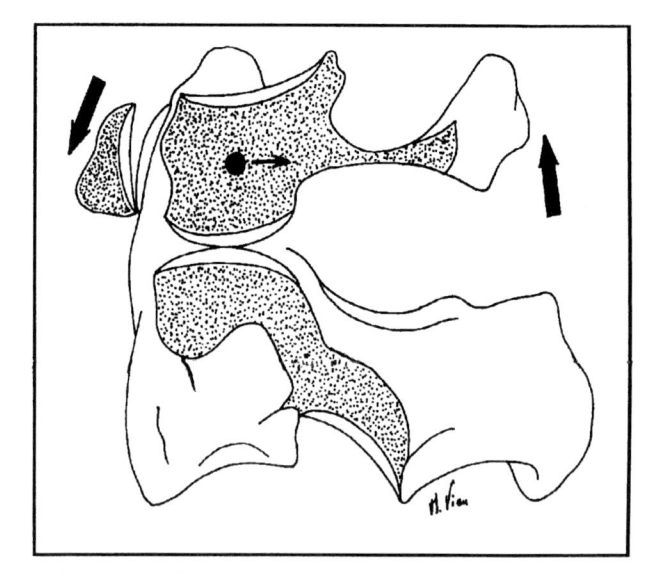

Abb. 83: Flexion des Atlas gegenüber dem Axis

Atlasbogen steigt an der ventralen Gelenkfläche des Dens ab, indem das Gelenk kranial leicht klafft.

Die dorsale Schiene des Dens spannt das Lig. transversum atlantis an, wodurch es kranial leicht konkav wird. Das Lig. transversum atlantis als einziges deformierbares Element erlaubt eine gewisse Nachgiebigkeit in den funktionellen Verhältnissen zwischen Atlas und Axis. Die Begrenzung der Bewegung erfolgt durch Bandanspannung (Lig. transversum atlantis und Lig. atlantoaxiale posterior) und durch den knöchernen Kontakt des ventralen Atlasbogen mit dem Dens.

Extension des Atlas (Abb. 84):

Bei der Extensionsbewegung des Atlas rollen die unteren Gelenke des Atlas nach dorsal und gleiten nach ventral (Rotation dorsal und Translation ventral). Dadurch senken sie sich etwas auf die oberen

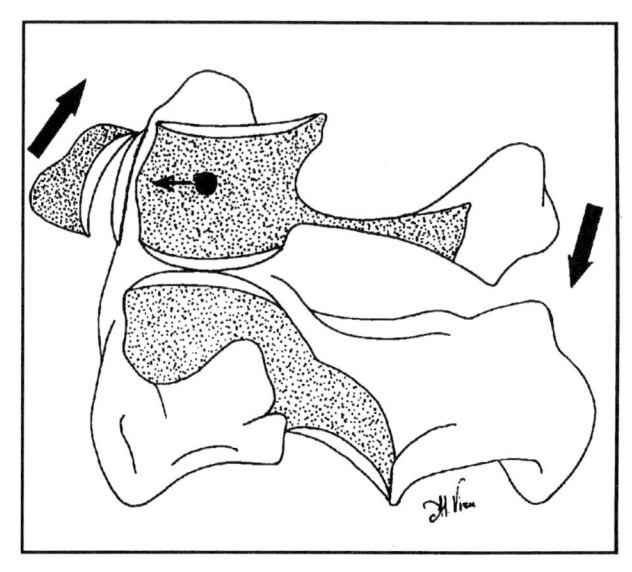

Abb. 84: Extension des Atlas gegenüber dem Axis

Physiologie der oberen Halswirbelsäule

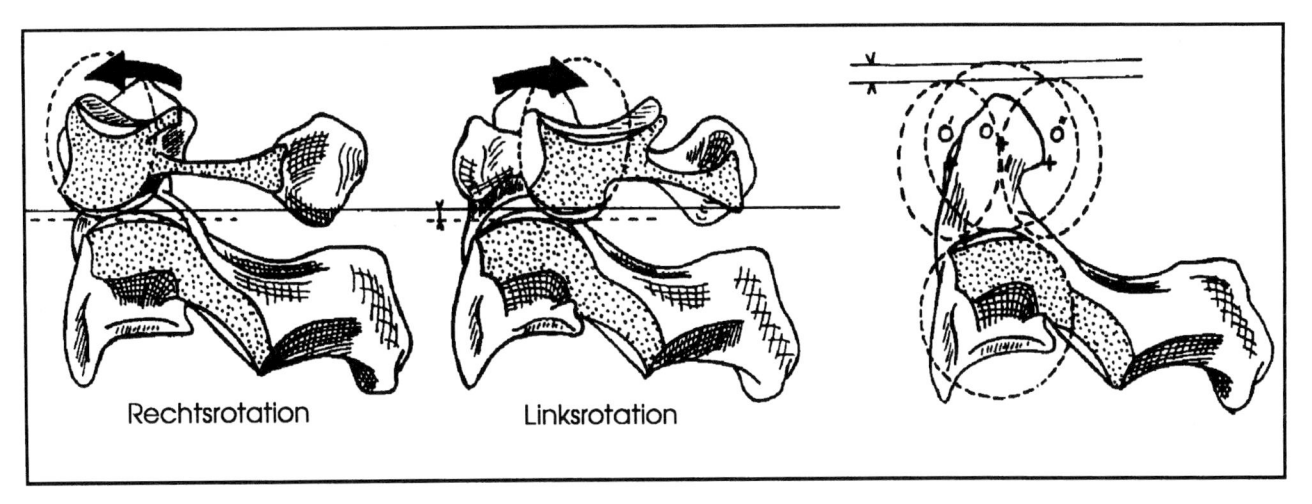

Abb. 85: Rotation des Atlas gegenüber dem Axis

Gelenke des Axis. Der ventrale Atlasbogen steigt auf der ventralen Gelenkfläche des Dens. Das Gelenk klafft etwas nach kaudal. Das angespannte Lig. transversum atlantis wird kaudal etwas konkav. Die Bewegung wird durch den Kontakt der Dornfortsätze und des ventralen Atlasbogens mit dem Dens begrenzt. Das Ausmaß von Extension-Flexion zwischen Atlas und Axis beträgt 5°.

Rotation (Abb. 85) des Atlas:

Die Rotationsbewegung findet um eine vertikal durch den Dens axis ziehende Achse statt, der einen physiologischen Drehpunkt darstellt. Bei einer Rotation nach rechts zum Beispiel verlagern sich die zwei unteren Gelenke des Atlas gleichzeitig über den oberen des Axis:

Das linke Gelenk schiebt sich nach ventral und senkt sich aufgrund der bikonvexen Gestalt der Gelenkflächen.

Das rechte Gelenk schiebt sich nach dorsal und senkt sich ebenfalls. Es gibt keine Seitneigung, nur eine reine Rotation.

Der Atlas ist der einzige Wirbel, an dem eine reine Rotation entstehen kann. Es findet eine allgemeine Annäherung des Atlas an den Axis statt. Diese vertikale Verschiebung beträgt ca. 3 mm (Abb. 85). Die kombinierte Bewegung von Rotation und Senkung ist eine schraubenförmige Bewegung. Seine Begrenzung erfolgt einzig durch Bänder. Das Ausmaß der Rotation im Bereich von Atlas und Axis beträgt auf jeder Seite 12°.

Eine wichtige Bemerkung: Durch die Ausrichtung der Gelenkflächen gibt es physiologischerweise keine Seitneigung des Atlas gegenüber dem Axis.

Die Ebene der Gelenklinie verläuft schräg nach kaudal und medial, was das ganze Ausmaß der Bewegung verhindert.

7.2 Physiologie des Okziput

Die physiologischen Bewegungen des Okziput auf dem Atlas erfolgen über die zwei Articulationes atlantooccipitales. Sie sind unabhängig, symmetrisch und mechanisch miteinander verbunden, indem sie die oberen Gelenkflächen der Massae laterales des Atlas mit den Kondylen des Okziput in Beziehung setzen. Die Gelenkflächen des Atlas sind großteils oval („sohlenförmig") mit der Hauptachse schräg nach ventral und medial. Rechte und linke Achse konvergieren an einem virtuellen Punkt, der etwas vor dem ventralen Atlasbogen liegt. Die Gelenkflächen sind von Knorpel überzogen und in beiden Richtungen konkav, wobei der Krümmungsradius in transversaler Richtung beinahe identisch ist mit jenem in longitudinaler Richtung.

Die Kondylen des Okziput sind entgegengesetzt aufgebaut. Sie sind ebenso oval mit der Hauptachse schräg nach ventral und medial; sie sind in beiden Richtungen konvex. Der Gelenkspalt liegt auf einem virtuellen Kugelsegment, dessen Zentrum über der Ebene der Gelenkflächen, im Schädelinneren, kranial des Foramen magnum läge. Der Okziput-Atlas-Gelenkkomplex kann als Enarthrose angesehen werden, also ein Gelenk mit kugeliger Oberfläche, das Bewegungen in allen drei Raumebenen erlaubt:

– Axiale Rotation um eine vertikale Achse,

– Flexion-Extension um eine transversale Achse,

– Seitneigung um eine Achse von ventral nach dorsal.

Kapitel 7

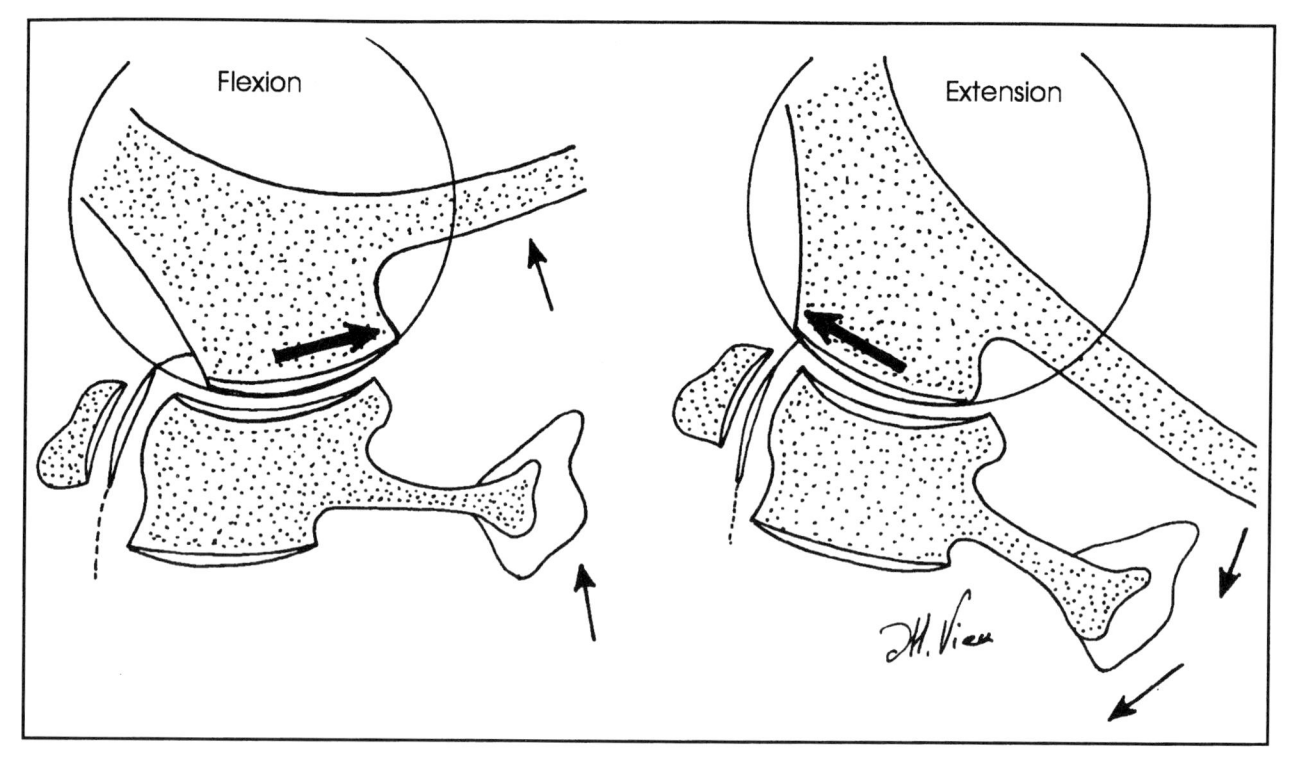

Abb. 86: Flexion und Extension des Okziput

Diese drei Achsen kreuzen sich im virtuellen Kugelzentrum, das den Gelenkspalt umgibt. Die Bewegungen sind meistens mit leichten Translationsbewegungen verbunden. Dadurch kann die Bewegungsamplitude vergrößert werden.

Flexion-Extension des Okziput (Abb. 86):

Diese Bewegungen vollziehen sich, indem die Kondylen über den oberen Gelenkflächen des Atlas gleiten (Rotation ventral und Translation dorsal). Bei der Flexion entfernt sich die Squama des Okziput vom dorsalen Atlasbogen. Die Bewegung wird von der Anspannung der Gelenkkapseln und den dorsalen Bändern begrenzt (Membrana atlantooccipitalis posterior und Lig. nuchae). Bei der Extension rollen die Kondylen nach dorsal und gleiten auf den oberen Gelenkflächen des Atlas nach ventral (Rotation dorsal und Translation ventral). Die Squama des Okziput nähert sich dem dorsalen Atlasbogen. Dieser Kontakt der beiden knöchernen Strukturen begrenzt die Bewegung. Das gesamte Ausmaß der Flexion-Extension des Okziput über dem Atlas beträgt ca. 15°.

Seitneigung (Abb. 87):

Physiologischerweise gibt es keine Möglichkeit der seitlichen Verlagerung in den Art. atlantoaxiales. In der oberen Halswirbelsäule spielt sich die Seitneigung nur zwischen Okziput und Atlas ab. Das Ausmaß der Seitneigung ist relativ klein. Die Bewegung überträgt sich durch ein seitliches Gleiten der Kondylen auf den oberen Gelenkflächen der Massae laterales des Atlas (eine Neigung des Kopfes nach rechts entspricht einem seitlichen Gleiten des Kondylus nach links).

Rotation (Abb. 88):

Sie wird am Beispiel einer Rotation des Okziput über dem Atlas nach links besprochen. Diese Rotation nach links besteht aus einem Ventralgleiten des rechten Kondylus und einem gleichzeitigen Dorsalgleiten des linken Kondylus über den entsprechenden oberen Gelenkfacetten des Atlas. Da die oberen Gelenke des Atlas in alle Richtungen konkav sind, erfolgt eine leichte Hebung des Okziput gegenüber den Bögen des Atlas. In den letzten Graden des Bewegungsausmaßes spannt sich das rechte Lig. alarium an, indem es sich um den Dens axis einrollt. Diese Spannung zieht den rechten Kondylus nach links und ruft eine Linksverschiebung der Kondylen hervor, was zu einer Seitneigung des Kopfes nach rechts führt.

Diese Anordnung hat zwei Vorteile:

1. Einerseits ermöglicht sie auf mechanischer Ebene eine größere Rotation. Die Richtung der Hauptachse der Kondylen und der oberen Atlasgelenke läuft schräg nach ventral und medial. Durch die Verschiebung nach links läßt sich das dorsale Ende des rechten Kondylus in die Mitte

bringen. Es kann dadurch etwas mehr nach ventral gleiten. Der ventrale Teil des linken Kondylus kann ebenfalls leichter verlagert werden. Er kann dadurch auf der linken Atlasfacette nach lateral gleiten.

2. Das tatsächliche Zentrum der Endrotation ist zurückversetzt und leicht nach rechts verlagert. Dadurch entspricht die tatsächliche Achse der Rotationsbewegung des Okziput ständig der anatomischen Achse der Medulla oblongata.

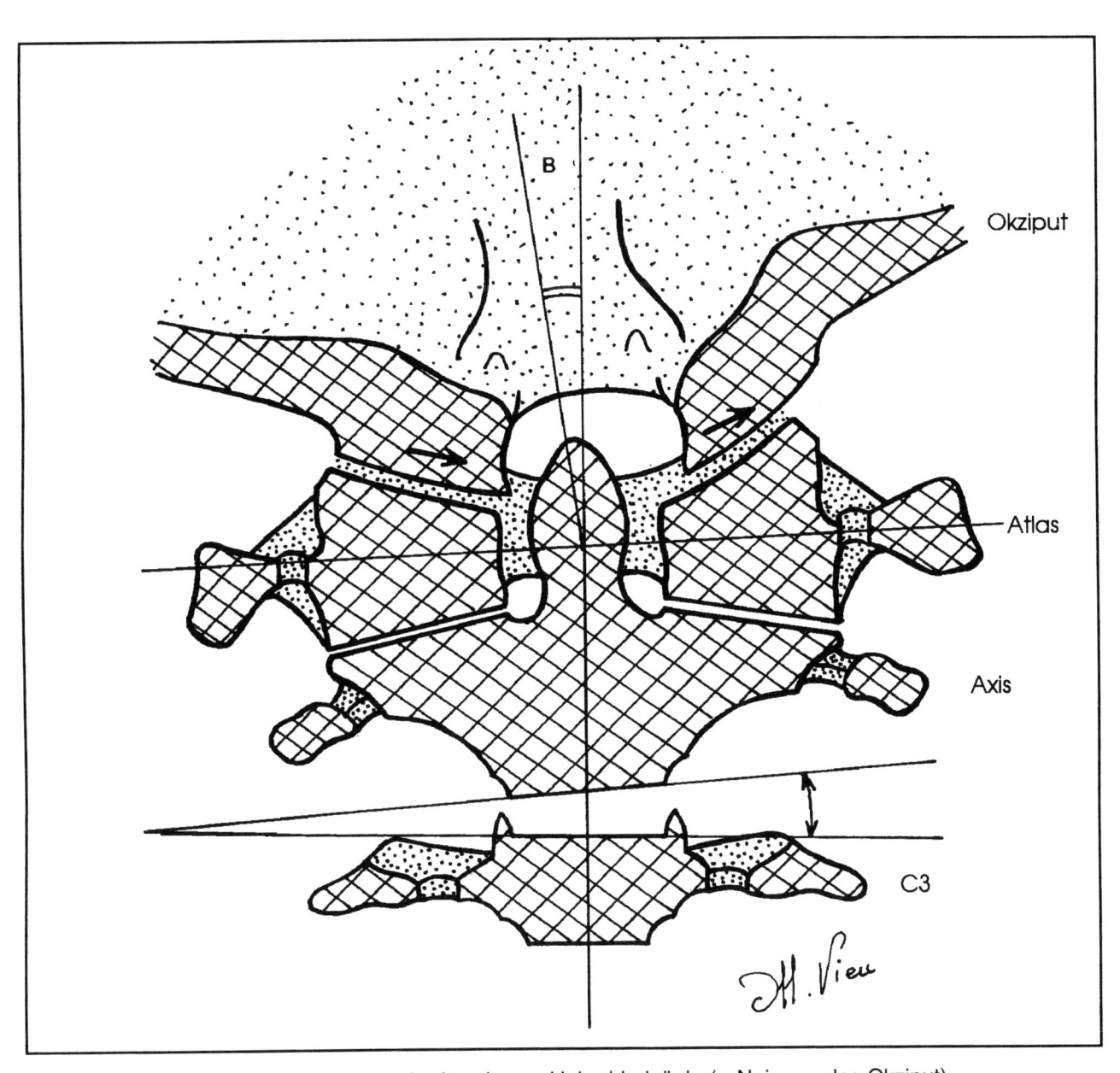

Abb. 87: Seitneigung in der oberen Halswirbelsäule (= Neigung des Okziput)

Kapitel 7

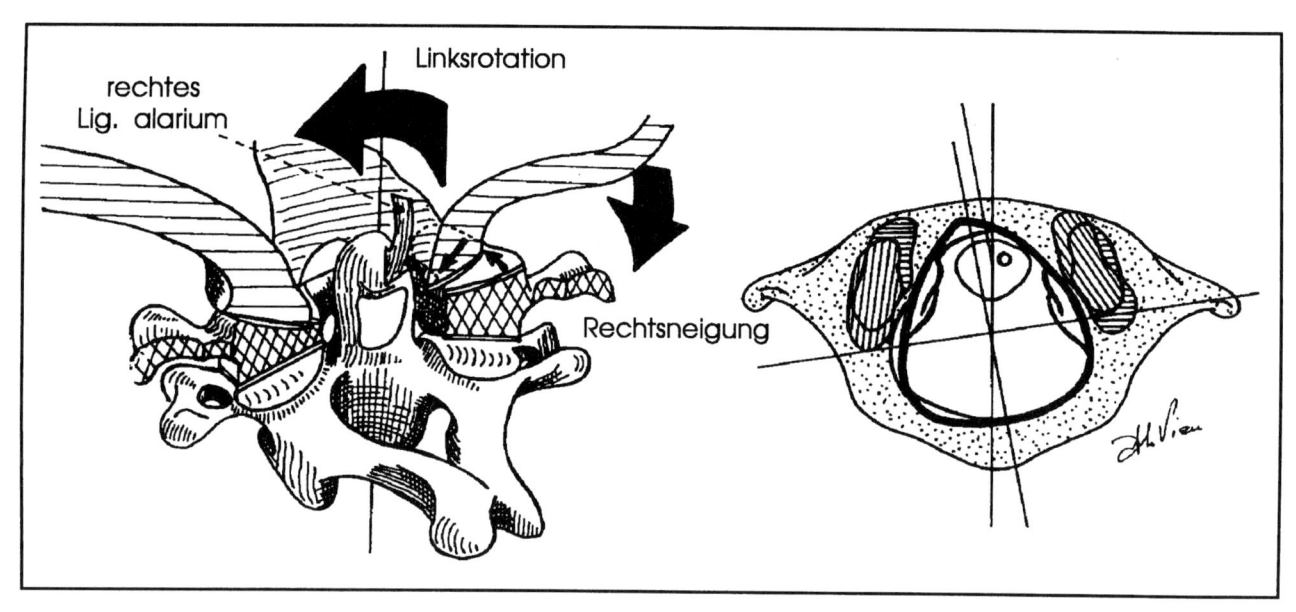

Abb. 88: Rotation des Okziput gegenüber dem Atlas

Abb. 89: Zusammenfassung der physiologischen Bewegungen der Wirbelsäule		
	Symmetrische Bewegungen	Asymmetrische Bewegungen
Lendenwirbelsäule	F/E	N.S.R. (R≠S) E.R.S. (R=S) F.R.S. (R=S)
Brustwirbelsäule	F/E	N.S.R. (R≠S) E.R.S. (R=S) F.R.S. (R=S)
Untere Halswirbelsäule	F/E	E.R.S. (R=S) F.R.S. (R=S)
Atlas/Axis	F/E	R
Okziput/Atlas	F/E	R.S. (R≠S) S

Kapitel 8

Läsionen der Wirbel

8.1 Allgemeine Betrachtungen

8.1.1 Definition

Eine Läsion kann als Ausdruck einer funktionellen Pathologie eines Gelenkkomplexes (Gelenk- und myofasziale Strukturen) definiert werden, der sich im Verlust oder der Einschränkung der physiologischen Gelenkbeweglichkeit äußert. Die Läsion entspricht der Existenz einer pathologischen motorischen Barrierre. Um den Begriff der motorischen Barriere gut verstehen zu können, muß man sich immer vor Augen halten, daß ein Gelenk, das frei und normal funktioniert, abhängig von den äußersten Stellungen innerhalb seines Bewegungsumfangs vier motorische Barrieren besitzt:

1. Zwei anatomische motorische Barrieren, die abhängig sind von der Konfiguration der anatomischen Strukturen (z. B. wird die Extensionsbewegung eines Wirbels durch das knöcherne Widerlager des Dornfortsatzes begrenzt.

2. Zwei physiologische motorische Barrieren, die ein Schutz der anatomischen Strukturen sind, den der elastische Widerstand der myofaszialen Gewebe bildet. Alle Faktoren, die die freie Bewegung eines Gelenks innerhalb der umschriebenen Grenzen durch die physiologische motorische Barriere einschränken oder begrenzen, müssen als pathologische motorische Barriere betrachtet werden. Wenn man die Bewegungsamplituden bedenkt, kann man dies folgendermaßen formulieren:

Anatomische motorische Barriere > Physiologische motorische Barriere > Pathologische motorische Barriere (Abb. 90).

8.1.2 Verlauf und Umstände einer Läsion

Die Läsion eines Wirbels kann primär oder sekundär sein.

Die primäre Läsion ist traumatischen Ursprungs, das heißt, sie ensteht durch Absorption einer Belastung. In der Biomechanik definiert man eine Belastung als eine Kraft, die auf eine Struktur einwirkt. Wenn auf eine vorgegebene Struktur eine Belastung (exogen oder endogen) ausgeübt wird, können drei Möglichkeiten eintreten:

1. Die Antwort ist reversibel, und der durch die Belastung hervorgerufene Zustand ist beendet, wenn die Belastung aufgehoben wird. Das ist die physiologische Reaktion.

2. Die Antwort ist irreversibel durch strukturelle Beschädigung des Systems. Das ist eine strukturelle Pathologie.

3. Die Antwort besteht fort:
   - durch Verschiebung der Autoregulation,
   - durch Bildung eines mechanischen Problems oder
   - durch ungleiches Verhältnis zwischen Belastung und Antwort.

Das ist eine funktionelle Pathologie.

Natürlich muß man einerseits die Intensität der Belastung und andererseits die Antwort in Zusammenhang bringen. Jeder Mensch hat für dieselbe Belastung ein individuelles Antwortschema. Außerdem ist erwähnenswert, daß die Empfindlichkeit der Wirbelsäule gegenüber Belastungen abhängig von der Extensions- oder Flexionsamplitude zunimmt und zwar direkt proportional (Drittes Gesetz). Je mehr die Wirbelsäule auf ihren dorsalen Gelenkflächen ausgerichtet ist, um so mehr verliert sie ihre physiologische Formbarkeit und ihre Adaptationsfähigkeiten.

Bei der Ätiologie der primären Läsionen muß man auch die Belastungen berücksichtigen, die durch Mikrotraumen entstehen. Ein Mikrotrauma ist die Beanspruchung einer Struktur, die auf qualitativer Ebene durchaus physiologisch akzeptiert werden kann. Durch ihr wiederholtes Auftreten (quantitativer Aspekt) ruft sie jedoch eine funktionelle Störung hervor, da das biologische System nicht die Mög-

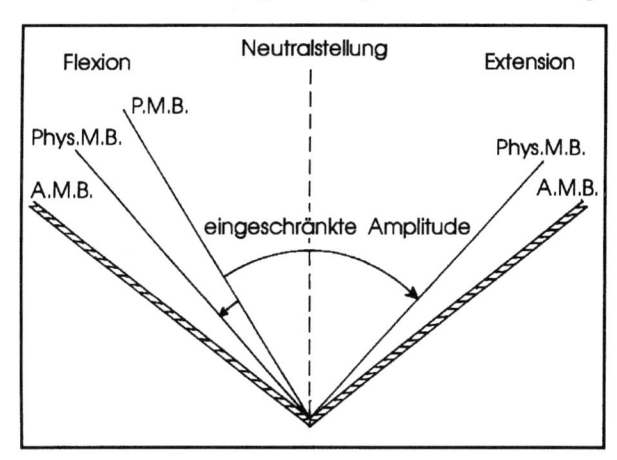

Abb. 90: Konzept der motorischen Barriere. Schematisierung einer Funktionsstörung in Flexion

lichkeit besitzt, ein ausreichendes energetisches Potential wiederzuerlangen, um wirkungsvoll reagieren zu können. Die primäre Läsion der Wirbel ist daher im allgemeinen eine heftige Erscheinung und schmerzhaft, zumindest am Beginn.

Die sekundäre Läsion hat ihren Ursprung in:

1. der Festlegung des Adaptationsverlaufs an eine von ihm entfernte Läsion. Man nennt sie Kompensation. Sie erfolgt über eine rein mechanische Bahn (pathologische myofasziale Spannung, Wiederherstellung des Haltungsgleichgewichts usw.) oder über die Bahn des somato-somatischen Reflexes. Im Laufe der Zeit ist nicht zu verhindern, daß sich ein funktionelles Adaptationsschema an eine primäre Läsion oder an eine statische Störung in Richtung eines Läsionsschemas entwickelt.

Die endogene Belastung, den der Adaptationsvorgang darstellt, verkleinert das Reaktionsvermögen des betroffenen Gewebes.

2. einem viszero-somatischen Reflexverlauf: Eine viszerale Struktur, an der eine primäre oder sekundäre Läsion vorliegt, hält in ihrem metameren Bereich, durch das Vorderhorn des Rückenmarks eine „Bombardierung" von afferenten Einflüssen aufrecht.

Dies führt dazu, daß an den paravertebralen Muskeln ein verlängerter hypertoner Zustand herrscht, der mit der Senkung der Reizschwelle und des Kontrollmechanismus verbunden ist (Abb. 91 und 92). Die sekundäre Läsion der Wirbel ist daher eine fortschreitende Erscheinung, spontan und nicht von vorneherein schmerzhaft.

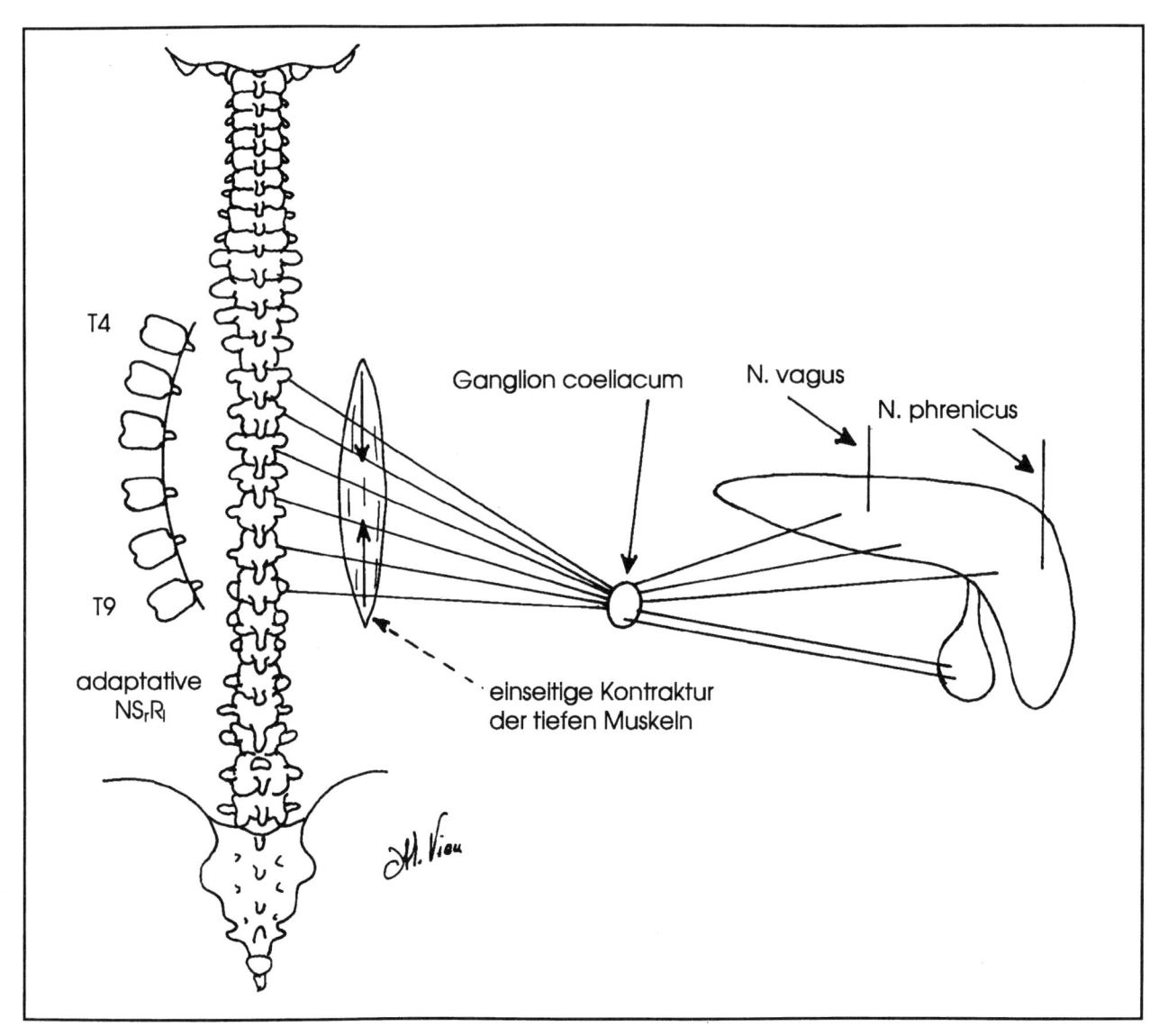

Abb. 91: Einfluß des Leber-Gallenblasen-Komplexes auf die Wirbelsäule über viszero-somatischen Reflex

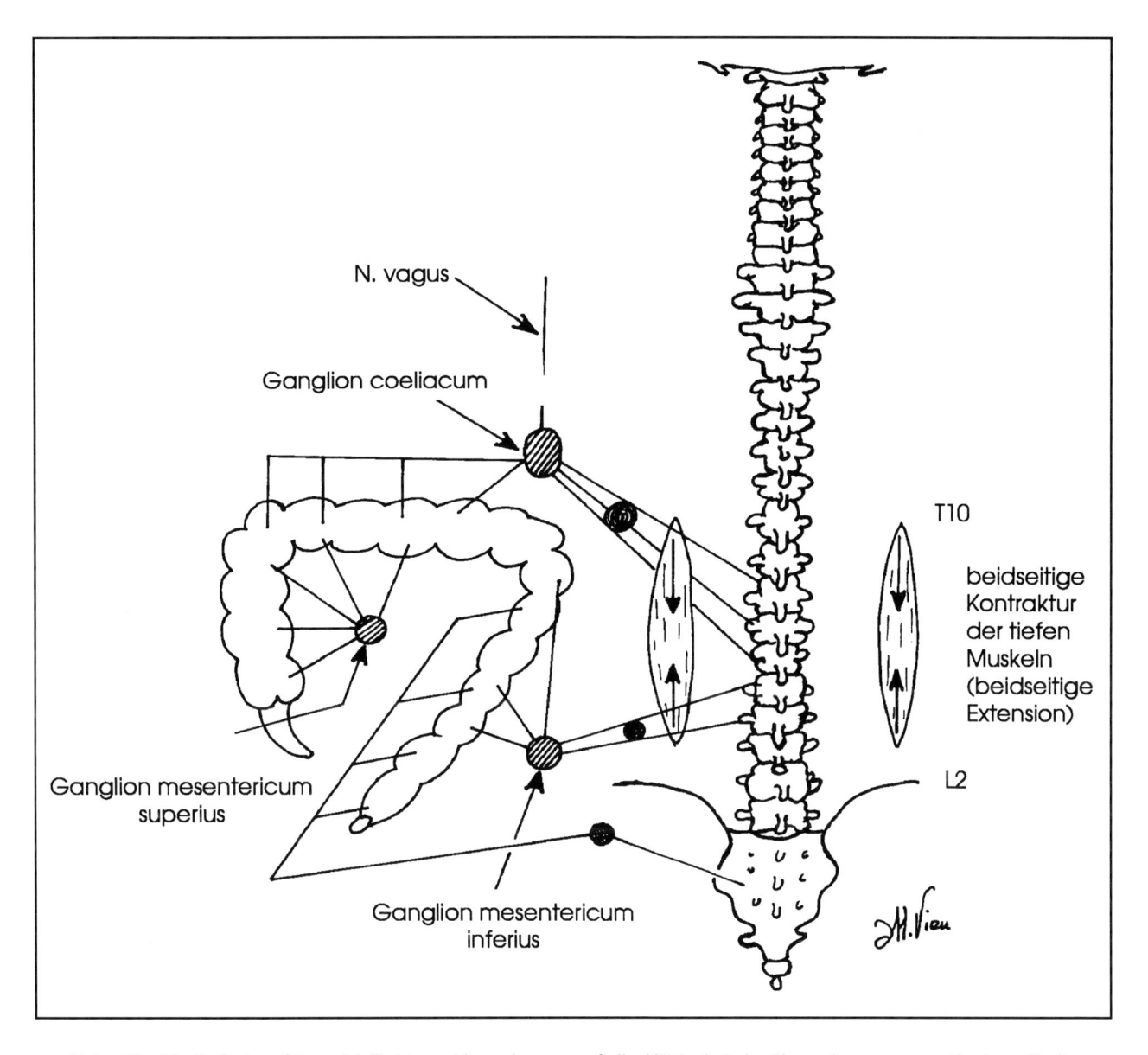

Abb. 92: Einfluß des Sigmoid-Rektum-Komplexes auf die Wirbelsäule über viszero-somatischen Reflex

Allen diesen Elementen kann man noch eine Vielzahl von Faktoren hinzufügen, die begünstigend, auslösend oder verschlimmernd wirken können.

Jene Faktoren, die mit dem Grad der „Rentabilität" des motorischen Systems zusammenhängen, wurden im Kapitel über die neuromuskuläre Physiologie und dem über die Biomechanik der Wirbelsäule besprochen.

Trotzdem soll man nicht die psycho-somatischen Auswirkungen vergessen, wenn man mit den Grundlagen der Osteopathie übereinstimmen will, die den Menschen in seiner Gesamtheit sieht.

Der allgemeine Mechanismus der Nervenzellen, der für die psycho-somatischen Auswirkungen verantwortlich ist, ist nun gut bekannt (Abb. 93).

Das Gehirn kann solche Wirkungen auf mehrere Arten herstellen:

1. Durch Übertragung von Signalen mit Hilfe des autonomen Nervensystems.
2. Durch Übertragung von Signalen auf die Skelettmuskulatur über die Area bulbo-reticularis.

Das retikuläre Aktivatorsystem sendet Impulse zum Rückenmark und zur Muskulatur. Daher erhöhen im Allgemeinen Emotionen, die eine Stimulierung des Sympathikus und des retikulären Aktivatorsystems hervorrufen, den Muskeltonus im ganzen Körper.

Sie bewirken dieses, indem sie ihn in einen Zustand von pathologischer „Überwachsamkeit" versetzen. Emotionen, die normalerweise das parasympathische System stimulieren, vermindern hingegen die Aktivität der bulboretikulären Formation und setzen den Muskeltonus dadurch stark herab, daß eine

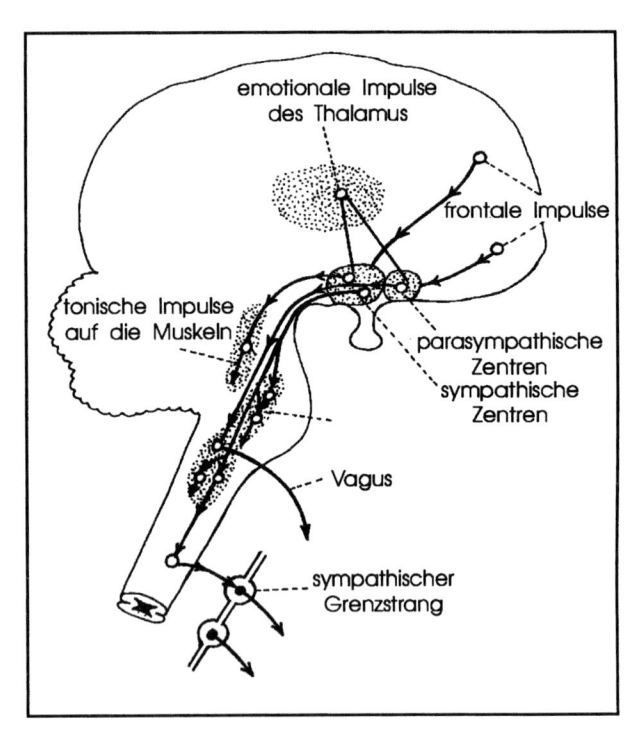

Abb. 93: Neuronenkreisläufe der psycho-somatischen Auswirkungen

Überwachung fehlt. In beiden Fällen und aus entgegengesetzten Gründen sind die Antworten des neuromuskulären Systems nicht ausreichemd wirksam und nicht genügend koordiniert.

8.1.3 Pathologische motorische Barriere

Die Läsion eines Wirbels entspricht der Existenz einer pathologischen Barriere. Um diese im Ganzen untersuchen zu können, muß man sie in zwei Bestandteile zerlegen, die mit den beiden grundlegenden Bestandteilen des motorischen Systems verbunden sind:

– in eine mechanische Gelenkbarriere und
– in eine neuromuskuläre Barriere.

8.1.3.1 Mechanische Barriere

Eine mechanische Barriere entsteht im Bereich der Wirbelbogengelenke, indem eines oder mehrere der folgenden Phänomene betroffen sind:

– das Aufeinanderpassen (Koaptation) der Gelenkflächen,
– das Eindrücken der Zwischenwirbelscheibe und
– das Aufeinanderstoßen der Gelenkflächen.

1. *Gelenkkoaptation:* Sie beruht auf einem bekannten physikalischen Phänomen, das *Tabor* nachwies. Dies ist ein Adhäsionsvorgang dichter Flüssigkeit durch Kapillarität, wodurch eine Beziehungsspannung durch gegenseitige Wechselwirkung entsteht. Das „flüssige" Gelenk haftet fest an den zwei soliden Oberflächen an. Diese Adhäsion erhöht sich proportional zur Viskosität der Flüssigkeit. Der Widerstand, der daraus entsteht, kann ein beträchtliches Ausmaß annehmen. Am einfachsten ist dieser Effekt am Beispiel von zwei Glasplatten darzustellen, die aufeinander liegen und deren beide Oberflächen durch eine benetzende Flüssigkeit in Kontakt sind. Ein Gleiten der Platten ist möglich, eine Trennung jedoch nicht. Außer sie erfolgt mit einer zunehmenden Winkelbildung parallel zum Gleiten. Die reine Dekoaptation erfordert große Kräfte und tritt durch plötzliche Aufspaltung der molekularen Struktur der interstitiellen Flüssigkeit ein. Die Elemente, die zur Stärke der Adhäsion beitragen, sind:

– die Kongruenz der Oberflächen, die in Kontakt sind,
– die Struktur dieser Oberflächen (porös oder glatt),
– das Ausmaß der Benetzung und
– die Dichte und Viskosität der Flüssigkeit.

Das Koaptationsphänomen kann in den Wirbelbogengelenken, vor allem bei Bewegungen am Ende einer Bewegungsamplitude entstehen oder in verlängerter Haltung im Sinne einer Extension mit Hyperkonvergenz der Gelenkfacetten.

2. *Das Eindrücken der Zwischenwirbelscheiben:* Der freie Rand der Zwischenwirbelscheibe besteht aus sehr dichtem Faserknorpel, der eine gewisse Festigkeit besitzt. Die Eindrückung des Diskus kann abhängig von der Art der Wirbelbewegung auf zwei Arten erfolgen (Abb. 94 und 95):

– Bei der Hyperextension kann der Diskus dorso-kaudal durch die Annäherung der beiden Gelenkflächen in Konvergenz komprimiert werden. Wenn diese Kompression zu stark erfolgt oder wenn sie bestehen bleibt, wandelt der freie Rand des Diskus die Knorpelmembran rinnenförmig um. Dadurch wird ein Gleiten der zwei Gelenkflächen unmöglich. Dieses Gleiten geht aber der Divergenz des Gelenks voraus und ermöglicht die Rückkehr in Neutralstellung.

– Bei der Flexion kann der ventrokraniale freie Rand des Diskus im ventralen Teil des Gelenks und im Bereich, wo der Kontakt stattfindet, eingeklemmt werden, woraus eine mechanische Belastung entsteht. Diese Einklemmung erfolgt in dem Moment, in dem sich die Gelenke in Divergenz einstellen (Übergang vom 1. zum 2. Grad der Flexion).

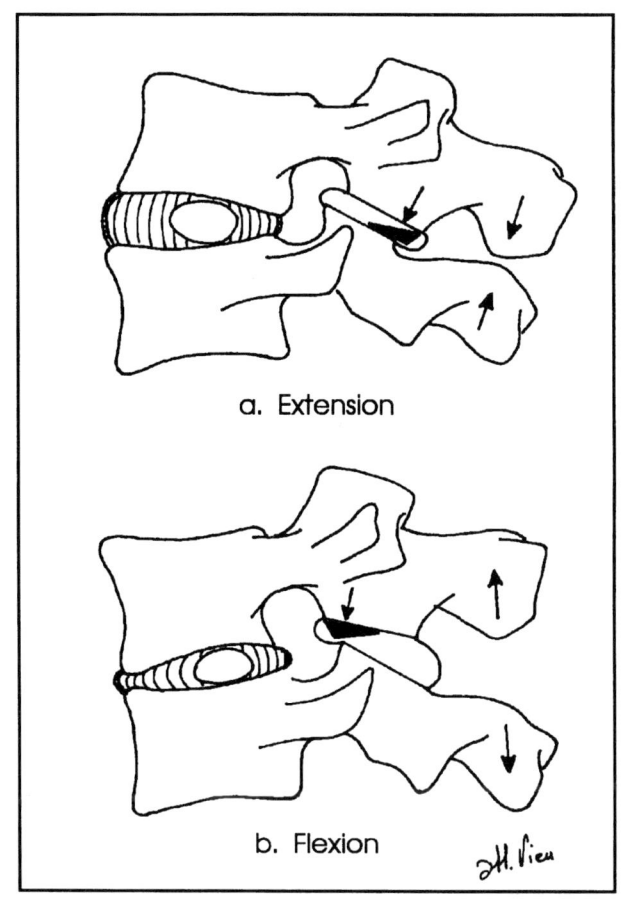

Abb. 94: Eindrücken der Zwischenwirbelscheiben:
a. Dorso-kaudaler Teil in der Extension
b. Ventro-kranialer Teil in der Flexion

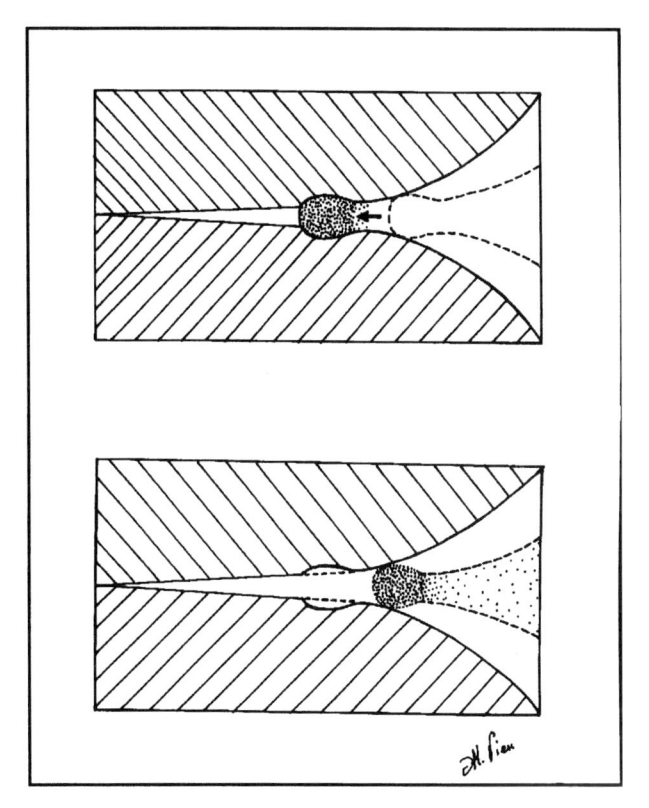

Abb. 95: Rinnenförmige Deformierung des Knorpels durch das freie Ende des Diskus

In beiden Fällen entsteht eine Spannung an den nervösen Enden des Diskusansatzes, die schmerzhaft ist und durch einen rückgekoppelten Muskelspasmus das Gelenk „verriegelt". Sobald die Belastung auf die Auflage wieder wegfällt, ist die Deformierung der Gelenkflächen reversibel. Die Deformierung entsteht durch Lockerung des Lamellennetzes. Sie wird (nach ungefähr 10 Minuten) durch die große Elastizität der Lamellenschichten untereinander und durch die Resorption der Flüssigkeit aufgehoben, die sich um die gebildete Aushöhlung gebildet hat *(Wolf)*.

3. Aufeinanderstoßen der Gelenkflächen (Gelenkimpaktion):

Eine Gelenkimpaktion entsteht, wenn die beiden knorpeligen Oberflächen plötzlich traumatisch in Kontakt zueinander treten. Die Hyperkompression deformiert die Lamellenzwischenschichten, deren Zerreißpunkt bei 2,5 kg/mm^2 liegt. In allen Fällen (die sich auch überlagern können) wird die Beweglichkeit des Gelenks verringert oder aufgehoben. *Lewit* hat experimentell das Vorhandensein dieser mechanischen Gelenkbarriere bei gewissen Läsionen der Wirbel nachgewiesen.

Sie bleibt in Allgemeinnarkose unter Verwendung von synthetischem Curare bestehen, das die Verriegelung der Gelenke durch pathologische Anspannung der Muskeln und Faszien aufhebt. Die Möglichkeit, auf diese Weise eine mechanische Gelenkbarriere zu bilden, ist unbestritten.

Wenn eine mechanische Gelenkbarriere existiert, besteht sie jedoch nie für sich allein, da sich immer eine neuromuskuläre Barriere dazugesellt.

8.1.3.2 Neuromuskuläre Barriere

Bei der Besprechung der viszero-somatischen Reflexe haben wir bereits gesehen, daß ein Organ, das in Läsion ist, im Bereich der Wirbelsäule pathologische Muskelspannungen hervorruft, wodurch eine sekundäre Läsion der Wirbel entsteht. Die Entstehung einer neuromuskulären, motorischen Barriere kann primär erfolgen, indem die Grenze des Gelenkspiels durch Spasmus eines Muskels oder einer Muskelgruppe im Verhältnis zu den betroffenen Gelenken zwischen den Wirbeln entsteht. Der Muskelspasmus entspricht einer Gamma-Überfunktion der neuromuskulären Spindeln eines oder mehrerer betroffener Muskeln. Dadurch werden die Fasern innerhalb der Spindeln ständig verkürzt. Da die neuromuskuläre Spindel einen Mechanismus darstellt, der sich nicht adaptieren kann, hält sie eine Entladung der Einflüsse über die Bahn Ia aufrecht, solange sie stimuliert wird. Gleichzeitig erschwert die Aktivität des Regulationssystems der Körperhaltung, die bestrebt ist, den Muskel in seine ursprüngliche Länge zurückzubringen, die Kontraktionsspannung, die sich aus der Überfunktion der Spindeln ergibt. Das Zentralnervensystem, das die propriozeptiven Botschaften von der sensorischen Peripherie über interne und externe rückwirkende Leitungsbögen empfängt, erhält verschiedenartige Informationen:

- jene, die ihren Ursprung innerhalb der Spindel haben und bei Dehnung auftreten sowie
- jene, die ihren Ursprung außerhalb der Spindel haben und bei Verkürzung auftreten, da die Mechanorezeptoren der Gelenke eine Annäherung der Muskelansätze an den Wirbeln signalisiert.

Da diese propriozeptiven Informationen widersprüchlich sind, kann das Zentralnervensystem sie weder integrieren noch verarbeiten, da es zu diesem Zeitpunkt keine passende Antwort vorschlagen kann. Es hat sich ein Circulus vitiosus gebildet, der Muskelspasmus ist spontan nicht reversibel.

Zwei Vorgänge können bei der Entwicklung dieser Gamma-Überfunktion geltend gemacht werden:

1. Das Phänomen der Aufhebung der Autoregulation: Die Antwort auf eine vorgegebene Situation, räumlich oder zeitlich, bleibt aufrecht, wenn die Belastung, die sie hervorgerufen hat, aufgehoben wird. Gewisse Bewegungen sind tatsächlich zu schnell, um auf der Ebene der Segmente ausreichend reguliert werden zu können. Weiter wird die dem Segment übergeordnete Antwort verschoben. Dies ergibt sich aus der zu großen Latenzzeit der rückwirkenden Leitungsbögen, vor allem desjenigen zwischen Kleinhirn und Kortex.

2. Die schlechte Synchronisation zwischen der tonischen Regulation der Bewegung eines Wirbelsegments und der voraussichtlichen Haltungsregulation. Sie wirkt entgegengesetzt und besitzt die Tendenz, das entstandene Ungleichgewicht durch die Bewegung in dem Moment, wo sie ankommt oder sogar schon zuvor, entstehen zu lassen.

Die gleichzeitige Koppelung dieser beiden Vorgänge ist erforderlich, um eine ausreichend neuromuskuläre Antwort zu erhalten.

Es gibt noch viele Beispiele von Situationen, bei denen pathologische Vorgänge auftreten können. Einer derer, die am leichtesten verständlich sind, ist die sogenannte „falsche" Bewegung. Das heißt, eine Bewegung entsteht, obwohl sie zentral weder befohlen noch vorausgesehen wurde. Schematisiert kann man sagen, daß es sich um die plötzliche und unerwartete Annäherung von zwei Muskelansätzen handelt. Die Muskelspindel, die nicht mehr unter Spannung steht, erschlafft und sendet keine Impulse mehr, wodurch das zentrale Nervensystem keine Informationen mehr erhält.

Als Reaktion darauf aktiviert diese die Entsendung von Gamma-Impulsen, um von der relativen Ausdehnung zwischen Fasern innerhalb und außerhalb der Spindel wieder Informationen zu erhalten. Diese Gamma-Impulsen halten an, bis die Spindel wieder aussenden kann. Meistens ist es aber zu spät und es entsteht eine Distorsion. Dieser Vorgang ist ein gutes Beispiel für eine zu lange Latenzzeit im Leitungsbogen zwischen Kleinhirn und Kortex und für die relative Wirkungslosigkeit der segmentalen Regulation unter bestimmten Umständen (plötzliche und unerwartete Bewegungen).

Eine andere, häufig auftretende Situation ist das sogenannte „Aufheben eines Gewichts vom Boden". Wie wir wissen, wirken sehr starke Kräfte über lange und komplizierte Hebelarme auf die Lendenwirbelsäule ein. Während des Kraftaufwands bei dem Bewegungsablauf des Rumpfes üben die dorsalen, aufrechten Muskelstrukturen über die Auflage an den Wirbelbogengelenken ihre Wirkung aus (Zwischenauflagehebel).

Zu diesem Zeitpunkt entsteht an den dorsalen Gelenken wieder ein Kraftvektor im Winkel von $30°$ durch die Kompressionskräfte, die auf den Diskus ausgeübt werden. Beim Übergang vom 2. Grad zum 1. Grad der Flexion entsteht ein plötzliches und heftiges Abrücken der dorsalen Gelenke, woraus sich folgendes ergibt:

- Auf einen nach dorsal geöffneten Diskus, dessen Nukleus nach ventral verschoben ist, wird eine starke Überbeanspruchung ausgeübt. Es folgen daraus alle schützenden Konsequenzen, um die strukturelle Unversehrtheit des Diskus aufrechtzuerhalten.

- Eine intensive Störung der propriozeptiven Informationen, die von den mechanischen Gelenkrezeptoren und von der dorsalen Muskulatur im Rahmen einer koordinierten Bewegung ausgehen. Im Rahmen dieser koordinierten Bewegung empfängt das Zentralnervensystem ungeeignete Informationen mit dem Ziel, zum Schutz das System zu „verriegeln", indem eine Läsion durch spasmogene Blockierung hervorgerufen wird.

Eine neuromuskuläre Barriere kann allein auftreten oder sich mit einer mechanischen Barriere überlagern, indem sie sekundär zur ungenügenden Gelenkfunktion steht.

In derselben Weise, in der man die physiologischen Bewegungen der Wirbelsäule in zwei große Kategorien einteilen kann, lassen sich auch die Läsionen der Wirbel in zwei Kategorien klassifizieren:
- die symmetrischen Läsionen und
- die asymmetrischen oder kombinierten Läsionen.

8.2 Symmetrische Läsionen der Wirbel

Die symmetrischen Läsionen der Wirbel müssen mit dem Begriff der beidseitigen in Divergenz oder Konvergenz fixierten Gelenkfacetten in Betracht gezogen werden. Die pathologische motorische Barriere liegt in der sagittalen Ebene.

8.2.1 Läsion eines Wirbels in Flexion (Abb. 96a)

Der Wirbel in Flexionsläsion bleibt gegenüber dem darunterliegenden Wirbel in einer Flexionsstellung 2. Grades fixiert. Und zwar an den äußersten Grenzen der physiologischen Bewegung, das heißt, nahe an der physiologischen motorischen Barriere der Flexion. Als Konsequenz daraus kann er nicht mehr in Neutralstellung zurückkehren, da er Deflexion und Extension nicht mehr zuläßt. Die unteren Gelenkflächen des betroffenen Wirbels bleiben beidseits in Divergenz ausgerichtet gegenüber den oberen Gelenkflächen des darunterliegenden Wirbels. Diese beidseitige Fixierung der Gelenkflächen bewirkt, daß die Beweglichkeit in allen Ebenen völlig verloren geht:

Der Wirbel, der in Läsion ist, läßt Extension, Flexion, Rotation und Seitneigung nicht zu.

Diese Läsion wird von einer pathologischen Gewebsspannung aller dorsalen myofaszialen Strukturen begleitet, vor allem der Ligg. interspinale und supraspinale. Die Zwischenwirbelscheibe kippt nach dorsal, der Nucleus pulposus ist nach dorsal dezentriert. Die Läsion in Flexion kann einzeln oder in einer Gruppe auftreten. Sie kann primär traumatisch oder sekundär adaptiv sein. Was die Beziehung zu den angrenzenden Wirbelstrukturen betrifft, kann man beobachten, daß der Dornfortsatz des Wirbels, an dem eine Läsion vorliegt, sich nach der allgemeinen Mittellinie der Dornfortsätze richtet, aber von der des darunterliegenden entfernt bleibt. Selbst wenn man an der betroffenen Zone eine allgemeine Extensionsbewegung durchführt, bleibt dieser Zustand aufrechterhalten.

8.2.2 Läsion eines Wirbels in Extension (Abb. 96b)

Ein Wirbel in Extensionsläsion bleibt gegenüber dem darunterliegenden in Extensionsstellung bis zu den äußersten Grenzen der physiologischen moto-

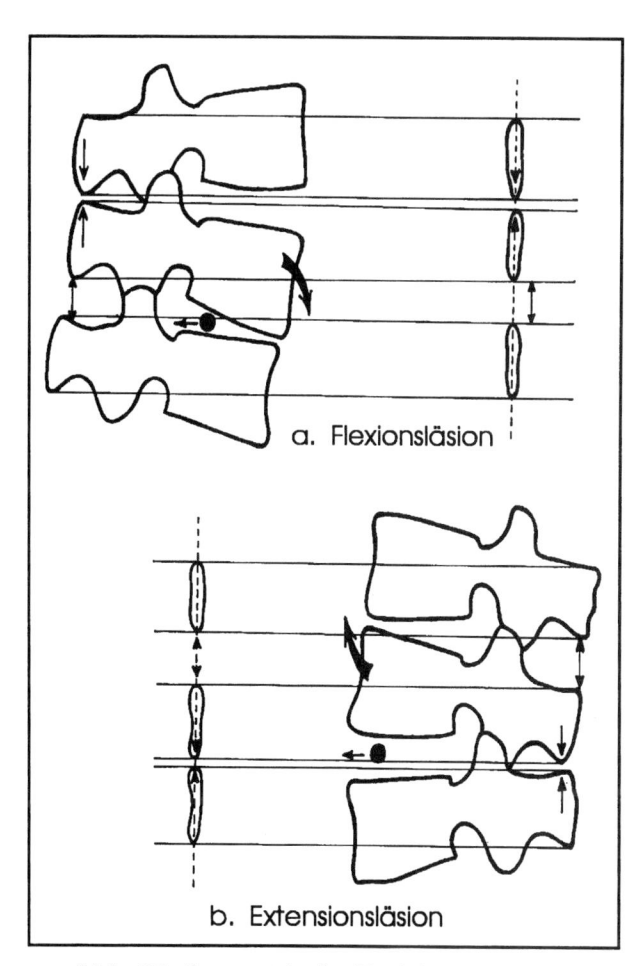

a. Flexionsläsion

b. Extensionsläsion

Abb. 96: Symmetrische Funktionsstörungen und relative Stellungen der Dornfortsätze

rischen Barriere der Extension fixiert. Er kann nicht in Neutralstellung zurückkommen, da er die Flexion nicht zuläßt. Die unteren Gelenkflächen des betroffenen Wirbels bleiben beidseits in Konvergenz gegenüber den Gelenkflächen des darunterliegenden Wirbels ausgerichtet. Die beidseitige Gelenkfixierung bewirkt den völligen Verlust an Beweglichkeit in allen Ebenen hervor:

Der Wirbel, dessen Funktion gestört ist, läßt Flexion, Extension, Rotation und Seitneigung nicht zu.

Diese Läsion wird von einer pathologischen myofaszialen Spannung der ventralen Gewebsstrukturen begleitet. Die Zwischenwirbelscheibe kippt nach ventral, der Nucleus pulposus wird nach ventral dezentriert. Der Dornfortsatz des betroffenen Wirbels richtet sich nach der allgemeinen Mittellinie der Dornfortsätze, bleibt dem darunterliegenden aber angenähert. Selbst wenn man in der betroffenen Zone eine allgemeine Flexionsbewegung durchführt, bleibt dieser Zustand aufrechterhalten.

Diese Läsion kann einzeln oder als Gruppenläsion auftreten. Sie kann primär traumatisch oder sekundär adaptiv sein. Gruppenläsionen in Extension können im Bereich der Brustwirbelsäule aus zwei Gründen häufig auftreten:

1. Aus mechanischen Gründen, da das Bewegungsausmaß der Brustwirbelsäule in Extension gering ist. Andererseits erfolgt in diesem Bereich die Kompensation eines ventralen Ungleichgewichts.
2. Aus neurologischen Gründen über zahlreiche viszero-somatische Reflexe, die durch Stimulierung der paravertebralen Muskulatur eine chronische Extension hervorrufen, wenn die Stimulierung beidseits erfolgt.

Wichtig: Dadurch, daß die Gelenkflächen bei dieser symmetrischen Läsionsart ständig belastet sind, findet man häufig eine mechanische Barriere, die zusätzlich zur neuromuskulären Barriere auftritt, um eine pathologische motorische Barriere zu bilden.

8.3 Asymmetrische Läsionen der Wirbel

Diese Läsionen bilden sich in Bezug auf das Erste und Zweite Gesetz der Physiologie. Das heißt, entweder in Neutralstellung oder mit einseitiger Ausrichtung der Gelenkflächen. Dies in Konvergenz oder Divergenz bis an die physiologische motorische Barriere heran.

8.3.1 Läsion vom Typ I = N.S.R.

Diese Läsion N.S.R. entspricht einer chronischen Fixierung, die durch die pathologische Anspannung gewisser myofaszialer Strukturen entsteht, die wiederum durch eine Bewegung oder Adaptationshaltung in Neutralstellung, entsprechend dem Ersten Gesetz der Wirbelphysiologie, hervorgerufen werden. Es handelt sich um eine Gruppenläsion, der mindestens drei Wirbel angehören, an denen Seitneigung und Rotation entgegengesetzt gerichtet sind. Die Gelenkflächen der von dieser Läsion betroffenen Wirbel sind nicht ausgerichtet, sondern in Neutralstellung. Die pathologische motorische Barriere hat nur einen neuromuskulären Ursprung. Der Hauptparameter, der diese Läsion hervorruft, ist die Seitneigung. Die Rotation erfolgt nur sekundär und adaptativ. Man kann zwei Arten von einfachen Läsionen finden (Abb. 97):

– N.S$_r$.R$_l$. oder Rotationsskoliose nach links konvex,
– N.S$_l$.R$_r$. oder Rotationsskoliose nach rechts konvex.

Es bilden sich auf gleiche Weise komplexere Läsionen an mehreren übereinanderliegenden Krümmungen, von denen die Seitneigung den Höhepunkt der unteren Krümmung bildet und somit eine neuerliche Läsion N.S.R. in entgegengesetzte Richtung bildet. Das Ausmaß der Seitneigung an der Basis der unteren Krümmung bestimmt großteils die Funktion einer oder mehrer Krümmungen. Diese Läsion ruft eine Einschränkung der Beweglichkeit hervor. Die am meisten eingeschränkte Bewegungsamplitude ist die entgegengesetzte Seitneigung (die Seitneigung ist der Hauptparameter).

Die Läsion N.S.R. ist eine Gruppenläsion; sie ist immer sekundär adaptativ. Ihr Erscheinungsbild ist fortschreitend und spontan nicht schmerzhaft. Sie adaptiert an eine Gleichgewichtsstörung, die weiter entfernt liegt oder wird durch eine viszerale Läsion hervorgerufen. Sie ist begleitet von einer Gewebsanspannung der Strukturen in der gebildeten Konvexität (vor allem der Elemente zwischen den Processus transversarii).

Die Zwischenwirbelscheibe wird keilförmig mit Basis auf der konvexen Seite deformiert. Der Nucleus pulposus ist zur Konvexität hin dezentriert. Klassischerweise beschreibt man, daß die Läsion N.S.R. von den langen, verkürzenden Muskeln fixiert wird. Es sind oberflächliche Muskeln, die mehrere Gelenke einbeziehen. Auch die wichtige Rolle gewisser tiefer Muskeln, die die Krümmung in ihrer Konkavität stabilisieren, muß erwähnt werden. Das betrifft den M. multifidis, der dies über seine kurzen und langen lamellenförmigen Fasern bewirkt (die elektromyographische Untersuchung zeigt, daß sie eine viel größere Wirkung von Rotation und Neigung zur gegenüberliegenden Seite haben als die kurzen und langen Fasern des M. spinalis, die synergistisch mit denen der Gegenseite agieren, um eine symmetrischere Wirkung von Deflexion-Extension zu erzielen).

Biomechanische Untersuchung: Die Läsion N.S.R. entsteht in Neutralstellung. Die Stellung der betroffenen Wirbelsegmente ist in Hyperflexion und Extension gleich, was die Art der Läsion zu erkennen gibt. Dies ist sehr wichtig, um eine Differentialdiagnose zwischen adaptierter Haltung vom Typ I (Skoliosehaltung) und einer Läsion von N.S.R. (Rotationsskoliose) machen zu können. Liegt keine Läsion vor, so kann der Kontakt der Gelenkflächen die Wirbelsäule wieder in der sagittalen Ebene ausrichten.

Bei der Untersuchung stellt man bezüglich der angrenzenden Strukturen fest:

– Eine krummlinige Abweichung der Linie der Dornfortsätze an der Seite der Konvexität. Sie entfernt sich von der Mittellinie.

– Eine Rotation in die objektivierte Konvexität durch Posteriorisierung der Querfortsätze, die im Bereich der Spitze der Krümmung ihr Maximum erreicht. Die Krümmungslinie der Dornfortsätze hat einen größeren Krümmungsradius als die der Querfortsätze (Abb. 97). Die Rotation in die Konvexität läßt den Dornfortsatz in entgegengesetzte Richtung abweichen, vor allem im Bereich des Apex, der Stelle der größten Rotation.

Beim Typ N.S.R. einer Läsion muß man immer bestimmen:

– die Anzahl der betroffenen Wirbel,
– Spitze, Basis und Höhepunkt der pathologischen Krümmung.

8.3.2 Läsion F.R.S. (Abb. 98)

8.3.2.1 Läsion vom Typ II

Diese Läsion wird mit dem Begriff der einseitig in Divergenz fixierten Gelenkflächen beschrieben. Sie entspricht der Fixierung nahe der physiologischen motorischen Barriere der Flexionsbewegung, die dem Zweiten Gesetz nach *Fryette* unterliegt. Nehmen wir das Beispiel einer Läsion in $F.R_r.S_r$. Der Wirbel, dessen Funktion gestört ist, ist fixiert in:

– Flexion,
– Rotation nach rechts (R_r) und
– Seitneigung nach rechts (S_r).

Seine linke untere Gelenkfläche bleibt in Divergenz auf der linken oberen Gelenkfläche des darunterliegenden Wirbels fixiert. Man kann diese Läsion auch als einseitige Flexion links oder einseitige Anteriorität links bezeichnen.

Biomechanische Untersuchung: Die rechte untere Gelenkfläche des Wirbels, der sich in Läsion befindet, ist frei und besitzt dadurch eine gewisse Beweglichkeit. Das linke Wirbelbogengelenk, das in Divergenz fixiert ist, bildet einen Drehpunkt, um den sich eine neue Physiologie aufbaut. Wenn eine komplette Flexion induziert wird, kann sich das rechte untere Gelenk immer nach ventral richten, wobei es den Wirbel in Flexion 2. Grades bringt und seine Rotationskomponente nach rechts und seine Seitneigung nach rechts aufhebt. Wird eine Extension induziert, kann sich nur das rechte untere Gelenk nach dorsal bewegen und vergrößert hiermit Rotations- und Seitneigungskomponente nach rechts. Es gibt also eine Einschränkung der Beweglichkeit in Extension. Eine neue Physiologie baut sich um den Drehpunkt der Gelenkfixation auf.

Mögliche Bewegungen sind:

– Hyperflexion,
– Rotation nach rechts und
– Seitneigung nach rechts.

Die begrenzten Bewegungen sind:

– Extension,
– Rotation nach links und
– Seitneigung nach links.

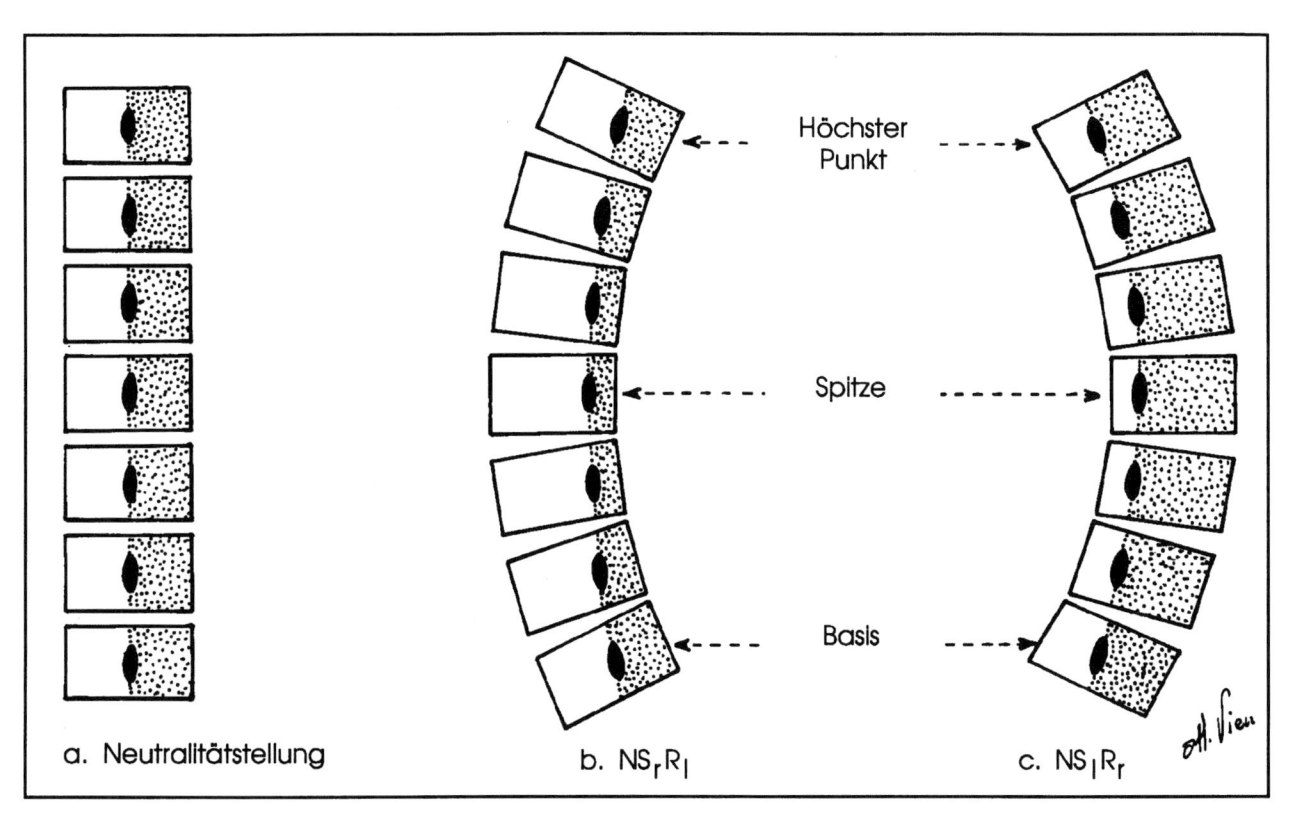

Abb. 97: Asymmetrische Funktionsstörungen vom Typ I

Diese Läsion F.R.S. kann präziser als Läsion in einseitiger Gelenkdivergenz an der der Rotation gegenüberliegenden Seite bezeichnet werden, die eine Einschränkung der Beweglichkeit hervorruft. Im Allgemeinen ist diese Läsion primär traumatisch und spontan schmerzhaft.

Die pathologische motorische Barriere kann gemischt sein: Neuromuskulär und mechanisch zugleich. Der Muskel, der von der neuromuskulären Läsion betroffen ist, ist ein tiefer Muskel, der nur ein einziges Gelenk betrifft: Der M. intertransversarius der dem blockierten Gelenk gegenüberliegenden Seite (also der Seite von Rotation und Seitneigung) auf einer vorangegangenen Flexion. Was die angrenzenden Wirbelstrukturen anbelangt, läßt sich feststellen:

— Der Dornfortsatz weicht nach links (Rotation nach rechts) ab und entfernt sich von dem darunterliegenden (Flexion).
— Der rechte Querfortsatz befindet sich relativ dorsal gegenüber dem darunterliegenden, der linke Querfortsatz ventral.

In Bewegung:

— richtet die Flexion der betroffenen Zone den Dornfortsatz aus und gleicht den Raum zwischen den Dornfortsätzen aus;
— vergrößert die Extension der betroffenen Zone die seitliche Abweichung des Dornfortsatzes, der von dem des darunterliegenden Wirbels entfernt bleibt.

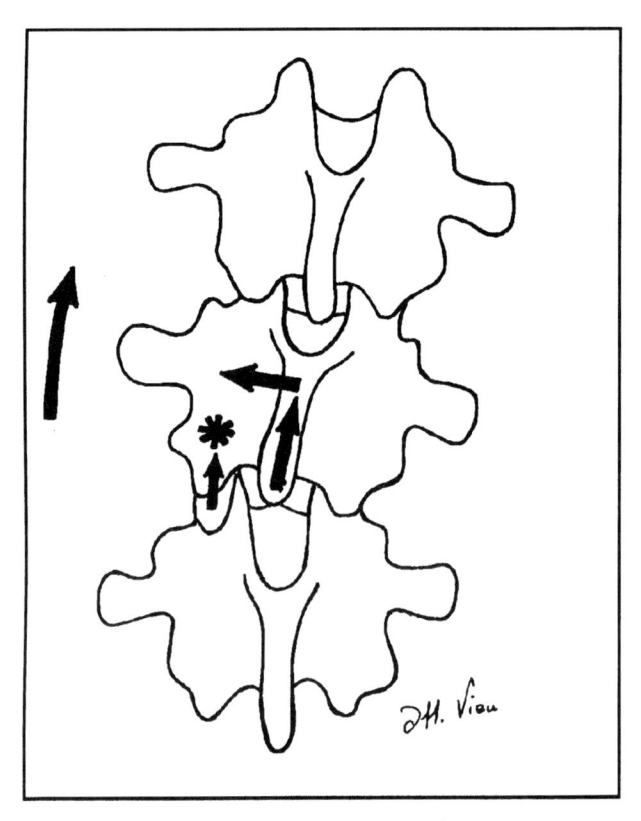

Abb. 98: Funktionsstörung vom Typ II (F.R_r.S_r.)

8.3.2.2 Läsion E.R.S. (Abb. 99)

Diese Läsion wird als Gelenkfläche beschrieben, die einseitig in Konvergenz fixiert ist. Sie entspricht einer Fixierung nahe der physiologischen motorischen Barriere der Extensionsbewegung, die dem Zweitem Gesetz nach *Fryette* unterliegt. Nehmen wir als Beispiel eine Läsion E.R_r.S_r. an. Der Wirbel, der sich in Läsion befindet, ist fixiert in:

— Extension,
— Rotation nach rechts (R_r) und
— Seitneigung nach rechts (S_r).

Seine rechte untere Gelenkfläche bleibt in Konvergenz über der rechten oberen des darunterliegenden Wirbels fixiert. Man kann diese Läsion auch als einseitige Extension rechts oder einseitige Posteriorität rechts bezeichnen.

Biomechanische Untersuchung: Die linke untere Gelenkfläche des Wirbels, an dem eine Läsion vorliegt, ist frei und besitzt eine gewisse Beweglichkeit. Das rechte Wirbelbogengelenk, das konver-

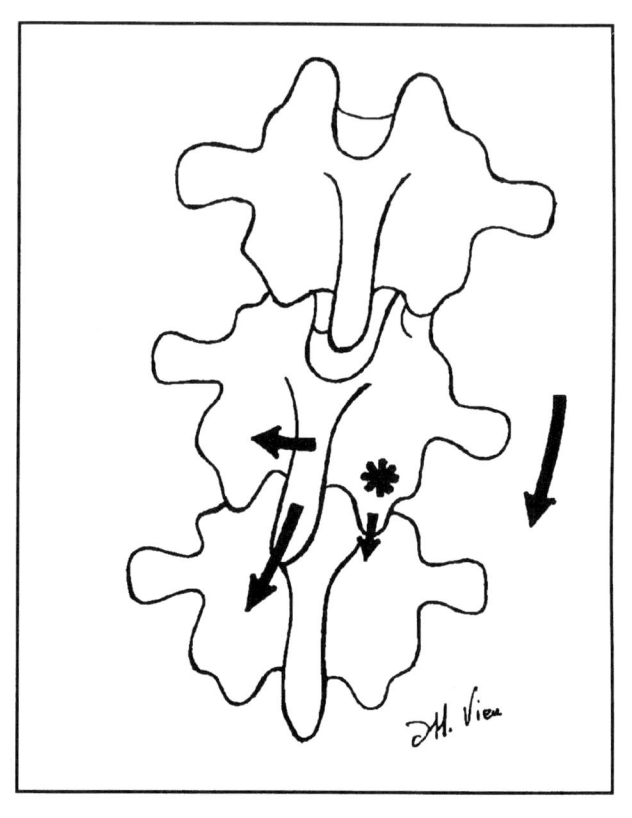

Abb. 99: Funktionsstörung vom Typ II (E.R_r.S_r.)

		Art der Läsionen		
		Typ II (E.R$_r$.S$_r$.)	Typ II (F.R$_r$.S$_r$.)	Typ I (N.S$_l$.R$_r$.)
Parameter	Sagittalebene	Extension	Flexion 2. Grades	Neutral
	Horizontalebene	Rechtsrotation	Rechtsrotation	Rechtsrotation
	Frontalebene	Rechtsneigung	Rechtsneigung	Linksneigung
	Fixiertes Gelenk	Rechtskonvergenz	Linksdivergenz	–
	Charakter	Einzeln	Einzeln	Gruppe

Abb. 100: Darstellung der Unterscheidung von drei Typen von Läsionen

gent fixiert ist, bildet einen Drehpunkt, um den sich die neue Physiologie aufbaut.

Wenn eine Hyperflexion induziert wird, kann sich das linke untere Gelenk des Wirbels nach ventral richten und vergrößert die Komponenten der Rechtsrotation und der Seitneigung nach rechts.

Wenn eine Extension induziert wird, kann sich das linke untere Gelenk nach dorsal bewegen. Es bringt die Wirbel in vollständige Extension, indem es die Parameter der Rotation und Rechtsneigung aufhebt.

Die Beweglichkeit wird eingeschränkt. Eine neue Physiologie baut sich um den Drehpunkt der Gelenkfixierung auf.

Mögliche Bewegungen:

– Extension,

– Rotation nach rechts und

– Seitneigung nach rechts.

Begrenzte Bewegungen:

– Flexion,

– Rotation nach links und

– Seitneigung nach links.

Die Läsion E.R.S. ist eine Läsion in einseitiger Gelenkkonvergenz auf Seite der Rotation. Sie ist normalerweise primär traumatisch und spontan schmerzhaft.

Die pathologische motorische Barriere kann gemischt sein: Neuromuskulär und mechanisch (ein sehr häufiger Fall:

Der Muskelspasmus begünstigt das „Zusammenkleben" der Gelenkfläche). Der betroffene Muskel ist der M. intertransversarius auf der Seite des blockierten Gelenks, also auf der Seite der Rotation-Seitneigung mit einer vorangegangenen Extension.

Der Dornfortsatz weicht nach links (Rotation nach rechts) ab und nähert sich dem des darunterliegenden (Extension). Der rechte Querfortsatz ist nach dorsal gerichtet.

Bei Bewegung richtet die Extension des betroffenen Segments den Dornfortsatz aus und gleicht den Raum zwischen den Dornfortsätzen aus. Die Flexion der betroffenen Zone vergrößert die Seitabweichung des Dornfortsatzes, der unterdessen dem des darunterliegenden Wirbels angenähert bleibt.

8.4 Läsionen des Atlas

8.4.1 Symmetrische Läsionen

8.4.1.1 Läsion des Atlas in Flexion

Diese symmetrische Läsion des Atlas entspricht einer Fixierung der physiologischen motorischen Barriere der Flexion der unteren Gelenke des Atlas über den oberen des Axis. Die Gelenke zwischen Atlas und Axis sind ständig belastet. Sie alleine nehmen die Kräfte einer vertikalen Kompresssion auf. Die unteren Gelenke des Atlas sind in Rotation nach ventral und Translation nach dorsal über den oberen des Axis fixiert. Die Läsion in Flexion kann auch „beidseitige Posteriorität des Atlas" genannt werden.

Die beidseitige und symmetrische Gelenkausrichtung bewirkt einen Beweglichkeitsverlust. Der Atlas kann keine Rotation ausführen und verweigert eine Extension. Diese Läsion ist primär traumatisch oder sekundär adaptiv. Die Elemente der oberen Halswirbelsäule kompensieren oft eine Gleichgewichtsstörung, die kranial oder kaudal davon entstanden ist. Die pathologische motorische Barriere ist oft gemischt, da die Gelenkflächen ständig in

Kapitel 8

```
┌─────────────────────────────┐
│    Symmetrische Läsionen    │
└─────────────────────────────┘
       Beidseitige Gelenkfixierung
         ↙                    ↘
   in Divergenz            in Konvergenz
   Beidseitige Flexion     Beidseitige Extension


┌─────────────────────────────┐
│   Asymmetrische Läsionen    │
└─────────────────────────────┘

(1) Ohne Gelenkfixierung: Typ

           ┌────────┐
           │ N.S.R. │        S ≠ R
           └────────┘

(2) Mit einseitiger Gelenkfixierung: Typ II

         ↙                    ↘
   in Divergenz            in Konvergenz
   ┌────────┐              ┌────────┐
   │ F.R.S. │   R = S      │ E.R.S. │
   └────────┘              └────────┘
       ↓                        ↓
   Einseitige Flexion oder  Einseitige Extension oder
   Einseitige Anteriorität  Einseitige Posteriorität
```

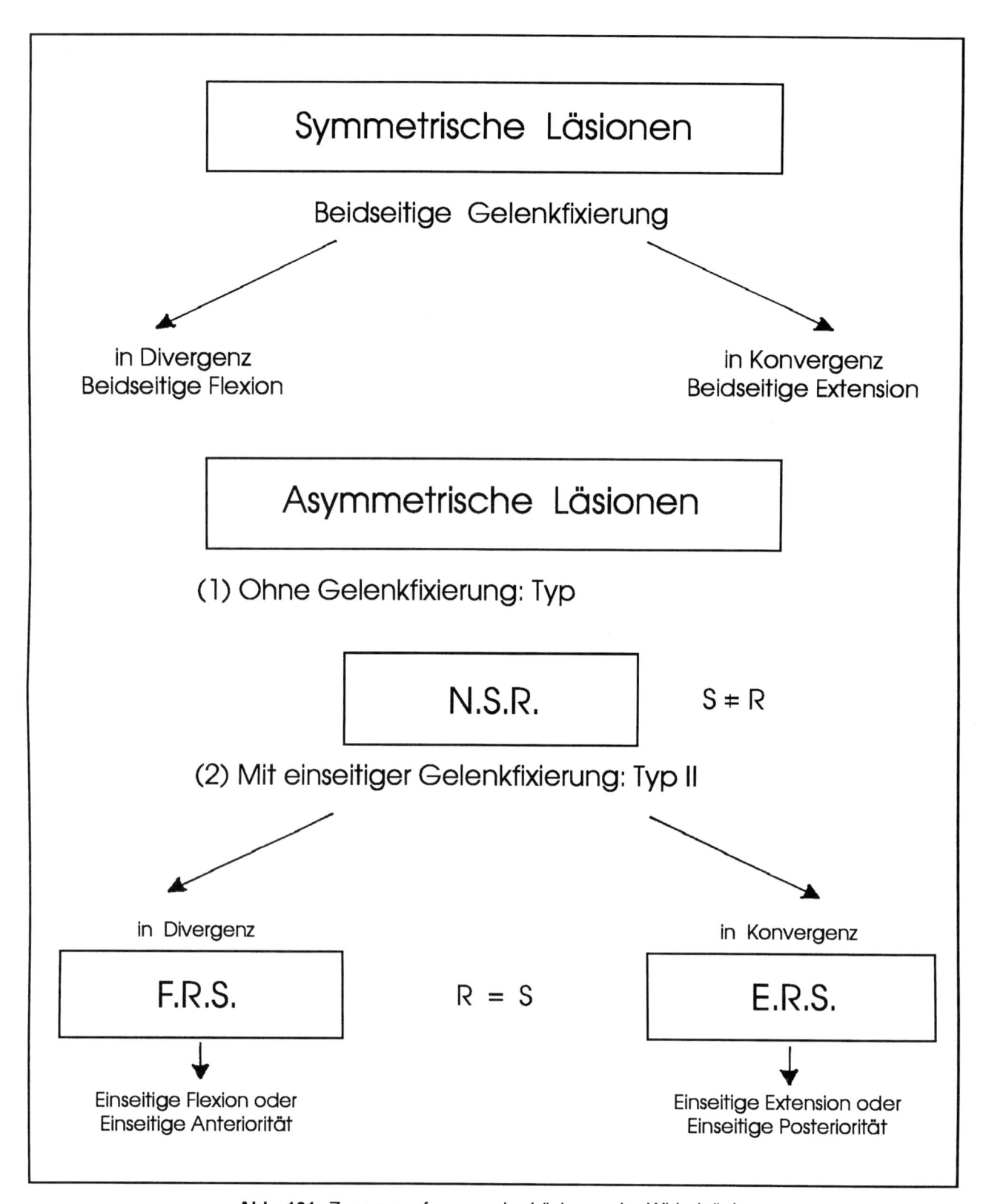

Abb. 101: Zusammenfassung der Läsionen der Wirbelsäule

Läsionen der Wirbel

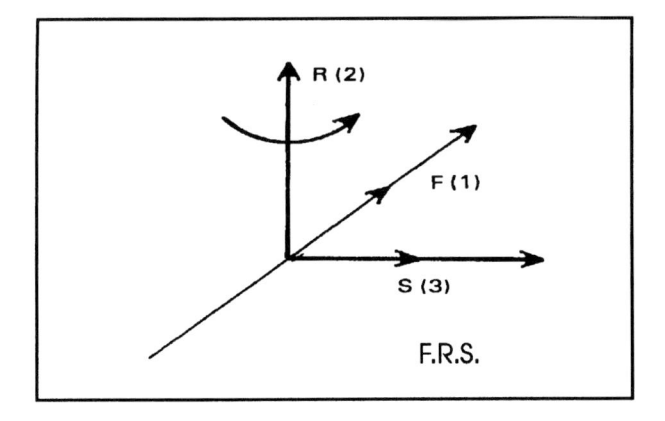

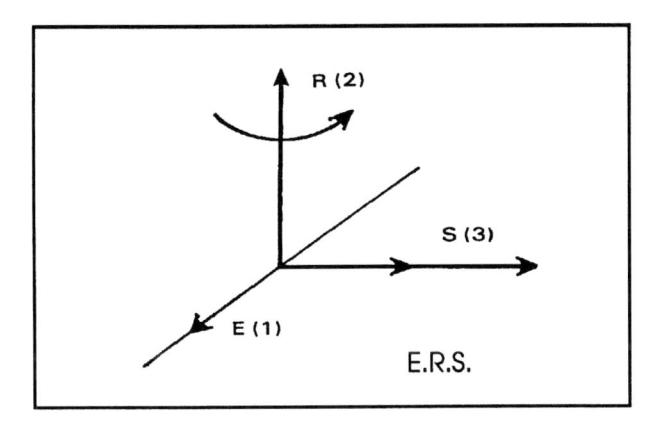

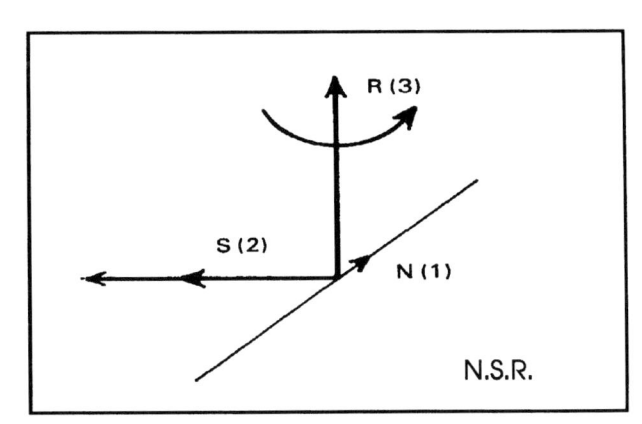

Abb. 102: Läsionsparameter bei den Funktionsstörungen Typ I und II

Kontakt mit den vertikal einwirkenden Belastungen stehen. Was die Beziehung zu den umliegenden Strukturen betrifft, stellt man fest, daß:

– der dorsale Atlasbogen beidseits der Squama des Okziput angenähert und vom Axis entfernt ist;

– die Querfortsätze des Atlas beidseits dem Mastoid angenähert und vom aufsteigenden Unterkieferast entfernt sind; dies beidseits.

8.4.1.2 Läsion des Atlas in Extension

Diese Läsion ist eine Fixierung nahe der physiologischen Barriere der Extension der unteren Atlasgelenke über denen des Axis in einer Stellung mit Rotation nach dorsal und Translation nach ventral. Man kann sie auch „beidseitige Anteriorität des Atlas" nennen. Wie schon bei der vorigen Läsion ruft auch bei dieser die beidseitige Fixierung der Gelenke einen Beweglichkeitsverlust hervor. Der Atlas kann weder Rotation noch Flexion durchführen. Die Läsion in Extension kann primär traumatisch oder sekundär adaptiv sein. Die pathologische motorische Barriere kann gemischt sein. Der dorsale Atlasbogen ist praktisch in Kontakt mit dem dorsalen Anteil des Axisbogens. Die Querfortsätze sind beidseits dem aufsteigenden Unterkieferast angenähert und vom Mastoid entfernt.

8.4.2 Asymmetrische Läsionen

8.4.2.1 Einseitige Läsion des Atlas in Flexion (z. B. rechts):

Das rechte untere Atlasgelenk bleibt dorsal auf dem unteren oberen des Axis fixiert. In Flexion bewirkt diese Stellung eine Rotation nach rechts. Bei der Flexion senkt sich das Gelenk einseitig, wodurch eine Seitneigung nach rechts entsteht. Die Läsion der rechten einseitigen Flexion ist charakterisiert durch:

– Flexion,

– Rotation nach rechts und

– Seitneigung nach rechts.

Man beobachtet eine Lateralität an der Seite, an der das Gelenk fixiert ist. Sie entsteht durch den Zwischenraum mit Fettzellen, der den Axis umgibt. Diese Seitverschiebung heißt rechte Lateralität. Man kann die Läsion auch als rechte einseitige Posteriorität des Atlas bezeichnen.

Biomechanische Untersuchung: Die rechte einseitige Fixierung des Gelenks bewirkt eine Einschränkung der Beweglichkeit. Das linke untere Atlasgelenk ist frei. Eine neue Physiologie baut sich um den Drehpunkt auf, den das rechte fixierte Gelenk darstellt:

– Eine Rotation nach rechts ist möglich, das linke untere Gelenk besitzt die Möglichkeit, nach ventral zu gehen.

– Eine Rotation nach links bringt das linke untere Gelenk nach dorsal, indem es eine Flexion durchführt.

In beiden Fällen hebt sich die Seitneigungskomponente auf. Diese Läsion kann primär traumatisch oder sekundär adaptiv sein. Die pathologische motorische Barriere kann durch die Gelenkbindung gemischt sein. Der rechte Querfortsatz des Atlas ist dem Mastoid angenähert und vom aufsteigenden

Ast des Unterkiefers entfernt. Er steht tiefer als der linke (Seitneigung nach rechts) und ist ausladender (Lateralität rechts). Der rechte dorsale Atlasbogen ist dem Okziput angenähert und besser tastbar, als der linke dorsale Atlasbogen. Was die Beweglichkeit anbelangt, hebt die Flexion der oberen Halswirbelsäule die asymmetrischen Parameter auf. Die Extension ist stark begrenzt.

8.4.2.2 Einseitige Läsion des Atlas in Extension (z. B. links)

Das linke untere Atlasgelenk bleibt ventral über dem linken oberen des Axis fixiert. Diese Stellung ruft eine Rotation nach rechts hervor. Beim Gleiten nach ventral senkt sich rechts das Gelenk und ruft sekundär eine Seitneigung nach rechts hervor. Die Läsion in linker, einseitiger Extension ist charakterisiert durch:

– Extension,

– Rotation nach rechts und

– Seitneigung nach links.

Man findet an der Seite der Anteriorität eine Lateralität vor, hervorgerufen durch die Tendenz des Atlas, zur tieferstehenden Seite zu gleiten. Man kann diese Läsion auch linke, einseitige Anteriorität des Atlas nennen.

Biomechanische Untersuchung: Die linke einseitige Fixierung des Gelenks ruft eine Bewegungseinschränkung hervor. Das rechte untere Atlasgelenk ist frei. Eine neue Physiologie bildet sich um den Drehpunkt aus, den die linke Fixierung bildet:

– Eine Rotation nach rechts ist möglich, das rechte untere Gelenk kann sich nach dorsal bewegen.

– Die Rotation nach links bringt das rechte untere Gelenk nach ventral, indem es eine Extension durchführt.

In beiden Fällen wird die Seitneigungskomponente links aufgehoben. Diese Läsion kann primär traumatisch oder sekundär adaptiv sein mit einer gemischten pathologischen motorischen Barriere.

Der linke Querfortsatz des Atlas ist dem aufsteigenden Ast des Unterkiefers angenähert und vom Mastoid entfernt. Er steht tiefer als der rechte (Seitneigung links) und ist ausladender (Lateralität rechts). Der linke dorsale Atlasbogen liegt versteckter und ist von der Squama des Okziput entfernt. In Bewegung läßt die Extension der oberen Halswirbelsäule die Parameter der Asymmetrie verschwinden. Die Flexion ist stark begrenzt.

Eine wichtige Bemerkung: Physiologischerweise ist die Seitneigung des Atlas auf dem Axis unmöglich durch die Orientierung der Ebene der Gelenkspalten. Der ganze Atlas, der mit seiner Stellung auf dem Axis eine Seitneigung ausführt, befindet sich in einer einseitigen Läsion. Das fixierte Gelenk befindet sich auf der Seite dieser Seitneigung (verbunden mit einer Lateralität).

8.4.2.3 Läsion des Atlas in Rotation (z. B. rechts)

Diese Läsion ist für den Atlas typisch, der der einzige Wirbel der Wirbelsäule ist, der eine reine Rotationsbewegung ohne Verbindung mit einer Seitneigung durchführen kann. Diese Läsion entspricht der Fixierung nahe der physiologischen motorischen Barriere der Rotation des Atlas mit:

– dem linken unteren Atlasgelenk, das in Anteriorität mit dem linken oberen des Axis verbunden bleibt,

– dem rechten unteren Atlasgelenk, das in Posteriorität auch dem rechten oberen des Axis gebunden bleibt.

Die Läsion entsteht um eine vertikale Achse, die durch den Dens axis verläuft, der der Drehpunkt der Rotationsbewegung des Atlas auf dem Axis ist. Es gibt keine Flexions-, Extensions- oder Seitneigungskomponente. Ventraler und dorsaler Atlasbogen nähern sich nur allgemein auf dem Axis. Es entsteht ein Beweglichkeitsverlust, da beide Gelenke fixiert sind. Der linke Querfortsatz des Atlas ist dem aufsteigenden Ast des Unterkiefers angenähert. Der rechte Querfortsatz ist dem Mastoid angenähert. In der vertikalen Ebene sind beide Querfortsätze denen des Axis angenähert.

Die drei besprochenen asymmetrischen Läsionen des Atlas besitzen als gemeinsamen Parameter den der Rechtsrotation, durch den sie differenziert werden können:

– Rotation rechts und Seitneigung rechts = Einseitige rechte Läsion in Flexion mit rechts fixiertem Gelenk.

– Rotation rechts und Seitneigung links = einseitige linke Läsion in Extension mit links fixiertem Gelenk.

– Rotation rechts ohne Seitneigung = Läsion in Rechtsrotation mit linkem und rechtem fixierten Gelenk.

8.5 Läsionen des Okziput

8.5.1 Symmetrische Läsionen

8.5.1.1 Läsion des Okziput in Flexion

Die zwei Hinterhauptskondylen bleiben auf dem dorsalen Teil der oberen Gelenkflächen des Atlas nahe der physiologischen motorischen Barriere der Flexion fixiert. Sie sind in posteriorer Position entsprechend den biomechanischen Möglichkeiten des Okziput fixiert (Flexion = Rückwärtsgleiten der Kondylen). Man kann diese Läsion auch „beidseitig posteriores Okziput" nennen. Die beidseitige Gelenkfixierung führt zu einem Beweglichkeitsverlust. Das Okziput kann weder Deflexion noch Extension, auch keine Rotation oder Seitneigung ausführen. Die Läsion kann primär traumatisch oder sekundär adaptativ sein. Die pathologische motorische Barriere ist oft gemischt, da der konvex-konkave Aspekt der Gelenke die Kongruenz und damit die Möglichkeit der Gelenkfixierung bevorzugt, selbst wenn die ursprüngliche Barriere neuromuskulär ist. Die Squama des Okziput ist gegenüber dem dorsalen Atlasbogen nach dorsal und kranial verlagert. An der Membrana atlantooccipitalis posterior und am Lig. nuchae herrscht eine sehr große Spannung.

8.5.1.2 Läsion des Okziput in Extension

Die beiden Hinterhauptkondylen bleiben ventral auf den Gelenkflächen des Atlas nahe der physiologischen motorischen Barriere der Extension fixiert. Sie sind also in anteriorer Position fixiert. Man kann diese Läsion auch „beidseitig anteriores Okziput" nennen. Die beidseitige Gelenkfixierung führt zu einem Bewegungsverlust: das Okziput kann weder Extension, Rotation noch Seitneigungen durchführen. Die Läsion kann primär traumatisch oder sekundär adaptativ sein; die motorische Barriere kann gemischt sein. Die Squama des Okziput ist dem dorsalen Atlasbogen angenähert und kann sogar in Kontakt mit ihm sein.

8.5.2 Asymmetrische Läsionen

8.5.2.1 Läsion des Okziput in einseitiger Flexion (z. B. rechts)

Das ventrale Ende des rechten Kondylus bleibt am dorsalen Ende der rechten oberen Gelenkfläche des Atlas fixiert. Diese permanente nach dorsal gerichtete Stellung des rechten Kondylus bewirkt eine Rechtsrotation. Die oberen Gelenkflächen des Atlas sind konkav. Die nach dorsal gerichtete Stellung des rechten Kondylus bewirkt, daß er höher steht und auf diese Art eine Seitneigung nach links induziert. Die einseitige, rechte Läsion des Okziput in Flexion ist charakterisiert durch:

– Flexion,

– Rotation nach rechts und

– Seitneigung nach links.

Der rechte Kondylus ist in posteriorer Stellung auf der rechten Gelenkfläche des Atlas fixiert. Diese Läsion kann man auch „rechts posteriores Okziput" nennen.

Biomechanische Untersuchung: Die einseitige Fixierung des rechten Kondylus führt zu einer Bewegungseinschränkung. Der linke Kondylus ist frei. Um den Drehpunkt, den das rechte Gelenk darstellt, bildet sich eine neue Physiologie:

– Die Linksrotation des Okziput bringt den linken Kondylus nach dorsal, indem es Rotation und Seitneigung aufhebt: Das Okziput befindet sich in Flexion.

– Die Rechtsrotation des Okziput bringt den linken Kondylus nach ventral, indem es eine vollständige Rotation durchführt.

Diese Läsion kann primär traumatisch oder sekundär adaptativ sein; die pathologische motorische Barriere kann gemischt sein. Der rechte dorsale Atlasbogen scheint sich gegenüber dem Okziput in Anteriorität zu befinden.

Die Squama des Okziput ist vom dorsalen rechten Atlasbogen entfernt. Die Flexion läßt die Asymmetrie verschwinden, indem sie Rotation und Seitneigung aufhebt. Die Extension hingegen vergrößert sie.

8.5.2.2 Läsion des Okziput in einseitiger Extension (z. B. links)

Das dorsale Ende des linken Kondylus ist auf dem ventralen Ende der linken oberen Gelenkfläche des Atlas fixiert. Diese permanente Stellung des linken Kondylus nach ventral führt zu einer Rechtsrotation. Da die oberen Gelenkflächen des Atlas von ventral nach dorsal konkav sind, bewirkt die Stellung des linken Kondylus nach ventral, daß er höher steht und so eine Seitneigung nach rechts induziert. Charakteristisch für diese Störung sind:

– Extension,

– Rotation nach rechts und

– Seitneigung nach rechts.

Der linke Kondylus ist in anteriorer Stellung auf der entsprechenden Gelenkfläche des Atlas fixiert. Man kann diese Läsion auch „einseitiges linkes anteriores Okziput" nennen.

Biomechanische Untersuchung: Die einseitige Fixierung des linken Kondylus bewirkt eine Bewegungseinschränkung. Der rechte Kondylus ist frei. Die neue Physiologie baut sich um den Drehpunkt des fixierten linken Gelenks auf:

- Die Linksrotation des Okziput bringt den rechten Kondylus nach ventral, indem es Rotation und Seitneigung aufhebt: Das Okziput befindet sich in Extension.
- Die Rechtsrotation bringt den rechten Kondylus nach dorsal, indem sie das Ausmaß der Rotation vergrößert. Der linke dorsale Atlasbogen steht im Bezug zum Okziput dorsal. Die Squama des Okziput ist dem linken dorsalen Atlasbogen angenähert.

8.5.2.3 Läsion des Okziput in Lateralität (z. B. rechts)

Die Kondylen sind in rechter Lateralität über den oberen Gelenkflächen des Atlas nahe der physiologischen motorischen Barriere der Seitneigung nach links fixiert. Die Bewegungsamplitude ist gering (ca. 3 mm). Die Rechtslateralität der Kondylen induziert eine Seitneigung von Okziput und Kopf nach links. Da die Gelenkfixation beidseits ist, geht die Beweglichkeit vollständig verloren; das Okziput kann Flexion, Extension, Rotation und Seitneigung nicht ausführen. Diese Läsion in Lateralität ist oft primär traumatisch mit einer mechanischen und einer neuromuskulären pathologischen motorischen Barriere. Der linke Querfortsatz des Atlas erscheint relativ höher und ausladender.

8.5.2.4 Läsion des Okziput in Rotation (z. B. rechts)

Die Kondylen bleiben auf den oberen Atlasgelenken nahe der physiologischen motorischen Barriere der Rotation nach rechts fixiert. Daraus ergibt sich, daß der linke Kondylus nach ventral und der rechte Kondylus nach dorsal gerichtet ist. Zusätzlich sind die Kondylen durch die maximale Anspannung des linken Lig. alarium leicht nach rechts verschoben (ca. 3 mm) und induzieren eine Seitneigung von Okziput und Kopf nach links. Die Läsion des Okziput in Rechtsrotation ist immer von einer Seitneigung nach links begleitet. Man kann sie auch „Anteriorität links und Posteriorität rechts des Okziput" nennen. Da die Gelenkfixierung beidseits auftritt, ist keine Bewegung mehr möglich. Man findet am Atlas einen rechten Querfortsatz, der dem Unterkiefer angenähert ist und einen linken Querfortsatz, der dem Mastoid angenähert ist und mehr vorspringt.

Nach dieser Analyse der verschiedenen Läsionsparameter der asymmetrischen Läsionen des Okziput, ist es relativ leicht, zu bestimmen, wie die Art der Läsion bezüglich der Verbindung dieser Parameter ist. Wenn man einen gemeinsamen Parameter der Seitneigung des Okziput als Beispiel nimmt, kann man folgendes daraus schließen:

a) Wenn eine Seitneigung ohne Rotation vorliegt, handelt es sich um eine Läsion in Lateralität der gegenüberliegenden Seite.

b) Wenn eine Seitneigung mit Rotation zur selben Seite vorliegt, handelt es sich um eine Läsion in einseitiger Extension oder einseitiger Lateralität, bei der der Kondylus in entgegengesetzter Richtung zur Rotation in anteriorer Position auf dem ihm entsprechenden Gelenkfläche des Atlas fixiert ist.

c) Wenn eine Seitneigung mit kontralateraler Rotation vorliegt:

- Wenn zusätzlich die Beweglichkeit völlig verlorengegangen ist, handelt es sich um eine Läsion in reiner Rotation.
- Wenn die Beweglichkeit nur eingeschränkt ist, handelt es sich um eine Läsion in einseitiger Flexion und in einseitiger Posteriorität, bei der der Kondylus auf der Seite der Rotation in dorsaler Position auf dem ihm entsprechenden Gelenkfläche des Atlas fixiert ist.

Diese Überprüfungen der Stellung müssen durch Mobilitätstests ergänzt werden, die alleine die Diagnose einer Dysfunktion erlauben.

Kapitel 9
Läsionsphänomene

Es ist unerläßlich, so exakt wie möglich die Reaktionabläufe zu untersuchen, die durch eine Läsion der Wirbel induziert werden. Es gibt mehrere Gründe dafür:

- Es erlaubt, die Entstehung von verschiedenen organischen Reaktionen zu verstehen. Diese können somatisch, neurologisch oder vasomotorisch sein. Ihre Folgen können zu sekundären Läsionen führen.

- Es erlaubt, den Stellenwert unserer Behandlung klar festzulegen, indem sie entmystifiziert wird. Es demonstriert auch, daß die Osteopathie wissenschaftlich begründet ist.

- Es zeigt, daß es von Vorteil ist, jede Läsion so schnell wie möglich zu korrigieren, denn der chronische Zustand dieser Reaktionsabläufe kann durch Zerstörung von Strukturen zu irreversiblen Zuständen führen.

In Übereinstimmung mit den Hauptprinzipien von *Still*, die Einheit des Organismus betreffend, scheint es klar zu sein, daß jede Störung eines Systems wegen des integrierten Aufbaus der Gesamtheit zwangsläufig Auswirkungen auf andere Systeme hat. Dies in einer direkt proportionalen Art zur hierarchischen Bedeutung des anfangs gestörten Systems. Die Wirbelsäule nimmt in dieser Gesamtheit eine wichtige Stelle ein, da sie enge Beziehungen zu Strukturen hat, vor allem zu nervösen (Rückenmark, Spinalnerven, sympathischer Grenzstrang).

Jede Läsion der Wirbel muß man unter einem dreifachen Aspekt betrachten: biophysikalisch, biochemisch und neurologisch. Eines der grundlegenden Elemente, die von einer Läsion hervorgerufen werden, ist die pathologische Faszienspannung. Sie hat eine dreifache Auswirkung:

- Eine direkte mechanische Störung der Strukturen, die in Beziehung mit ihren Ansätzen oder in inniger Kontinuität sind. Diese Störung muß sowohl auf statischer als auch auf dynamischer Ebene betrachtet werden.

- Humorale und vasomotorische Konsequenzen schaffen eine eigene chemische Mikro-Umwelt mit einer Störung der physiologischen Mikrozirkulation der interstitiellen Flüssigkeit in den tubulären Strukturen der kollagenen Fasern.

- Eine intensive Beanspruchung der Nozirezeptoren und eine ständige Überfunktion der Propriozeptoren bilden Reflexbögen. Die sekundären Störungen, die daraus hervorgehen, wirken sich über dieselben Bahnen auf andere Strukturen aus und erhalten so einen Circulus vitiosus von autogenen Einflüssen.

9.1 Pathologische Faszienspannung

Physiologischerweise bewegen sich die Faszien frei und wechselnd. Sie unterstützen so die Entwässerung des Organismus und den Metabolismus. Das Bestehen eines Spannungszustands in einer myofaszialen Struktur löst sehr schnell eine Reihe von Reaktionen hervor. Die Reaktivierung der Gewebe ist sehr wichtig. Wenn die Spannung physiologisch ist, werden ihre Reaktionen durch einen Bio-Feedback-Mechanismus gehemmt. Der erste Effekt eines mechanischen Stimulus, der von einer pathologischen Spannung hervorgerufen wird, ist die Stimulierung der Nozirezeptoren und der peripheren Rezeptoren, die einen sofortigen Schmerz erzeugen, der vorübergehend und lokalisiert ist. Parallel dazu beobachtet man eine lokale biochemische Veränderung durch Freisetzung von chemischen Mittlern (oder lokalen Hormonen), die eine eigene Mikro-Umwelt schaffen. Tatsächlich enthalten die lebenden Gewebe zahlreiche Substanzen, die unter bestimmten Umständen aktiv sind und auf die Umgebung Auswirkungen haben, sobald sie in der Extrazellularflüssigkeit erscheinen. Unter anderem treten sie mit den freien Nervenenden in Kontakt. Die Rolle dieser Substanzen bei den pathologischen Vorgängen ist jetzt ausreichend dargelegt. Der Ausgangspunkt der Reaktion ist das „Leid" der Zellen. Die Zellen exsudieren im Übermaß Kaliumchlorid und andere Substanzen. Es erfolgt eine sofortige Histaminfreisetzung der Mastzellen als Antwort auf den physikalischen Stimulus. Ebenso eine thrombozytäre Freisetzung von Serotonin (5HT), die einer Freisetzung von Prostaglandinen aus dem Gewebe, vor allem den Prostaglandinen E (PGE), vorangeht.

Die gemeinsame Tätigkeit von Serotonin und Histamin bewirkt eine arterielle Vasokonstriktion und im Nervensystem eine Senkung der Schmerzgrenze durch Wirkung auf die Nozirezeptoren und durch Hemmung der Übertragung an der zentralen Synapse. Das Plasma und die extrazellulären Flüssigkeiten enthalten Proteine, aus denen plasmatische Kinine entstehen, die stark schmerzverursachend

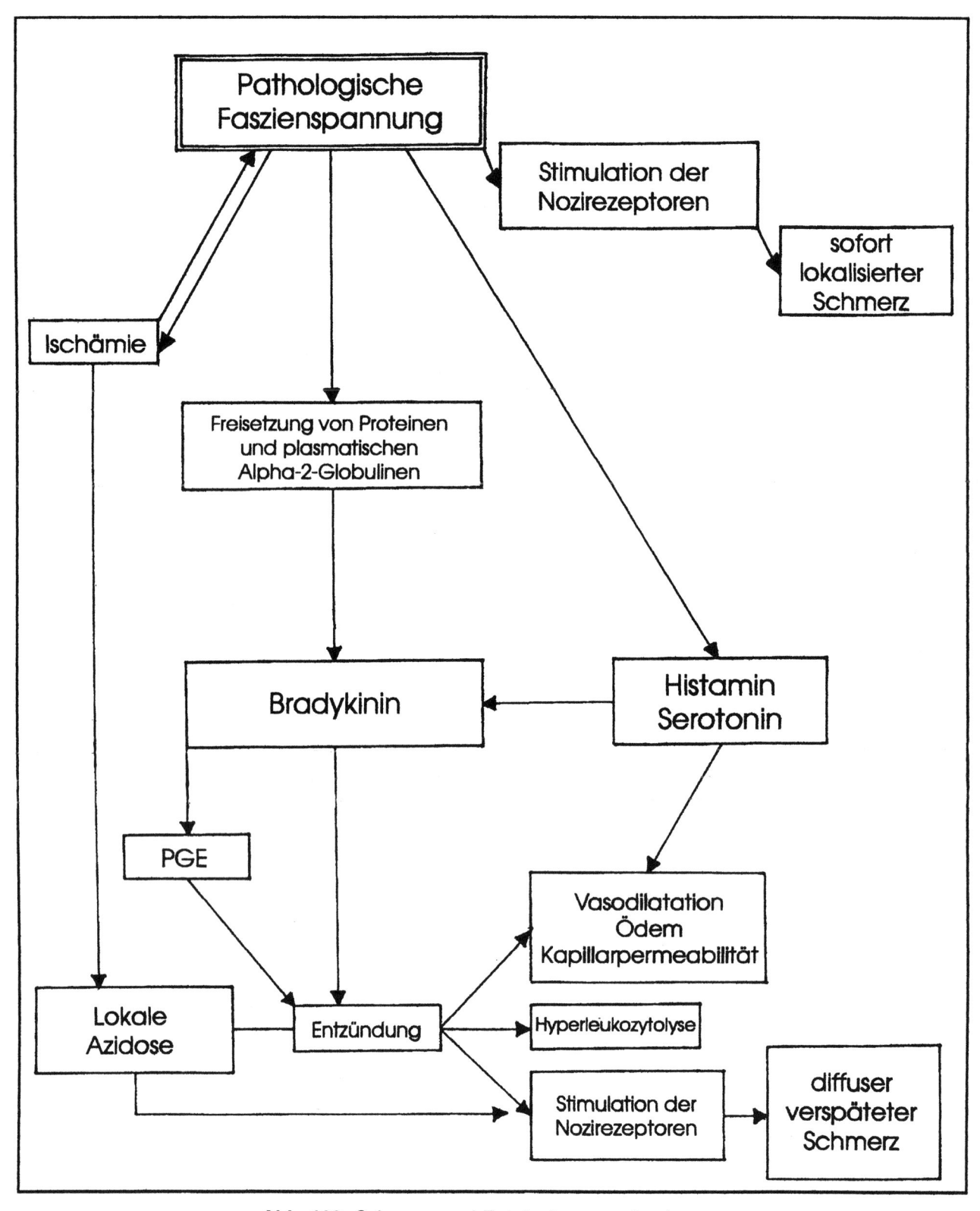

Abb. 103: Schmerz- und Entzündungsmechanismus

sind. Das bekannteste dieser plasmatischen Polypeptide ist das Bradykinin, das sich aus Kininogen bildet. Es ist ein α_2-Globulin. Das Bradykinin bewirkt Kapillardilatation, Erhöhung der Gefäßpermeabilität und Schmerz. Bradykinin und Serotonin sind stark synergistisch in ihrer Wirkung auf die Erfolgsorgane, die Schmerzrezeptoren und das Gefäßnetz. Das Bradykinin begünstigt in den Zellen, die in Mitleidenschaft gezogen wurden, die Synthese von Prostaglandinen aus essentiellen Fettsäuren, vor allem die PGE, die den Entzündungsprozeß verstärken. Innerhalb weniger Stunden entsteht eine Entzündung, die die Reaktion des Körpers auf eine mechanische Störung darstellt. Sie ist die organische Antwort der normalen Körperabwehr. Parallel dazu verursacht die pathologische Faszienspannung mechanisch Ischämiephänomene, indem sie die Mikrozirkulation stört, was zu einer lokalen Azidose mit Vermehrung der H^+-Ionen führt.

Zu den erwähnten Reaktionen kommt die lokale Erhöhung der Kapillarpermeabilität, die den Durchtritt der plasmatischen Faktoren durch die Gefäßnetze erleichtert und den umliegenden Geweben zahlreiche Substanzen zuführt, die letztendlich die Ausführenden einer erweiternden Entzündungsreaktion sind. In dieser Phase findet man Kapillardilatation, Ödem und vermehrte Kapillarpermeabilität. Dies führt zu einer Kongestion mit Sensibilisierung und starker Stimulierung der Nozirezeptoren, wodurch ein verspäteter Schmerz, der diffuser ist, mit zusätzlicher Hyperalgesie hervorgerufen wird. Das Schema in Abbildung 103, das 1968 von *R.K.S. Lim* entworfen wurde, erklärt gut die Vorgänge der Gewebereaktionen. Die kongestiven Phänomene können abhängig von ihrer Lokalisation und Intensität wichtige Nachwirkungen haben. Die Irritation durch die biochemische Veränderung kann durch Kompressionsphänomene verstärkt und verschlimmert werden. Besonders im Bereich des Intervertebralkanals verändern bestimmte Faszien (prävertebrale Aponeurose, Membrana atlantooccipitalis und deren Verlängerung bis zum Axis, Lig. interspinale) die Funktion der Gefäß- und Nervenstrukturen, die sich dort befinden.

9.2 Biomechanische Störungen

Die Wirbelläsion ist durch die chronische Fixierung eines Wirbels in einer Stellung charakterisiert, die er normalerweise nur nahe der äußersten Grenzen einer physiologischen Bewegung einnehmen sollte.

Diese ständige Extremstellung in einer oder mehreren Raumebenen (abhängig davon, ob eine Läsion symmetrisch oder asymmetrisch ist) führt zu einem Ungleichgewicht, das bestrebt ist, die Lage der zentralen Schwerkraftlinie zu verändern. Der motorische Aufbau ist mittels der Haltungsregulierung so gegliedert, daß er hinsichtlich der Schwerkraft reagieren kann. Dadurch lassen sich Mechanismen zur Gleichgewichtsregulierung und Adaptation aktivieren, um das geschaffene Ungleichgewicht zu kompensieren. Mehrere Faktoren bestimmen Art und Bedeutung dieser Adaptation:

– der Grad der entstandenen Gleichgewichtsstörung,
– die relative Stellung der Wirbelsegmente und
– die Elastizität der Gewebe.

Um es nochmals zu betonen: Es gibt immer ein individuelles Antwortschema. Daher kann man diese Mechanismen nicht präzise systematisieren oder bestimmen. Sie werden in einem späteren Kapitel noch detaillierter untersucht werden.

Das adaptive Verhalten eines Wirbels oder einer Wirbelgruppe in bestimmten räumlichen Parametern verkleinert automatisch deren physiologische Belastbarkeit. Dadurch sind sie gegenüber Belastungen empfindlicher, da die „physiologische mechanische Reserve" vermindert wird, was zu einer sekundären Läsion führen kann. Das adaptative Verhalten kann mit Spannungsänderungen bestimmter Faszienstrukturen selbstbestimmte Erhaltungsmechanismen für das Gleichgewicht von Organen verändern. Dadurch kommt es zu sekundären funktionellen Störungen, deren Ursprung rein mechanisch ist.

Die Wirbelläsion führt zu Veränderungen der Stützzonen, einerseits im Bereich der Wirbelbogengelenke (wenn sie beteiligt sind) und andererseits im Bereich von Diskus und Wirbelkörper. Im Bereich der Wirbelbogengelenke hat die Fixierung der Gelenke mehrere Konsequenzen:

– Die Aufhebung des Wechsels von Kompression-Dekompression der Gelenkflächen, die unerläßliche Mechanismen für das biologische Gleichgewicht von Knorpel- und Knochengewebe darstellen.

– Den Verlust der Kongruenz der Gelenkflächen. Dadurch werden die Belastungsflächen verkleinert und die Verteilung der Druckübertragung verändert, indem Zonen von Über- und Unterdruck entstehen (das markanteste Beispiel dafür ist die Gelenkfixierung in Divergenz).

Im Diskus-Wirbelkörperbereich verändert sich der Wechsel von Kompression-Dekompression, die Form der Diskussubstanz und die Lage des Nucleus pulposus. Daraus ergeben sich mehrere Konsequenzen:

– Als erstes ein Verlust von osmotischen Eigenschaften des Diskus im Verhältnis zu den Wirbelkörpern. Seine physiologische Rehydrierung, die in den Phasen der relativen Dekompression erfolgt, wird dadurch gestört.

– Es entstehen kritische Situationen bei der strukturellen Unversehrtheit des Diskus, wenn die vertikalen Kompressionskräfte zunehmen (z. B. bei der Läsion in Flexion, wo der Diskus nach dorsal geöffnet ist und der Nucleus nach dorsal dezentralisiert ist, besteht das Risiko eines Prolaps des Nukleus). Hier muß man bemerken, daß eine Einklemmung des Diskus, die man am Röntgenbild feststellt, keineswegs den Beweis einer einfachen Diskuspathologie darstellt. Sie kann auch die Folge einer deutlichen Diskusfixierung im Zusammenhang mit der Auswirkung auf eine Wirbelläsion sein.

Auf dynamischer Ebene und im Rahmen des Ablaufs einer Kette, die sich über mehrere Segmente erstreckt, benötigt jede Bewegung, so einfach sie auch in ihrer Zielsetzung sein mag, eine Chronologie und perfekte Zusammensetzung in allen Ebenen. Jeder Verlust oder Einschränkung der Beweglichkeit in einem Glied der Kette hat als Effekt:

- den Ablauf der Bewegung, der im Rahmen des motorischen Programms vorgesehen ist, zu verfälschen, indem eine Art motorische Anarchie entsteht, die von einer verfälschten neuromuskulären Überwachung nicht mehr beherrscht werden kann. Die Bewegung wird unkoordiniert oder unkorrekt.

- daß dem in der Kette nachfolgenden Element eine zusätzliche Belastung auferlegt wird. Diese Belastung kann die physiologischen Grenzen überschreiten, indem sie gewisse Bewegungsausmaße der Segmente unannehmbar werden läßt.

Jede Wirbelläsion, wo sie auch gelegen ist, stört die physiologische kraniosakrale Bewegung aus mehreren Gründen:

- Die Läsion ruft eine Spannung im Bereich des Intervertebralkanals hervor, wo Ausläufer der Dura mater die Wurzeln der Spinalnerven begleiten. Diese Spannung kann sich auf den Duralsack auswirken und so eine Veränderung des kraniosakralen Mechanismus bewirken.

- Die Läsion hat Auswirkungen auf die Beweglichkeit der Faszien und auf den Muskeltonus. Zahlreiche Muskeln und Gewebe außerhalb des kraniosakralen Systems können Auswirkungen auf seine Tätigkeit haben. Entgegen derzeit verbreiteten Meinungen ist eine kraniosakrale Läsion nicht unbedingt primär.

9.3 Neurologische Störungen

Die neurophysiologischen Gegebenheiten machen deutlich, daß man den Organismus als ein kybernetisches System von sehr großer Komplexität betrachten muß. Um die Homöostase aufrechterhalten zu können, muß es ständig auf der Suche nach einem Maximum an Informationen aus dem internen und externen Milieu sein. Das somatische Gerüst und besonders die Wirbelsäule werden vom Zentralnervensystem mit dem Ziel sorgfältig kontrolliert, ihre Registrierung möglichst komplex durchzuführen und die Bewegungen zu koordinieren; sie stellen die sensorische Hauptquelle des Zentralnervensystems dar.

Hat sich eine Wirbelläsion gebildet, so entsteht:

- Eine ständige Stimulation der Nozirezeptoren, die durch lokale biochemische Veränderungen (Azidose, synergistische Tätigkeit von Bradikinin und Serotonin) verursacht wird, sowie eine Sensibilisierung dieser Nozirezeptoren, das heißt ein Senken ihrer Reizschwelle.

- Eine kontinuierliche Entladung der mechanischen Gelenkrezeptoren, die Salven von Impulsen aussenden. Wenn sie dies nicht mehr tun, bedeutet das, daß es keine Erholung mehr für das Gelenk gibt. Ihre Aktivität, die normalerweise periodisch unterbrochen ist und eine variable Intensität besitzt, wird eine ständige von hoher Intensität.

- Eine ununterbrochene Aktivität der Propriorezeptoren, die sich nicht adaptieren kann und ein Bombardement von Impulsen ausübt. Dieser Circulus vitiosus bildet oft den Ausgang zur Errichtung einer pathologischen motorischen Barriere. Jede Läsion muß daher mit einem Rückenmarksegment verbunden sein, das eine sehr große Anzahl von afferenten Impulsen erhält.

Diese nervöse Stimulation kann durch die Verbindungsneurone hindurch alle Neuronen beeinflussen, die ihren Zellkörper in diesem Segment haben, indem sie ihren unterschwelligen Reizzustand verändern. Das überempfindliche Rückenmarksegment ist daher von allen Impulsen überreizt, die es treffen (Begriff der segmentalen Fazilitation von *Korr, Drucker*). Es folgt daraus, daß alle Strukturen, die afferente Fasern von diesem Rückenmarksegment erhalten, potentiell einer übermäßigen Erregung ausgesetzt sind. Das System wird Opfer seiner eigenen Komplexität. Die Überreizung mit Informationen kann gefährlich werden und einen wahren Circulus vitiosus bilden. Die Abweichung, die zwischen den ursprünglichen Störungen und ihren Auswirkungen entsteht, ist die Basis für Störungen, die oft schwerwiegender sein können, als jene, gegenüber denen der Organismus vernünftig reagieren kann. Neben der primären Pathologie findet man die Symptome eines pathologischen Zustands der „Überwachsamkeit" mit:

- einer niederen Reizschwelle der Neuronen,
- einer Gleichmäßigkeit der Antworten durch Verlust der differentiellen Hemmung und
- einer Verminderung der Selektionsfähigkeit für Informationen.

Das Rückenmarksegment, das der Läsion entspricht, ist kontinuierlich in Alarmbereitschaft und reaktionsfähige Begrenzungsmechanismen dienen zur Überwachung, um Stimulationen zu verringern. Die physiologische Reserve ist eingeschränkt; die sekundäre Pathologie baut sich über das „nachgiebige" Segment oder über Kompensationsmechanismen auf.

Die Störungen manifestieren sich auf motorischer, sensitiver oder neurovegetativer Ebene. Die neurologische Störung kann auch auf eine andere Art entstehen, die der vorigen überlagert sein kann. Man weiß, daß biochemische Veränderungen, die aus Läsionen hervorgehen, ein kongestives Entzündungsbild schaffen, das schwerwiegende Konsequenzen haben kann, wenn sich diese Entzündung im Bereich des Intervertebralkanals bildet, eine grundlegende Struktur im Bereich des Wirbels. Wirbelläsionen können, indem sie den Querschnitt des Foramens ändern und indem sie die laterale fibröse Bedeckung und den Duraausläufer für den Spinalnerv in Spannung bringen, dieses kongestive Phänomen hervorrufen und die natürliche Beweglichkeit des Spinalnervs herabsetzen. Die kapilläre Dilatation innerhalb der Funikuli und die Verlangsamung des venösen Rückflusses führen zu einer Erhöhung des Kapillardrucks in den Funikuli und durch die Beziehung zur fehlenden Dehnfähigkeit der Epiduralschicht zu einer Druckerhöhung in den Funikuli. In diesem Stadium hat sich bereits der Circulus vitiosus gebildet. Da der Druck innerhalb der Funikuli die Tendenz hat, sich zu erhöhen, werden die umschlossenen Nervenfasern komprimiert und ihre Versorgung wird durch Hypoxie gestört, bis zu dem Moment, wo sie überempfindlich werden und beginnen, sich spontan zu entladen. In diesem Fall sind die dicken markhältigen Fasern empfänglicher, dies frühzeitig über sich ergehen zu lassen, als die kleinen markhaltigen oder die marklosen Fasern. Die Kapillarzirkulation in den Funikuli sinkt bis zu einem Punkt, an dem der entstandene Sauerstoffmangel das Kapillarendothel schädigt, das einen Vorrat an Proteinen in die Gewebe abgibt, die so ödematös werden und die Kompression noch vergrößern. In diesem Stadium sind alle Fasern auf dieselbe Art betroffen. Es bildet sich ein Wurzelsyndrom, das abhängig von den betroffenen Fasern und der Kompressionsstärke, verbunden ist mit:

1. Intensiven schmerzhaften Phänomenen, die nach distal ausstrahlen, im Verlauf einer Wurzel begrenzt sind und von Parästhesien und sensitiven Störungen der Haut begleitet sind.
2. Motorischen Störungen, wenn die ventralen Fasern der Wurzel betroffen sind, verbunden mit einer Verminderung der Reflexe, Paresen, Muskelschwund, Faszikulierungen, Stauungsödemen.
3. Neurovegetativen Störungen, da alle Spinalnerven afferente und efferente Neuronen des sympathischen Systems enthalten.
4. Einer Störung der Versorgung des Rückenmarks durch Kompression der Aa. radiculares, die in den Zonen der Unterversorgung kritisch sein kann.

9.4 Neurovegetative Störungen

Zahlreiche Studien in den U.S.A. und der ehemaligen Sowjetunion (Korr, Speransky, Buzzel, Hix, Drucker) haben gezeigt, daß ein chronisch erhöhter Sympathikotonus immer einen bemerkenswerten Einfluß auf die betroffenen Strukturen hat, welche diese auch immer sind. Normalerweise bleibt die Aktivität des Sympathikus nur vorübergehend und während sehr kurzer Perioden erhöht. Eine Wirbelläsion ruft auf segmentaler Ebene eine Erregung des Sympathikus durch einen oder mehrere Vorgänge hervor:

- eine Änderung der Blutchemie,
- eine Überempfindlichkeit des Rückenmarksegments, in dem sich der Zellkörper des Protoneurons befindet und
- ein kongestives Kompressionsphänomen im Bereich des Intervertebralkanals.

Jede Wirbelläsion wird daher mit einem segmentalen Hypersympathikotonus einhergehen, der abhängig von der Intensität der Erregung und der Reaktionsfähigkeit der Person mehr oder minder ausgeprägt ist. Die präganglionäre Irritation erzeugt oft eine stärkere und ausgedehntere Antwort, da das Protoneuron eine Synapse mit mehreren Deutoneuronen in den Ganglien des Wirbelstrangs bilden kann und so Begleitphänomene hervorruft. Die Auswirkungen des Hypersympathikotonus leiten ganz selbstverständlich physiologische Funktionen des sympathischen Systems ab, die größere Wertigkeit haben. Sie manifestieren sich an zwei Stellen:

- Vasomotorik und
- Organfunktion.

Da das sympathische System das vasomotorische System des Körpers ist, beeinflußt es direkt die

Kapitel 9

```
┌─────────────────┐                          ┌─────────────────┐
│   Verkrampfende │                          │    Periphere    │
│Phänomene (Arteri-│                          │   sympathische  │
│eller Druck,      │                          │     Störung     │
│ Streß, Kälte ...)│                          │                 │
└────────┬────────┘                          └────────┬────────┘
         │                                            │
         ▼                                            ▼
         ┌──────────────────────────────────────┐
         │         Gefäßspasmus                 │
         │       Arteriolenkonstriktion         │
         └──────────┬───────────────────┬───────┘
                    │                   │
                    ▼                   ▼
         ┌──────────────────┐  ┌──────────────────┐
         │  Ischämie durch  │  │   Abnahme des    │
         │   Konstriktion   │  │   Venendrucks    │
         └────────┬─────────┘  └────────┬─────────┘
                  │                     │
                  ▼                     ▼
                  ┌────────────────────────┐
                  │    Kapillardilatation  │
                  └───────────┬────────────┘
                              │
                              ▼
                  ┌────────────────────────┐
                  │      Erhöhung der      │
                  │   Kapillarpermeabilität│
                  └───────────┬────────────┘
                              │
                              ▼
                  ┌────────────────────────┐
                  │       Exsudation       │
                  │          Ödem          │
                  └──┬──────┬──────┬───────┘
                     │      │      │
                     ▼      ▼      ▼
         ┌──────────────┐ ┌──────────┐ ┌──────────────┐
         │ Lymphatische │ │Kompressi-│ │  Kompression │
         │ Kompression  │ │onsischämie│ │ der Venolen  │
         └──────────────┘ └──────────┘ └──────────────┘
```

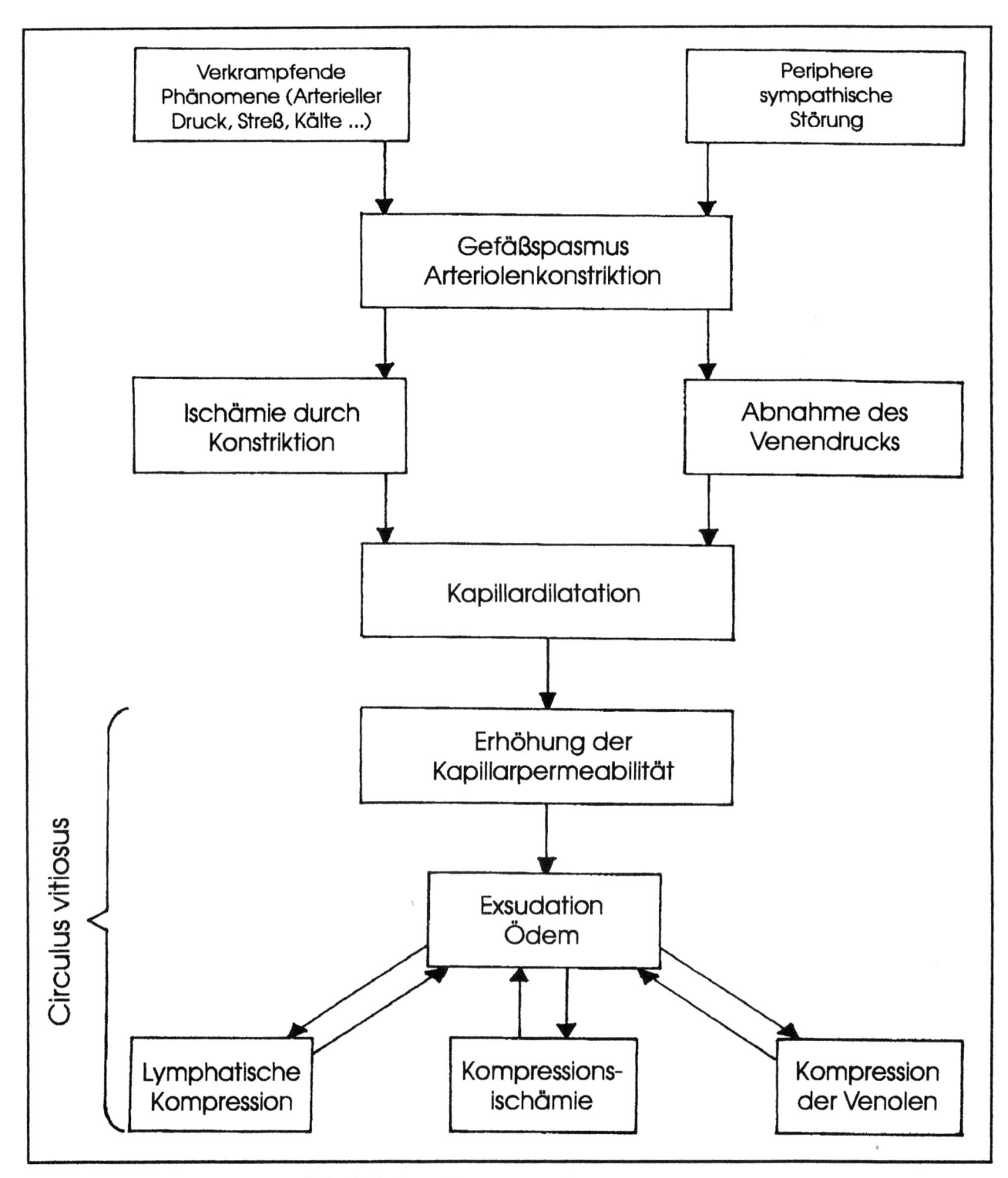

Circulus vitiosus

Abb. 104: Auswirkungen des Sympathikotonus

Immun- und allergischen Antworten, die Entzündungsvorgänge verschiedener Gewebe, deren Zellmetabolismus, enzymatische Profile, Prozentsatz und Qualität der Proteinsynthese und den aktiven Transport durch die Zellmembranen.

Der Sympathikotonus bewirkt vasokonstriktorische Reaktionen, die unter der Bedingung intensiv sind, daß die Schwelle der Somatisierung überschritten wird, das heißt, daß es wiederholte Erregungen gibt.

Wenn eine Vasokonstriktion vorliegt, findet man eine Verminderung des Blutstroms, eine Erhöhung des arteriellen Drucks und eine beginnende Ischämie verbunden mit größerem oder kleinerem Sauerstoffmangel. Die ursprünglichen Erscheinungen sind die Auswirkungen der arteriellen Vasokonstriktion auf die Kapillarzirkulation. Die Gefäßspasmen, die mit einer Verengung der Arteriolen verbunden ist, rufen einerseits eine Verminderung des venösen

Läsionsphänomene

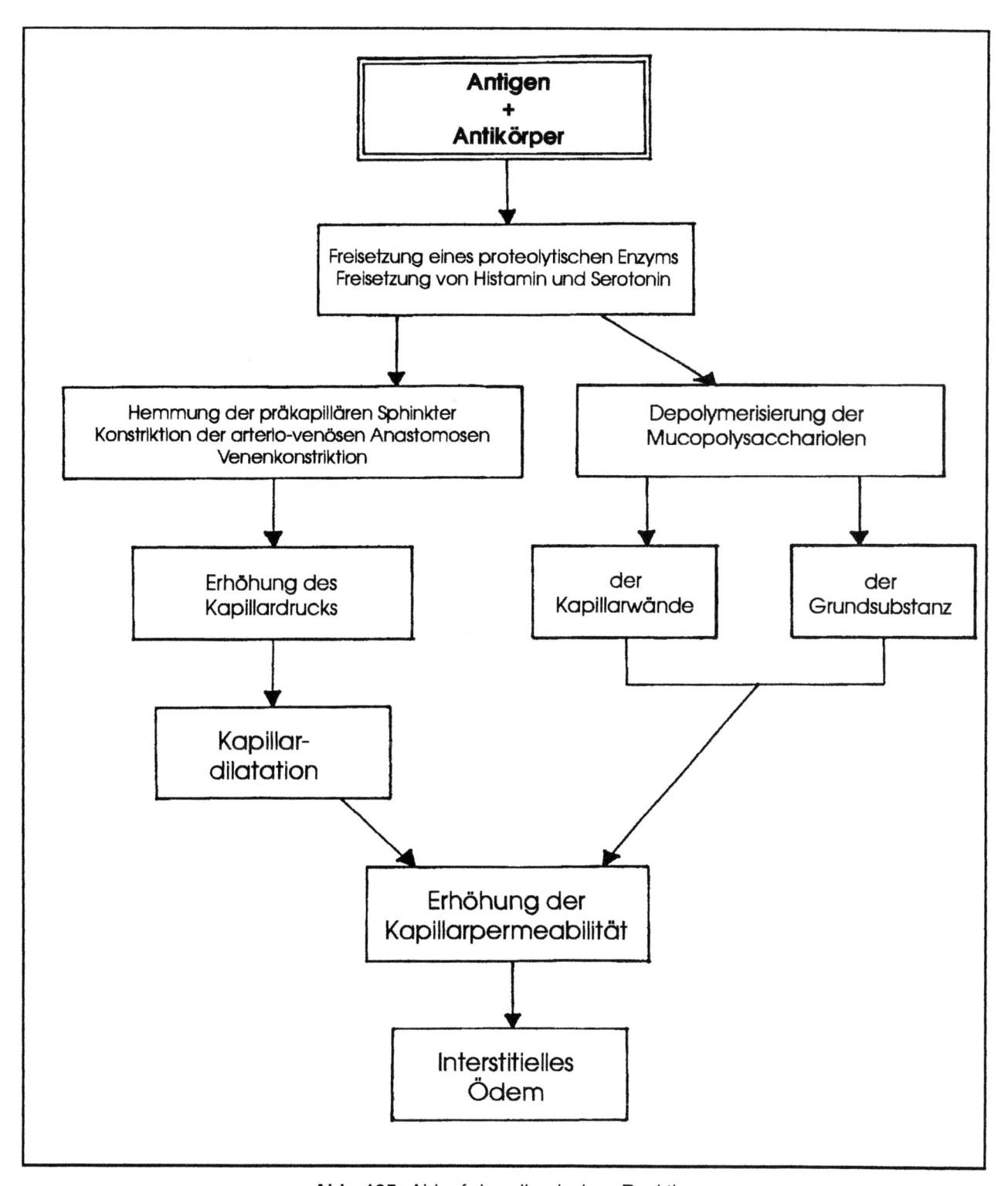

```
Antigen
+
Antikörper
   │
   ▼
Freisetzung eines proteolytischen Enzyms
Freisetzung von Histamin und Serotonin
   │
   ├─────────────────────────────┐
   ▼                             ▼
Hemmung der präkapillären Sphinkter    Depolymerisierung der
Konstriktion der arterio-venösen        Mucopolysacchariolen
Anastomosen
Venenkonstriktion
   │                             │
   ▼                   ┌─────────┴─────────┐
Erhöhung des           ▼                   ▼
Kapillardrucks      der                 der
   │              Kapillarwände      Grundsubstanz
   ▼                   │                   │
Kapillar-              │                   │
dilatation             │                   │
   │                   │                   │
   └───────────────────┴───────────────────┘
                       ▼
              Erhöhung der
              Kapillarpermeabilität
                       │
                       ▼
              Interstitielles
              Ödem
```

Abb. 105: Ablauf der allergischen Reaktion

Drucks und andererseits eine Ischämie hervor. Der Mangel an arterieller Durchblutung in den Kapillaren bewirkt eine Irritation ihres Endothels (Sauerstoffmangel), also eine Dilatation. Durch diese Kapillardilatation kommt es zu einer Erhöhung der Gefäßpermeabilität, das heißt zur Bildung von Transsudat und Ödem. Wenn die Hydrierung der Gewebe normal ist, herrscht ein Gleichgewicht zwischen onkotischem und osmotischem Druck der Albumine,

das die Tendenz hat, die Gewebsflüssigkeit in die Gefäße aufzunehmen. Durch eine Formänderung der Endothelzellen erhöht sich die Kapillarpermeabilität. Die Freiräume zwischen den Zellen erhöhen und provozieren den Albuminstrom und zerstören so das mechanische Gleichgewicht des Blutdrucks – die osmotische Spannung der Albumine. Wenn die Permeabilitätserhöhung weiterbesteht, kommt es zum Durchtritt von Hämatinen, die eine hämorrhagische Diapedese entstehen lassen. Diese Funktionsstörung wird in Abbildung 104 zusammengefaßt.

Der Läsionsvorgang und die sogennanten „allergischen" Phänomene, die oft in der Ätiologie von zahlreichen Beschwerden hervorgerufen werden, sind sich naheliegend. Wenn dem Organismus eine fremde Substanz (Antigen) zugeführt wird, determiniert sie die Bildung einer spezifischen antagonistischen Substanz (Antikörper). Wenn das Antigen dem Organismus wieder zugeführt wird, findet es schon spezifische Antikörper vor und reagiert. Dieser Mechanismus wird in Abbildung 105 dargestellt. Die Auswirkungen solcher Antigen-Antikörper-Reaktionen determinieren pathologische Reaktionen, wenn der Nährboden des Kranken dazu bereit ist. Wenn man die Abbildungen 104 und 105 miteinander vergleicht, wird klar, daß der Konflikt Antigen-Antikörper auf dem Gebiet des lokalen Hypersympathikotonus pathologisch wird. Die biochemischen Veränderungen, die durch die pathologische Faszienspannung und durch den Hypersympathikotonus entstehen, wirken sich auf der Ebene der terminalen Gefäßversorgung aus.

In beiden Fällen kommt es zu einer Erhöhung der Kapillarpermeabilität und zur Bildung eines Ödems, wodurch wiederum eine Kompression entsteht. Beide verstärken einander. Die pathologische Faszienspannung findet an Ort und Stelle statt, während die segmentale Sympathikusirritation ihre Auswirkungen entfernt auftreten lassen kann. Zum Beispiel entstehen neurodystrophe Pathologien der oberen Extremität in Folge einer Läsion in der unteren Halswirbel- oder oberen Brustwirbelsäule. Die ständige Aktivität des physiologischen Sympathikotonus ist auch für funktionelle Gleichgewichtsstörungen bei der Aktivitätsregulation von Organen verantwortlich. Allgemein kann man sagen, daß der Hypersympathikotonus:

– eine Vasokonstriktion (außer der Koronargefäße),
– eine Hemmung der glatten Muskulatur,
– eine Sphinkterkontraktion und
– eine Hemmung der Drüsensekretion hervorruft.

Es ist wichtig, die Beziehungen der viszeralen Strukturen untereinander sowie die organischen Hauptfunktionen und Wirbelsegmente zu kennen, da man so viel leichter einen Zugang zu den funktionellen Pathologien erhält (man darf nicht vergessen, daß die Beziehung Wirbel-Organ in beiden Richtungen besteht). Man soll aber nicht versuchen, diese Beziehungen bis zum Äußersten in ein System zu zwingen. Nicht jede viszerale funktionelle Störung hat einen sekundären Widerhall an der Wirbelsäule. Ebenso muß eine Wirbelläsion nicht automatisch zu einer viszeralen Störung führen. Zahlreiche Parameter spielen eine Rolle, die die Reaktion der Strukturen verändern, bevorzugen, auslösen oder hemmen können. Man soll auch nicht die Möglichkeiten überbewerten, eine Läsion gegenüber ihren Auswirkungen auf den Sympathikus korrigieren zu können. Aber es wäre irrational, diese Möglichkeiten im Rahmen eines globalen therapeutischen Konzepts nicht in Erwägung zu ziehen. Diese Beziehungen kann man auf zwei Arten veranschaulichen:

– Die erste Tabelle (Abb. 106) zeigt die Beziehung jedes einzelnen Wirbels zu verschiedenen organischen Strukturen.

– Die zweite Tabelle (Abb. 107) zeigt die Beziehungen zwischen den großen Systemen und den Wirbelsegmenten, die sie beeinflussen können, sowie die Art dieser Einflüsse.

Diese Tabellen sind weder perfekt, noch komplett, noch endgültig. Es gibt noch zahlreiche Meinungsverschiedenheiten über die exakten segmentalen Lokalisationen, da jedes Organ oft vielfache Projektionen über seine Verbindungsneuronen hat. Hier haben wir uns auf diejenigen beschränkt, die am ehesten mit der Praxis übereinstimmen.

9.5 Akute und chronische Wirbelläsionen

Wenn man die Läsionsvorgänge zusammenfaßt, die in den vorangegangenen Kapiteln besprochen wurden, kann man feststellen, daß die Wirbelläsion im akuten Stadium charakterisiert ist durch:

1. eine Haltungsasymmetrie, die ein adaptatives Schema benötigt;

2. eine Einschränkung oder ein Verlust der segmentalen Beweglichkeit durch eine funktionelle Belastung hervorgerufen;

3. entzündliche und kongestive Phänomene, die sich in Hyperämie mit lokaler Temperaturerhöhung und in Hyperalgesie ausdrücken;

4. einen Zustand von afferenter Überwachsamkeit in den Segmenten auf neurologischer Ebene;

5. neurovegetative Störungen durch ständige Erhöhung des Sympathikotonus, die auf Vasomotorik und viszerale Funktionen rückwirken.

Bei jeder Gelegenheit wurden komplette und extreme Entwicklungsbilder beschrieben, die nicht immer so angetroffen werden müssen. Viele Läsionsphänomene können aufeinandertreffen und sich gegenseitig verstärken. Sie können auch durch auslösende oder verschlimmernde Faktoren stärker manifestiert werden. Wichtig ist, zu wissen, wie sich diese

Läsionsphänomene

Störungen im Lauf der Zeit aus der Physiologie entwickeln und welchen Einfluß der chronische Zustand auf die Läsion haben kann:

1. *Im Bereich der Gewebe:* Jedesmal, wenn normales Gewebe abstirbt, wird es durch neues fibröses Gewebe ersetzt. Die Erhöhung der Kapillarpermeabilität, die durch Änderung des chemischen Milieus und eventuell durch den segmentalen Hypersympathikotonus erzeugt wird, läßt Albumine ins Gewebe treten. Die Zellen des Transsudats wandeln sich in junge Bindegewebszellen um. Was das Kollagen betrifft, ist es eine einfache Umwandlung des Fibrins in situ. Die Fibrose (Produktion von Bindegewebe) kann also das Resultat dieses fortschreitenden pathologischen Prozesses sein, unabhängig von einer parenchymatösen Läsion.

2. *Im Bereich der Gefäße:* Die chronische Vasokonstriktion führt auf lange Sicht zu einer Ischämie im Segment. Wenn der vegetative Reflexbogen,

C_1	Auge	Ohr	Nase	Pharynx	Larynx	Tonsillen		Herz
C_2	Auge	Ohr	Nase	Pharynx	Larynx	Tonsillen	Magen	Herz
C_3	Auge	Ohr	Nase	Zwerchfell	Larynx	Tonsillen		Herz
C_4	Auge	Ohr	Nase	Zwerchfell				Herz
C_5				Zwerchfell				
C_6				Pharynx	Schilddrüse	Tonsillen		
C_7				Pharynx		Tonsillen		
Th_1	Auge	Ohr	Nase	Pharynx	Speiseröhre	Tonsillen	Trachea	Bronchien
Th_2	Auge	Ohr	Nase	Speiseröhre	Schilddrüse	Herz	Trachea	Bronchien
Th_3				Speiseröhre			Lunge	
Th_4	Leber	Gallenblase	Speiseröhre	Pharynx	Schilddrüse	Tonsillen	Lunge	
Th_5	Leber	Gallenblase			Magen		Lunge	
Th_6	Leber	Gallenblase			Magen			
Th_7	Leber	Gallenblase		Pankreas	Magen	Duodenum		
Th_8	Leber			Pankreas	Milz			
Th_9				Pankreas	Milz	Nebenniere		
Th_{10}					Niere			
Th_{11}	Dünndarm				Niere	Ureter	Peritoneum	
Th_{12}	Dünndarm						Peritoneum	
L_1	Kolon				Blase	Prostata		
L_2	Kolon				Blase			
L_3	Ovarien				Hoden			
L_4	Rektum	Sphinkter			Blase	Prostata	Uterus	Vagina	Penis
L_5	Rektum							

Abb. 106: Verbindung zwischen Wirbeln und inneren Organen

Verdauungssystem		
Speiseröhre	$Th_1 - Th_4$	– Abnahme von Motilität und Tonus
Magen Duodenum	$Th_5 - Th_7$ Th_7	– Abnahme von Motilität und Tonus – Sphinkterkontraktion von Kardia und Pylorus – Hemmung der Sekretion
Dünndarm	$Th_{11} - Th_{12}$	– Abnahme von Motilität und Tonus – Kontraktion des M. Sphincter ileocaecalis
Kolon Rektum	$L_1 - L_2$ $L_4 - L_5$	– Abnahme von Motilität und Tonus
Leber	$Th_4 - Th_8$	– Steigerung der Glykogenolyse und der Neubildung von Glykogen
Gallenblase	$Th_4 - Th_7$	– Erschlaffung – Sphinkterkontraktion
Pankreas	$Th_7 - Th_9$	– Hemmung der Insulinsekretion und des Pankreassekrets
Kardio-vaskuläres System		
Herz	$C_1 - C_4, Th_2$	– Koronardilatation – Herzfrequenzsteigerung – Steigerung der Kontraktionskraft – Senkung der Reizschwelle: Extrasystolen
Milz	$Th_8 - Th_9$	– Hemmung der glatten Muskulatur – Vasokonstriktion (++)
Urogenitalsystem		
Niere	$Th_{10} - Th_{11}$	– Regulierung der Vasomotorik
Ureter	Th_{11}	– Abnahme von Motilität und Tonus
Blase Sphinkter	$L_1 - L_2$ L_4	– Abnahme des Tonus der glatten Muskulatur – Sphinkterkontraktion
Ovarien Hoden	L_3	– Stimulierung
Uterus	L_4	– Unterschiedliche Wirkung auf Sexualhormone usw.
Prostata	L_1 und L_4	– Stimulierung der Sekretion – Muskelkontraktion
Sinnesorgane		
Auge	$C_1 - C_4, Th_1 - Th_2$	– Mydriasis
Ohr	$C_1 - C_4, Th_1 - Th_2$	– Steigerung des Drucks der Endolymphe
Nase	$C_1 - C_4, Th_1 - Th_2$	– Hemmung der Schleimsekretion

Abb. 107: Beziehungen der Organsysteme zu den Wirbeln

Läsionsphänomene

Respirationssystem		
Larynx Pharynx	$C_1 - C_3$ $C_1 - C_2, C_6 - Th_1, Th_4$	– Hemmung der Sekretion – Hemmung der Motilität
Trachea Bronchien	$Th_1 - Th_2$	– Hemmung der glatten Muskulatur und der Sekretion
Lunge	$Th_3 - Th_5$	– Bronchodilatation

Abb. 107: Beziehungen der Organsysteme zu den Wirbeln (Fortsetzung)

der die Vasokonstriktion – ein reversibles Phänomen – im Normalzustand hervorruft, zu sehr verlängert ist, entsteht eine Läsion der Endarterie und darauf eine Thrombose, die eine irreversible Läsion darstellt. Dieses Phänomen wurde schon vor vielen Jahren experimentell von *Leriche, Reily, G. und C. Tardieu* nachgewiesen. In der Praxis stellt man fest, daß thrombosierende Gefäßeingriffe oft in Gebieten entstehen, die schwachen Wirbelsegmenten entsprechen (z. B. das vertebro-basiläre System).

3. *Im Bereich der Muskel:* Die Muskeln, die von einer Läsion betroffen sind, verlieren an Gewicht, Dehnungsfähigkeit, Kontraktionsgeschwindigkeit und Viskoelastizität. Es entstehen venöse und lymphatische Stase, die für motorische Störungen charakteristisch sind. Schließlich kommt es zu einer Muskelatrophie, die eine Hypotonie zur Folge hat.

4. *Im Bereich der Wirbelbogengelenke* degenerieren die Knorpelüberzüge vorzeitig, da sie nicht genügend von Synovia umspült werden, wodurch die Ernährung der knorpeligen Chondrozyten verändert wird. In Zonen, in denen Überdruck herrscht, findet man Ulzerationen, entstanden durch die Abnützung des Knorpels mit subchondraler Verknöcherung. Für Zonen, in denen Unterdruck herrscht, ist die Knochenproliferation charakteristisch. Der Fortbestand der Spannungen zwischen Kapsel und Ligamenten ruft an der Ansatzstelle eine osteophytische Proliferation hervor. Degenerationsprobleme der Gelenke entstehen immer Stellen, an denen mechanische Belastungen herrschen, die von einer Läsion ausgehen. Sie sind keine primären Veränderungen.

5. *Im Bereich des Diskus:* Der Nucleus pulposus verliert durch den Verlust seiner Rehydrierungskapazitäten seine Homogenität und bricht auseinander. Am Anfang verändern sich die zentralen lamellenförmigen Fasern. Der Diskus verliert sofort mechanische Eigenschaften; die Absorption und Verteilung von Kräften nehmen in der betroffenen Ebene ab. Andererseits besteht die Gefahr der Kernmigration in den Momenten der Überbelastung durch Druck.

Die sekundären Läsionen charakterisieren sich durch:

– Hypotonie der Muskulatur,

– Fibrose,

– Ischämie,

– Fixierung von entfernten Störungen,

– degenerative Probleme und

– relative Schmerzlosigkeit durch Heben der Reizschwelle der Neuronen.

Alle diese Elemente sind sehr wichtig für die Reversibilität bestimmter Beeinträchtigungen, die mehr oder weniger von der Chronizität abhängig sind. Dies zeigt andererseits, daß es von Interesse ist, jede Wirbelläsion so schnell wie möglich zu korrigieren, selbst wenn er sich auf schmerzhafter und funktioneller Ebene nicht störend äußert. Das zeigt den Wert der Vorbeugung der osteopathischen Strategie, deren Ziel es ist, Wirbelläsionen zu korrigieren, bevor sich ihre direkten oder indirekten Auswirkungen bemerkbar machen.

Kapitel 10

Adaptationen und Kompensationen

10.1 Grundlegende Bemerkungen

Im Kapitel 4.2 wurde von den relativen Gleichgewichtsmomenten der Wirbelsäule in vertikaler Position gesprochen. Daraus ergeben sich zwei logische Konsequenzen:

1. Wenn sich die Wirbelsäule im Gleichgewicht befindet, sind weder Adaptation, noch Kompensation nötig.
2. Jede Abweichung eines fixierten Wirbels oder einer Wirbelgruppe gegenüber der zentralen Schwerkraftlinie, in welche Richtung auch immer, ruft eine funktionelle Störung der Biomechanik hervor und muß kompensiert werden. Man kann folgendermaßen unterscheiden:
   - Adaptationen stellen Schemata für die Wiederherstellung des Gleichgewichts dar und sind spontan reversibel.
   - Kompensationen stellen die Fixierung des vorangegangenen Schemas dar, sind spontan irreversibel und rufen eine oder mehrere sekundäre Wirbelläsionen hervor.

Diese Unterscheidung ist sehr wichtig für die osteopathische Behandlung. Adaptation und Kompensation sind Vorgänge, die hervorgerufen werden, um ein Gleichgewicht wiederherzustellen, was nur dann zutrifft, wenn ein Segment oder eine Wirbelgruppe sich nicht mehr im Gleichgewicht in einem vorgegebenen Ensemble befinden. Die Differentialdiagnose zwischen Adaptation und Kompensation geschieht durch Mobilitätstests. Für eine Adaptation fällt der Mobilitätstest negativ aus, da es sich lediglich um eine relative Stellung in statischer Gleichgewichtsstörung handelt. Die Beweglichkeit bleibt erhalten. Für eine Kompensation ist der Mobilitätstest positiv, da eine Gelenkfixierung, die sich mechanisch aufbaut, objektiviert wird.

Grad, Art und Leistungsfähigkeit der Adaptation der Wirbelsäule hängen von bestimmten Elementen ab. Einige sind konstant: Die Adaptationen unterliegen den physiologischen Gesetzen. Die anderen sind variabel: die Gelenk- und myofaszialen Strukturen, die neuromuskuläre Strukturierung, die Haltung der Person, wie schwerwiegend die entstandenen Gleichgewichtsstörung ist usw.

Es ist illusorisch, die Adaptations- und Kompensationsvorgänge schematisieren und Typen von Schemata vorlegen zu wollen, da es zu viele wichtige veränderliche Größen gibt, die die Komplexität erhöhen können. Alle angetroffenen Ähnlichkeiten können nur zufällig sein. Es gibt in jedem Fall ein individuelles Antwortschema, das von einer Person zur anderen variiert.

10.2 Adaptation

Jede Läsion eines Wirbels, die eine Asymmetrie oder eine Gleichgewichtsstörung in einer oder mehren Ebenen des Raums hervorruft, benötigt ein Adaptationsschema, das die Gesamtheit der Wirbelsäule wieder ins Gleichgewicht bringt oder dies versucht. Das heißt, sie so weit wie möglich der idealen Lage der zentralen Schwerkraftlinie wieder anzunähern.

Folgende Tatsachen sind zu bemerken:

1. Die Wirbelsäule ist durch die Schwerkraft streng an Becken und untere Extremitäten gebunden. Der Adaptationsmechanismus begrenzt sich nicht nur auf Wirbelläsionen. Jede Läsion im Bereich des Beckens, der Iliosakralgelenke oder ein Längenunterschied der unteren Extremitäten, die zu einer Asymmetrie führen, rufen Adaptationen zur Wiedererlangung des Gleichgewichts hervor.

2. Je weiter kaudal im Bereich der Wirbelsäule eine Läsion vorliegt, um so komplexer und bedeutender ist der Vorgang zur Wiedererlangung des Gleichgewichts. Der Neutralzustand oder die Gelenkverbindung der Wirbelstrukturen, die sich oberhalb dieses Ungleichgewichts befinden, determinieren den Adaptationsvorgang.

3. Wenn sich die Wirbelsäule in Neutralstellung befindet, was dem Ersten Gesetz entspricht, bildet sie Krümmungen vom Typ I aus. Wenn als Beispiel eine Torsion rechts/rechts des Sakrums angenommen wird, entwickelt die Lendenwirbelsäule eine Krümmung $N.S_r.R_l$ oder eine doppelte Brust-Lenden-Krümmung, die sich im Lendenbereich in $N.S_r.R_l$ und im Brustbereich in $N.S_l.R_r$ befindet. Egal welche Krümmung sich auch ausbildet, man bemerkt, daß eine Asymmetrie am Höhepunkt der Krümmung bestehen bleibt, wenn sich die Gesamtheit der darüberliegenden Wirbelsäule der Schwerkraftlinie nähert. Sie liegt auf derselben Seite wie die ursprüngliche Asymmetrie, wenn es sich um eine doppelte Krümmung handelt und auf der gegenüberliegenden Seite bei einer einzelnen Krümmung (Abb. 108a).

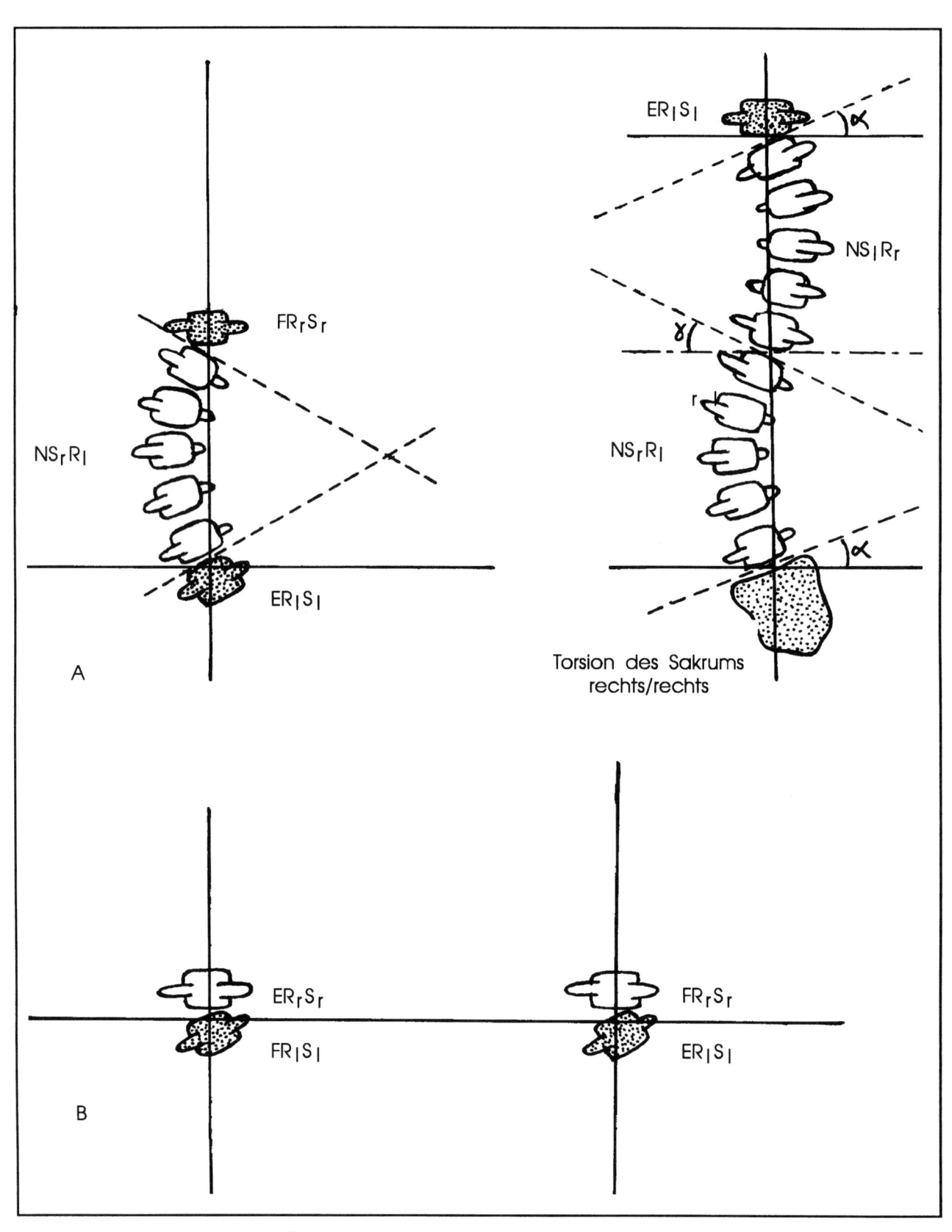

Abb. 108: Darstellung verschiedener Kompensationsmöglichkeiten

Adaptationen und Kompensationen

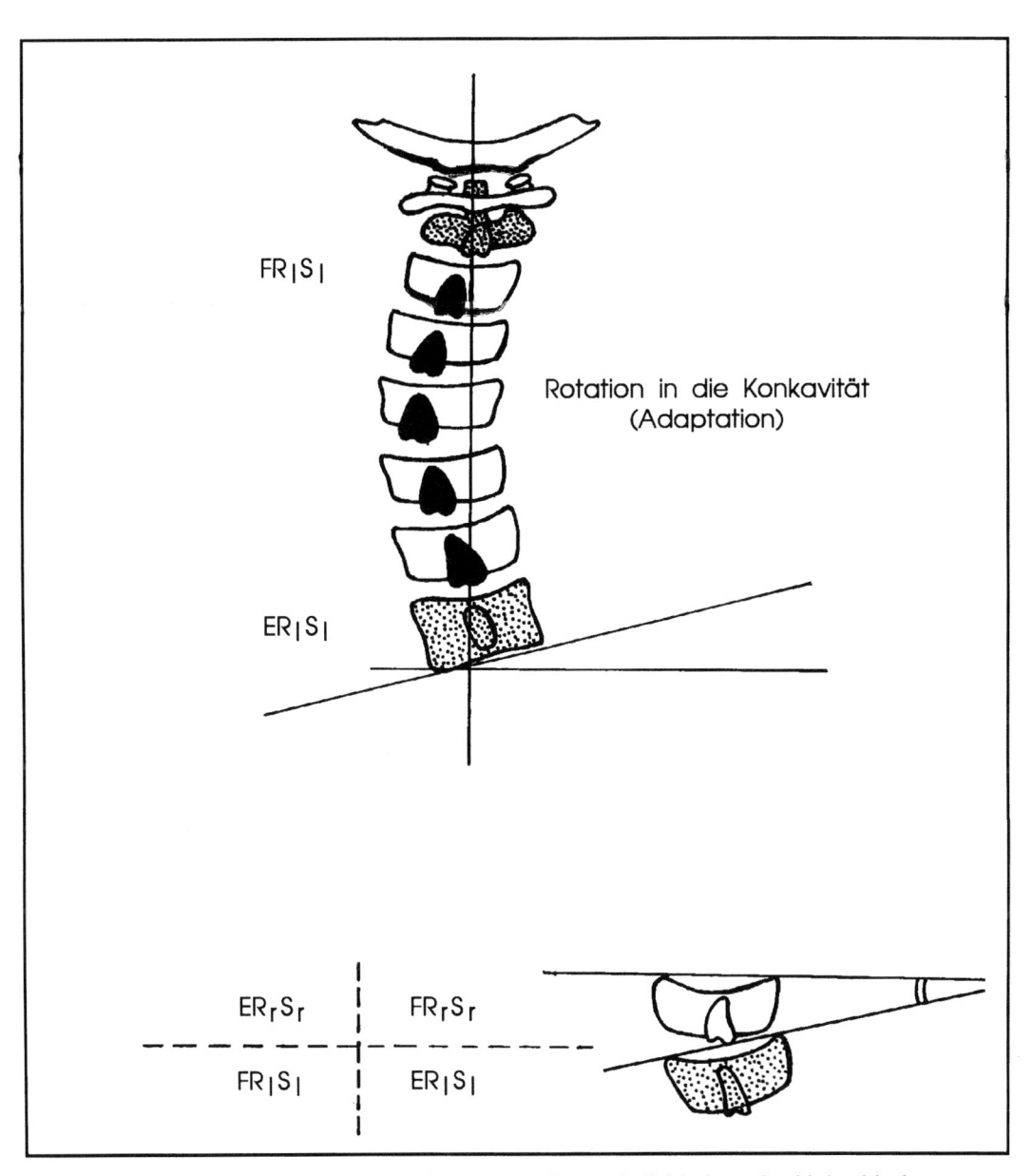

Abb. 109: Darstellung der Kompensationsmöglichkeiten der Halswirbel

Häufig bildet sich oberhalb davon eine dritte adaptive Krümmung einer Halswirbelgruppe, die dem Zweiten Gesetz mit E.R$_r$.S$_r$. unterliegt. Dies ist der Fall, wenn relative Gleichgewichtsstörungen bei der Physiologie des Gehens entstehen (das gewählte Beispiel der Torsion rechts/rechts des Sakrums entspricht der Phase des Auftretens des rechten Beins auf dem Boden).

4. Wenn die Wirbelsäule oder das darüberliegende Wirbelsegment im Gleichgewicht gestört sind und in Gelenkverbindung steht, kann die Adaptation nur nach dem Zweiten Gesetz erfolgen (Abb. 108b). Der Vorgang ist im Halsbereich konstant. Im Lenden-Sakrumbereich entwickelt er sich aber manchmal dem Neigungswinkel des Sakrums entsprechend nach ventral (entweder durch Beziehung zu einem ventralen Haltungsschema oder durch einseitige oder beidseitige Flexionsläsion des Sakrums). Die Verbindung der Adaptationsstruktur mit einer oder mehreren Ebenen des Raums, abhängig von der Komplexität der entstandenen Gleichgewichtsstörung, vermindert ihre physiologische Formbarkeit und ihr kinetisches Potential, indem sie eine bedeutende Empfindlichkeit gegenüber weiteren Belastungen entwickelt. Im Laufe der Zeit und abhängig vom Zustand der Strukturen und möglicherweise dazukommenden Pathologien, verwandelt sich oft ein Adaptationsschema in ein fixiertes Kompensationsschema.

10.3 Kompensation

Die Kompensation kann als spontan irreversible Fixierung eines Adaptationsschemas, individuell oder einer Gruppe, definiert werden. Diese Kompensation setzt sich aus einer sekundären Läsion im Rahmen einer mechanischen Folge zusammen. Dieser Unterschied ist in der Praxis sehr wichtig, da es ein therapeutischer Fehler ist, eine sekundäre Läsion zu korrigieren, ohne die primäre zu korrigieren. Diese Umwandlung im Laufe der Zeit von einer Adaptation in eine Kompensation hängt von biomechanischen und biochemischen Störungen ab, die von der primären Läsion hervorgerufen werden.

Die Anordnung der pathologischen Faszienspannung in Bezug auf die Parameter einer Läsion ist ein wichtiges Element, das eine Differentialdiagnose zwischen primärerer und sekundärer Läsion erlaubt. Wenn die Faszienspannung gegenüber den Parametern der Läsion liegt, handelt es sich um eine primäre Läsion. Wenn sie sich in denselben Parametern befindet wie die der Läsion, handelt es sich um eine sekundäre Läsion.

Die Segmentpositionen vom Typ II haben die größte Tendenz, sich in sekundäre Läsionen umzuwandeln, da die Gelenke „kleben" und so leichter eine pathologische mechanische Barriere bilden. Die Segmentposition I behält ihre Formbarkeit und ihr kinetisches Potential, da die Wirbel in Neutralstellung sind. Eine Kompensation vom Typ I benötigt immer einen „höher gelegenen Abschluß" der Krümmung durch einen Typ II, da die Orientierungsebene des Höhepunkts der Krümmung asymmetrisch ist. Daher trifft man häufig Läsionen vom Typ II am Ende einer Krümmung vom Typ I an.

Die Abbildungen 108 und 109 zeigen verschiedene Möglichkeiten für Kompensationsvorgänge der Wirbel. Kompensationen von Asymmetrien, die von ventral nach dorsal verlaufen, kann man im Bereich der Brustwirbelsäule wegen der beidseitigen Läsionen in Flexion oder Extension antreffen, die einzeln oder als Gruppe auftreten.

In der Halswirbelsäule, vor allem in der oberen, sind Kompensationen sehr häufig, da sie am höchsten liegt und wegen ihrer Beweglichkeit und ihrer Rolle bei der Schaltung von Augen und Gyri. Der Komplex Okziput-C_1-C_2 mit seinen Beziehungen zum Ansatz der Dura mater der Wirbelsäule ist oft in die Kompensation von Läsionen des Iliosakralgelenks oder der Schädelbasis miteinbezogen.

Kapitel 11

Allgemeine Prinzipien der osteopathischen Wirbelsäulendiagnostik

Die Erarbeitung der Diagnose ist aus zwei Gründen die Basis einer osteopathischen Untersuchung:

1. Aus ihr leitet sich eine spezifische manuelle Behandlung ab, die in keinem Fall symptomatisch ist oder einen Eingriff darstellt.
2. Dieser Ansatz ist Ausdruck der Originalität unseres Konzeptes; die Vorgehensweise, obwohl völlig logisch aufgebaut, unterscheidet sich grundlegend von anderen therapeutischen Systemen.

Die Untersuchung muß vollständig und präzise durchgeführt werden, da der menschliche Körper in seiner Art und Funktion eine untrennbare Einheit bildet. Dazu müssen genaueste Kenntnisse in physiologischer Anatomie, Biomechanik und Pathophysiologie vorausgesetzt werden, die allerdings nur durch ihre Integration das Herstellen eines Zusammenhanges von Ursache und Wirkung ermöglichen.

„Die Gesamtheit ist mehr als die Summe der Anteile. Es genügt nicht, jeden der Anteile allein zu kennen, um die Gesamtheit zu verstehen (*Pelt*)." Das Ziel unserer Arbeit ist, Wirbelläsionen zu diagnostizieren. In der Praxis ist es jedoch unerläßlich, das Ergebnis unserer Untersuchungen in den Rahmen des gesamten pathophysiologischen Zusammenhangs des Individuums zu stellen.

Die osteopathische Untersuchung erfolgt nach einem genauen Plan, der folgende Schritte beinhaltet:

1. Anamnese
2. Inspektion
3. Palpation
4. Mobilitätstests
5. Synthese aller Untersuchungsschritte.

Alle diese Elemente gestatten es, die pathologische „Kettenreaktion", die aus einer primären Läsion entstanden ist, zu rekonstruieren und die Vorgehensweise festzulegen.

Die *Inspektion* erfolgt im Stehen von ventral und von der Seite:

Von der Seite läßt sich die Zugehörigkeit zu einem grundsätzlichen Haltungsschema festlegen: im Gleichgewicht, vorderes oder hinteres Schema, asthenischer Habitus usw.

Von vorne kann das seitliche, kompensierte oder nicht kompensierte Ungleichgewicht beurteilt werden.

Durch die Synthese dieser beiden Beobachtungen kann man feststellen, ob es sich um ein allgemeines Problem handelt, das das ventrale oder dorsale gerade System oder das tiefe bzw. oberflächliche gekreuzte System betrifft.

Hier muß wieder betont werden, daß Statik und Dynamik der Wirbelsäule vom Becken und den unteren Extremitäten nicht trennbar sind; dieser Aspekt muß bei der Inspektion in Betracht gezogen werden. Die Haltungsmuster dienen als allgemeine Indikation, indem sie auf Zonen starker Spannung hinweisen und als Therapiekontrolle dienen.

Mit Hilfe der *Palpation* kann man bestimmte charakteristische Elemente erkennen, die auf eine akute oder chronische Wirbelläsion hinweisen, nämlich:

– eine Asymmetrie der Strukturen,

– Veränderungen der Gewebebeschaffenheit

– Temperaturveränderungen der Haut

Die Asymmetrie der Strukturen drückt sich bei den symmetrischen Läsionen durch Abweichungen der Dornfortsätze ober- bzw. unterhalb aus, bei den asymmetrischen in einer seitlichen Komponente. Diese Beobachtungen müssen unbedingt durch die entsprechenden Positionsveränderungen der Querfortsätze bestätigt werden.

Die Seitabweichung eines Dornfortsatzes nach links zum Beispiel erweckt den Verdacht einer Rechtsrotation. Der rechte Querfortsatz muß sich in Posteriorität und der linke Querfortsatz in Anteriorität befinden. So können angeborene oder erworbene Fehlbildungen der Dornfortsätze ausgeschlossen werden.

Die seitlichen Abweichungen der Dornfortsätze bei den asymmetrischen Läsionen sind von größerer Bedeutung, als man vorweg meinen könnte. Wenn „d" die seitliche Verschiebung des Dornfortsatzes darstellt, „D" den Abstand zwischen der Spitze des Dornfortsatzes und dem physiologischen Zentrum der segmentalen Wirbelrotation mit „α" als den Winkel der Rotation, so kann man die Seitverschiebung mit folgender Formel berechnen:

$$\text{Tangens } \alpha = \frac{d}{D} \Rightarrow d = D * \text{Tangens } \alpha$$

Die ermittelten Werte zeigen, daß sich im Lumbalbereich die Dornfortsätze um etwa 2 mm und im Zervikalbereich um etwa 5 mm seitlich verschieben können *(Cyriax)*.

Die Palpation der Gewebe kann Hinweise geben, vor allem was den akuten oder chronischen Aspekt einer Läsion betrifft:

– Ödeme, Stauungen, Hyperämie, Temperaturerhöhung der Haut, Muskelhypertonie zeigen alle akute Läsionen an;
– Ischämie mit Herabsetzung der Hauttemperatur, Fibrosierung und Verhärtung, Hypotonie sind typisch für chronische Läsionen.

Was die Palpation betrifft, ist es wichtig, einiges klarzustellen, was den subjektiven Aspekt und den Mangel an Zuverlässigkeit betrifft, die den Osteopathen immer wieder vorgeworfen werden.

Allem voran, bis auf seltene Ausnahmen, sind die Feinheit der Palpation und das manuelle Fingerspitzengefühl nicht angeboren, sondern das Ergebnis von intensivem Training. Die Hand besitzt physiologischerweise alle spezifischen Rezeptoren, um feine Unterscheidungen zu treffen. Andererseits muß man genaue Kenntnis über das haben, wonach man sucht, um es finden zu können.

Letzten Endes muß man dann auch alle anderen Untersuchungen der klassischen Medizin als subjektiv infragestellen, sobald sie sich eines Sinnes bedienen (wie z. B. des Tastsinns oder des Gehörs bei der Auskultation).

In jedem Fall soll aber klargestellt werden, das die Palpation nicht das einzige osteopathische Diagnosekriterium ist, sondern lediglich eine ihrer Stufen. Die Kunst der Diagnose in der Hand eines erfahrenen und intuitiven Therapeuten besitzt nichtsdestoweniger einen objektivier- und reproduzierbaren Unterbau in Form der Mobilitätstests.

11.1 Mobilitätstests in Flexion-Extension

Der Mobilitätstest muß als Basistest bei der Diagnose von Wirbelläsionen angesehen werden. Sein Vorteil besteht darin, daß er zugleich die Beurteilung der Beweglichkeit von symmetrischen Einzel- und Gruppenläsionen und von asymmetrischen (Typ I oder Typ II) Läsionen ermöglicht. Es handelt sich um einen einfach auszuführenden und sehr zuverlässigen Test (Abb. 110a und b).

Symmetrische Läsionen: Das Protokoll des Tests ist äußerst einfach. Es beruht auf der Umkehrung des angenommenen Läsionsparameters und der Testbewertung. Wenn zum Beispiel bei der Palpation ein Dornfortsatz gefunden wird, der zwar in der Achse steht, aber eine relativ große Entfernung zum darunterliegenden aufweist, kann man eine Läsion in Flexion annehmen. Es genügt, die betroffene Zone in Extension zu bringen, um zu sehen, ob sich dieser große Zwischenraum zwischen den Dornfortsätzen schließt oder bestehen bleibt. Wenn er weiter bestehen bleibt, handelt es sich um eine Flexionsläsion. Man kann ebenso eine symmetrische Gruppenläsion abklären (z. B. Diagnostik einer Gruppenläsion in Extension durch Flexion).

Asymmetrische Läsionen: Das Testprotokoll besteht darin, die Rotation der Wirbel in verschiedenen Positionen der Wirbelsäule in der Sagittalebene zu untersuchen.

Das Prinzip ist, die Wirbelrotation in den folgenden drei Positionen zu beurteilen:

– Flexion 2. Grades
– Neutralposition
– Extension.

1. Wenn die Rotation in Hyperflexion zunimmt, in Neutralposition abnimmt und in Extension verschwindet, handelt es sich um eine Läsion vom Typ II mit einseitiger Extension der Rotationsseite, also eine Läsion in E.R.S.

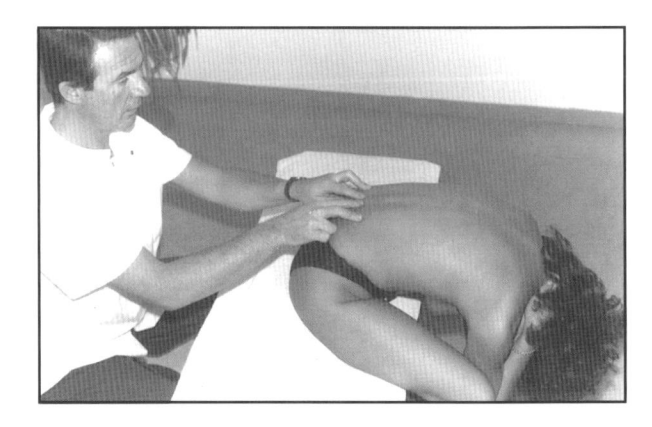

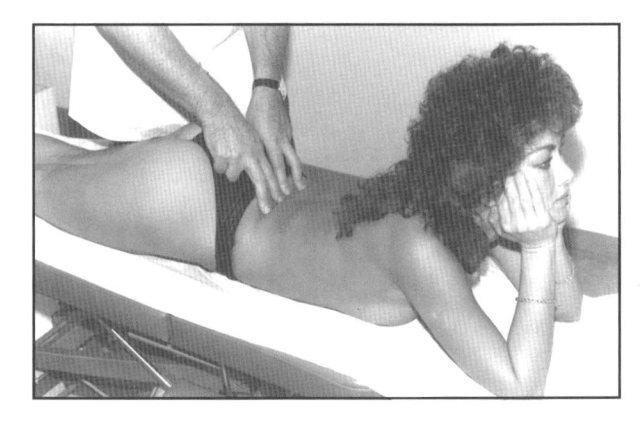

Abb. 110: Flexions-Extensionstest an der Lendenwirbelsäule

Allgemeine Prinzipien der osteopathischen Wirbelsäulendiagnostik

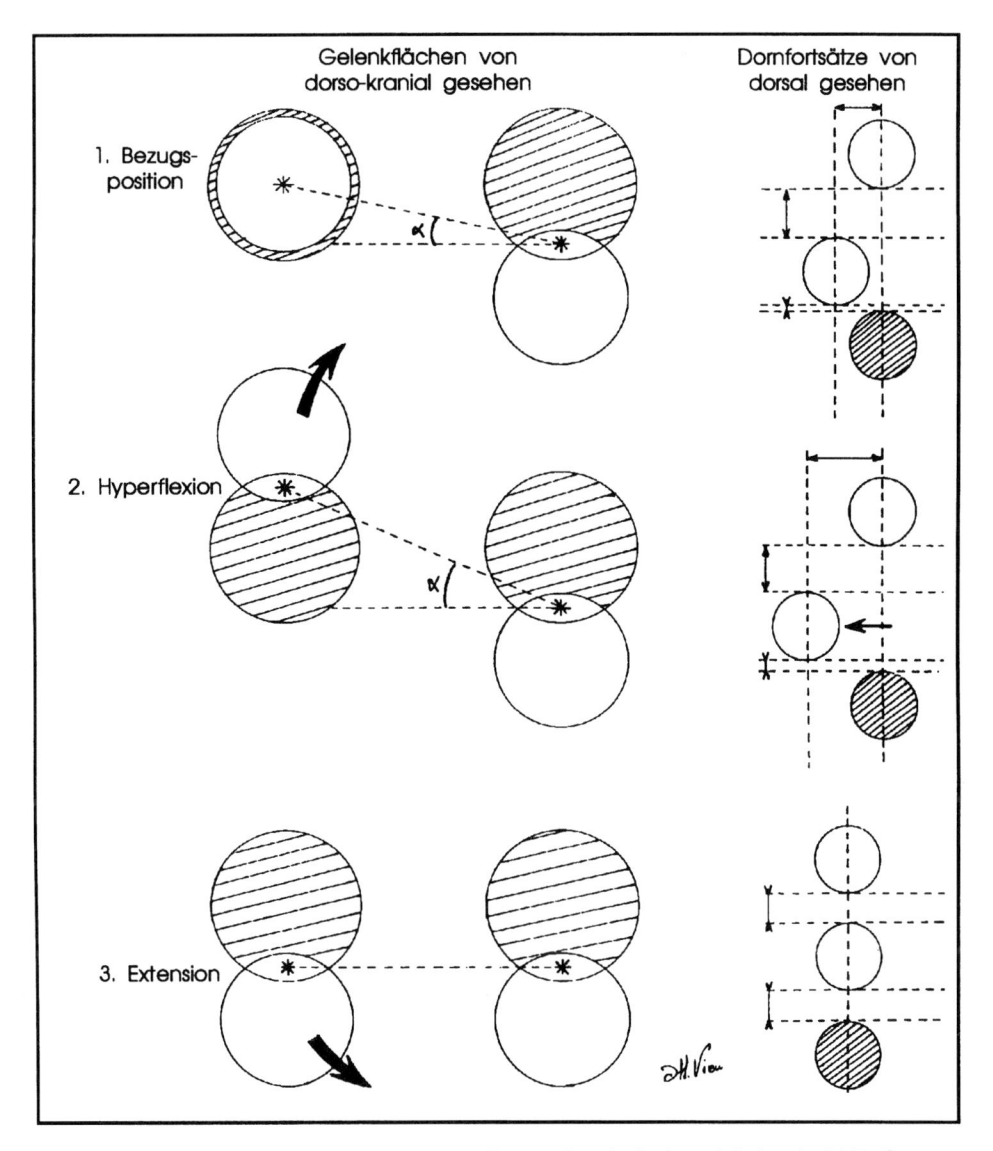

Abb. 111: Mobilitätstest in Flexion-Extension bei einer Läsion in E.R_r.S_r.

– Die großen schraffierten Kreise stellen schematisch die superioren Gelenkflächen des darunterliegenden Wirbels dar.

– Die großen weißen Kreise stellen schematisch die inferioren Gelenkfortsätze des Wirbels in Läsion dar.

– Rechts: die kleinen schraffierten Kreise stellen den Dornfortsatz des darunterliegenden Wirbels dar.

1. In Neutralposition: Das rechte untere Gelenk des Wirbels in Läsion bleibt in Konvergenz auf dem rechten oberen des darunterliegenden fixiert. Der Dornfortsatz ist nach links dezentriert und dem darunterliegenden angenähert. Die Gelenkfixierung rechts bildet einen Drehpunkt, um den sich ein neuer physiologischer Gleichgewichtszustand bildet.

2. In Hyperflexion: Das linke untere Gelenk des Wirbels in Läsion, das frei ist, anteriorisiert sich und vergrößert so die Rechtsrotation, wodurch der Dornfortsatz noch weiter nach links verlagert wird.

3. In Extension: Das linke untere Gelenk des Wirbels in Läsion posteriorisiert sich in Konvergenz, hebt die ursprüngliche Rechtsrotation auf und führt eine beidseitige Extension durch. Der Dornfortsatz richtet sich in Normalposition aus.

4. Zusammenfassung: Der Wirbel geht in Extension in seine Normalposition, die Läsion ist E.R_r.S_r. mit Fixierung des rechten unteren Gelenks auf dem oberen des darunterliegenden in Konvergenz.

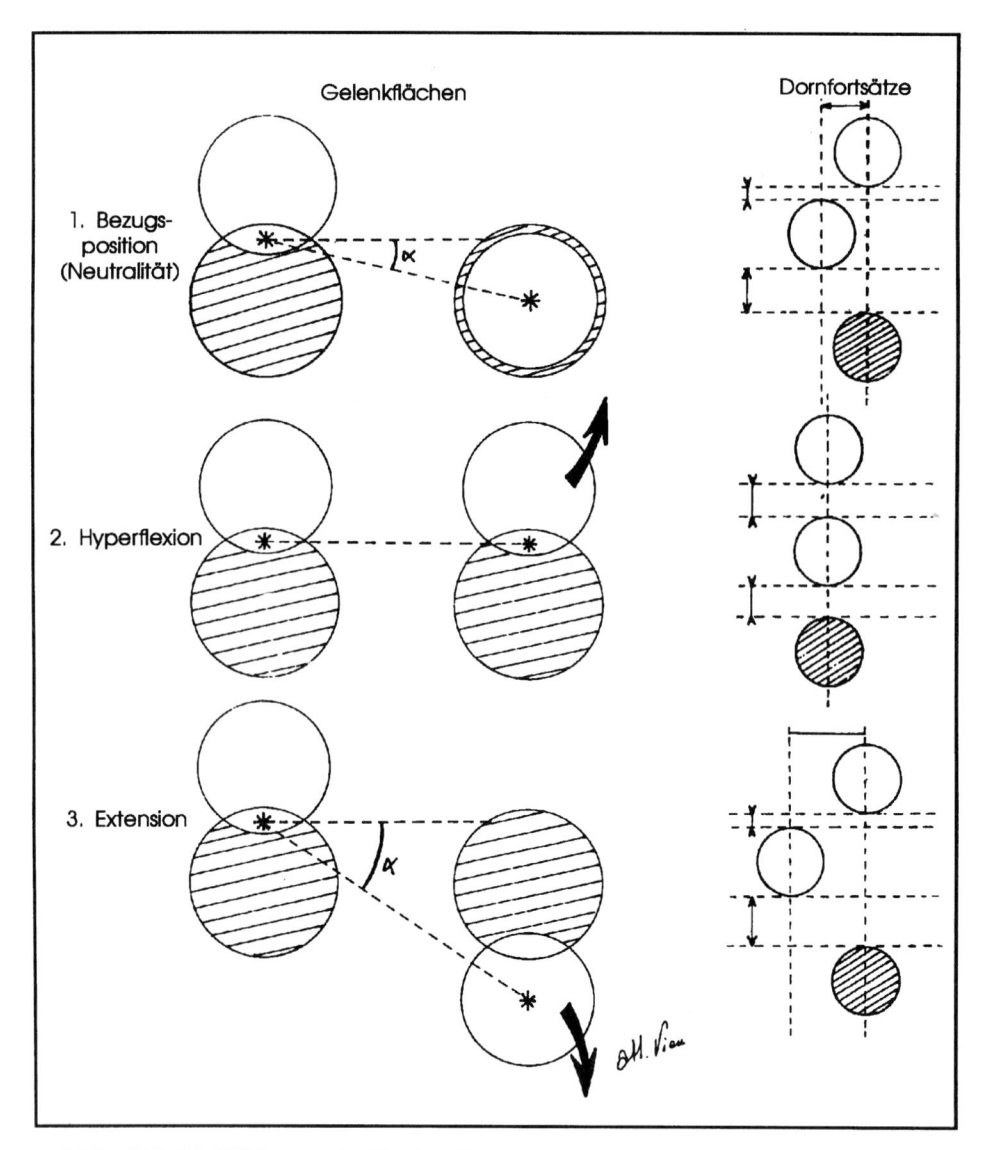

Abb. 112: Mobilitätstest in Flexion-Extension einer Funktionsstörung F.R_r.S_r.

Das Schema ist dasselbe wie in Abb. 111.

1. In Neutralposition: Das linke untere Gelenk des Wirbels in Läsion bleibt auf dem linken oberen des darunterliegenden Wirbels in Divergenz fixiert. Der Dornfortsatz ist nach links dezentriert und vom darunterliegenden weiter entfernt. Die Fixierung des linken Gelenks bildet einen Drehpunkt, um den sich ein neuer physiologischer Gleichgewichtszustand ausbildet.

2. In Hyperflexion: Das rechte untere Gelenk des Wirbels in Läsion, das frei ist, anteriorisiert sich, indem es die ursprüngliche Rechtsrotation aufhebt und eine bilaterale Flexion durchführt.

3. In Extension: Das rechte untere Gelenk des Wirbels in Läsion posteriorisiert sich, indem es die ursprüngliche Rechtsrotation vergrößert, wodurch sich der Dornfortsatz noch weiter nach links verlagert.

4. Zusammenfassung: Der Wirbel geht in Hyperflexion in seine Normalposition, die Läsion ist F.R_r.S_r. mit Fixierung des linken unteren Gelenks auf dem oberen des darunterliegenden in Divergenz.

Allgemeine Prinzipien der osteopathischen Wirbelsäulendiagnostik

2. Wenn die Rotation in Extension zunimmt, in Neutralposition abnimmt und in Hyperflexion verschwindet, handelt es sich um eine Läsion vom Typ II in einseitiger Flexion der der Rotation gegenüberliegenden Seite, also eine Läsion in F.R.S.

3. Wenn die Rotation in allen drei Positionen gleichbleibt oder wenn sie in Neutralposition zunimmt, handelt es sich um eine Läsion vom Typ I in N.S.R. mit Seitneigung zu der der Rotation gegenüberliegenden Seite.

Der Mobilitätstest benützt die „neue" Physiologie, die sich um eine einseitige Gelenkfixation der Läsion vom Typ II aufbaut (Abb. 111 und 112). Die Läsion vom Typ I bildet sich in Neutralposition, der Kontakt der dorsalen Gelenkflächen nimmt an der Rotation nicht teil.

Ein Beispiel:

Die Palpation ergibt folgende Beziehungen:
- Abweichung des Dornfortsatzes nach links
- Posteriorität des rechten Querfortsatzes
- Anteriorität des linken Querfortsatzes.

Es besteht also der Verdacht auf eine Rechtsrotation:

1. Wenn die Rechtsrotation in Extension zunimmt und die Flexion 2. Grades aufhebt, handelt es sich um eine Läsion in $F.R_r.S_r.$, bei der das untere linke Gelenk in *Divergenz* fixiert ist.

2. Wenn die Rechtsrotation sich in Extension aufhebt und in Flexion 2. Grades zunimmt, handelt es sich um eine Läsion $E.R_r.S_r$ mit einem rechten unteren in *Konvergenz* fixierten Gelenk.

3. Wenn die Rechtsrotation in Flexion 2. Grades, in Neutralposition und Extension die gleiche bleibt oder in Neutralposition leicht zunimmt, handelt es sich um eine Gruppenläsion in $N.S_l.R_r.$ ohne Gelenkfixierung.

4. Wenn sich die Rechtsrotation in Flexion 2. Grades und in Extension aufhebt, besteht keine Läsion. Die bei der Palpation festgestellte Asymmetrie entspricht lediglich einer Adaptationshaltung.

Mobilitätstests der Halswirbelsäule		
Heben der rechten Schulter: Senken der rechten Schulter: Heben der linken Schulter: Senken der linken Schulter:	frei frei frei frei	keine Läsion
Heben der rechten Schulter: Senken der rechten Schulter:	blockiert frei	Läsion in $F.R_l.S_l.$
Heben der rechten Schulter: Senken der rechten Schulter:	frei blockiert	Läsion in $E.R_r.S_r.$
Heben der linken Schulter: Senken der linken Schulter:	blockiert frei	Läsion in $F.R_r.S_r.$
Heben der linken Schulter: Senken der linken Schulter:	frei blockiert	Läsion in $E.R_l.S_l.$
Heben der rechten Schulter: Senken der rechten Schulter: Heben der linken Schulter: Senken der linken Schulter:	blockiert frei blockiert frei	Läsion in Flexion
Heben der rechten Schulter: Senken der rechten Schulter: Heben der linken Schulter: Senken der linken Schulter:	frei blockiert frei blockiert	Läsion in Extension
Bemerkung: Die Läsion wird nach der Richtung der größten Bewegungsfreiheit benannt.		

11.2 Mobilitätstests in Seitneigung

Das Prinzip ist, die Rotationsbewegung der Wirbel mit einer Bewegung, die durch Seitneigung hervorgerufen wird, zu vergleichen. Ein gutes Beispiel für diesen Typ von Mobilitätstest liefern die Tests, die die Technik nach *Sutherland* benützen.

Sie beruhen darauf, eine Seitneigung durch eine Bewegung der Schulter- oder Beckengürtel zu induzieren und die daraus entstehenden rotatorischen Wirbelbewegungen zu analysieren.

Nehmen wir als Beispiel die Halswirbelsäule. Wenn man eine Schulter hochhebt, erzeugt man eine gleichseitige Konkavität der Halswirbelsäule. Gemäß dem Zweiten Gesetz von *Fryette* findet eine Rotation der Wirbelkörper in Richtung der Konkavität statt.

Wenn man hingegen eine Schulter senkt, bildet sich eine gleichseitige Konvexität mit Rotation der Wirbelkörper zur Gegenseite (Abb. 113).

Man kann für die Halswirbelsäule folgendes Protokoll diagnostischer Tests aufstellen:

Im Bereich der oberen Brustwirbelsäule: Das Heben der Schulter induziert eine gleichseitige Konvexität. In Neutralposition unterliegt die Brustwirbelsäule dem Ersten Gesetz von *Fryette*, die Wirbelkörper rotieren in die Konvexität, also homolateral.

Im Bereich der unteren Brust- und der Lendenwirbelsäule: Die Seitneigung des Beckens einer Seite induziert die Entstehung einer gleichseitigen Konvexität mit Rotation der Wirbelkörper in die Konvexität, also homolateral. Um im Brust- und Lendenwirbelbereich zwischen den Läsionen vom Typ I und II unterscheiden zu können, ist eine zusätzliche Differentialdiagnostik nötig, um den betreffenden Parameter in der Sagittalebene (Flexion, Neutralposition oder Extension) zu beurteilen.

11.3 Mobilitätstests in Rotation

Gleichermaßen kann auch durch Induzieren einer Rotationsbewegung auf eine Wirbelläsion geschlossen werden. Durch die folgenden beiden Punkte soll dieser Test beschrieben werden.

1. Bei der Palpation findet man die Gelenkfortsätze von C_4 beidseits posterior, wodurch der Verdacht auf eine Läsion in Extension entsteht.

   Bei der Rechtsrotation bewegt sich das linke untere Gelenk von C_4 nicht nach ventral, was sich in einer Fixierung von C_4 nach links in Konvergenz zeigt.

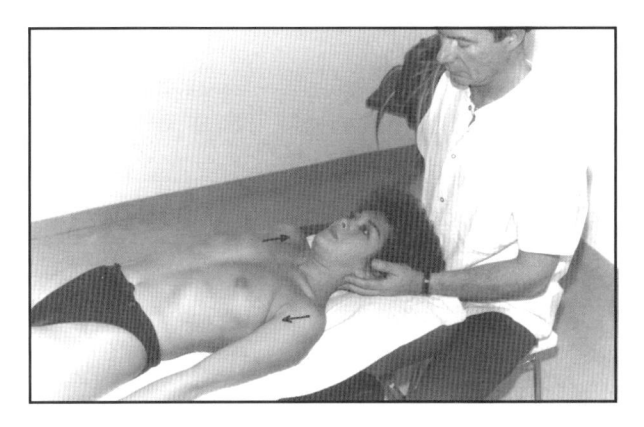

Abb. 113: Test der Halswirbelsäule in Seitneigung, durch den Schultergürtel induziert

Bei einer Linksrotation bewegt sich das rechte untere Gelenk von C_4 nicht nach ventral, was eine Fixierung von C_4 nach rechts in Konvergenz zeigt.

Bei einer symmetrischen Läsion in Extension ist C_4 beidseits in Konvergenz auf den unteren Gelenken fixiert.

2. Bei der Palpation findet man den rechten Gelenkfortsätze posterior und den linken anterior. Ist nun die Läsion in E.R_r.S_r. oder in F.R_r.S_r.? Der Test in Linksrotation gibt die Antwort:

   - Wenn sich das rechte untere Gelenk von C_4 nicht nach ventral geht und das linke nach dorsal geht, handelt es sich hierbei um eine Läsion vom Typ II in E.R_r.S_r.

   - Wenn sich das rechte untere Gelenk von C_4 nach ventral und das linke nicht nach dorsal geht, handelt es sich hierbei um eine Läsion vom Typ II in F.R_r.S_r.

Es zeigt sich also, daß mit guter Kenntnis der Biomechanik und der spezifischen Reaktionsmechanismen der verschiedenen Abschnitte der Wirbelsäule zwei wichtige Tatsachen gegeben sind:

- die Einfachheit und Schnelligkeit der Tests
- verläßliche Ergebnisse

11.4 Funktionelle Mobilitätstests

Das Grundprinzip der funktionellen Mobilitätstests unterscheidet sich grundlegend von den vorigen, da es sich hier um die Bewertung der Leichtigkeit handelt, mit der eine Wirbelstruktur sich in Bezug zum kraniosakralen Rhythmus in verschiedene Richtungen bewegen kann.

Allgemeine Prinzipien der osteopathischen Wirbelsäulendiagnostik

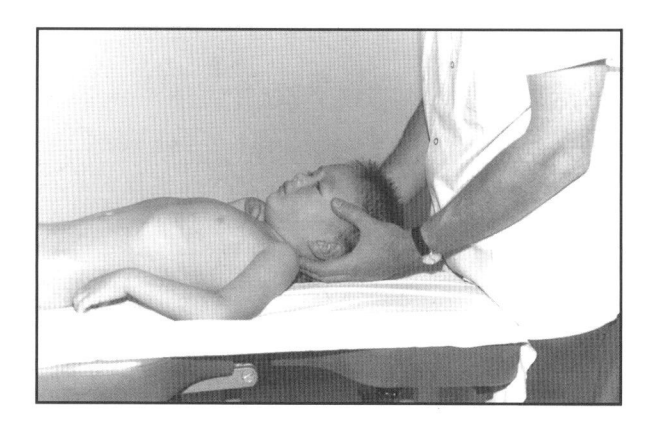

Abb. 114: Funktioneller Test der Brustwirbelsäule (Kontakt mit den Querfortsätzen)

Im Bereich der Wirbelsäule wirken sich die Impulse des Kraniosakralsystems folgendermaßen aus:

Während der Flexionsphase der sphenobasilären Synchondrose geschieht

– im Hals- und Lendenwirbelbereich eine Flexion
– im Brustwirbelbereich eine Extension.

Am Beginn des Mobilitätstests induziert der Therapeut die Bewegung. Sobald die Struktur seinem Impuls folgt, kann er passiv kontrollieren und ihre Amplitude im Verhältnis zur induzierten Bewegung beurteilen. Auf keinen Fall darf gegen den Widerstand einer pathologischen motorischen Barriere forciert werden.

Die Beurteilung der Beweglichkeit in eine oder mehrere Richtungen, in die die Bewegung mühelos erfolgt, macht es möglich, pathologische Barrieren in allen Raumebenen präzise bewerten zu können.

Dadurch kann eine spezifische Diagnostik des Wirbels in Läsion erfolgen. Man sollte sich nicht mit oberflächlichen Befunden zufrieden geben, da so das Problem nicht rationell erfaßt werden kann. Im Grunde handelt es sich um eine Synthese aus dem Tastbefund und den Grundgesetzen der Wirbelphysiologie.

Aus dem funktionellen Mobilitätstest ergibt sich als logische Folge die Korrekturtechnik, die demselben Prinzip entstammt und die im folgenden Kapitel besprochen wird (Abb. 114 und 115).

11.5 Radiologie und osteopathische Diagnostik

Obwohl das Thema dieses Buchs das Studium der funktionellen Pathologie der Wirbelsäule ist, kann man nicht stillschweigend die grundlegende Bedeutung der Radiologie für unsere Therapie übergehen. Keine seriöse Anwendung der Osteopathie kann ohne ein Minimum an Radiologie in Betracht gezogen werden. Diese Notwendigkeit muß unter einem zweifachen Aspekt gesehen werden: der klassischen und der osteopathischen Interpretation von Röntgenaufnahmen.

Die *klassische Interpretation* erlaubt dem Praktiker, eventuell eine Differentialdiagnose zwischen einer einfachen Wirbelläsion und einer strukturellen Pathologie, die möglicherweise eine Kontraindikation für seine Intervention sein kann, durchzuführen. Praktisch alle wesentlichen Bestandteile der Wirbelsäule können Sitz verschiedener pathologischer Vorgänge sein, diffus oder lokalisiert, die je nach ihrer Ausbreitung allgemeine oder segmentale morphologische Veränderungen hervorrufen können. Wir begnügen uns damit, kurz die strukturellen Veränderungen, die am häufigsten angetroffen werden, anzuführen:

1. Störungen im Wirbelwachstum: Der Wirbel setzt sich aus Elementen zusammen, von denen jede seine eigene Entwicklung hat und seine Entwicklungsvorgänge und Reifung große Unterschiede auf chronologischer Ebene zeigen. Pathologische Vorgänge, die auf bestimmte Strukturen einwirken und ihre Entwicklung stören, betreffen nicht nur einen einzigen Wirbel, sondern wirken sich mechanisch auf die gesamte Wirbelsäule aus. Dies ist der Fall bei bestimmten morphologischen Veränderungen der Wirbelkörper. Anomalien der Entwicklung der Zwischenwirbelscheibe können angeborene Blockwirbelbildungen hervorrufen. Eine Fehlbildung beim Schluß des

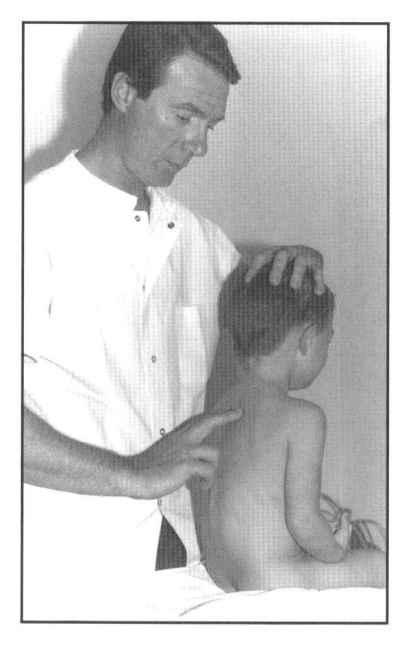

Abb. 115: Funktioneller Test der Halswirbelsäule (Kontakt mit den Gelenkfortsätzen)

Wirbelbogens (Spina bifida) ist von geringerer Bedeutung. Es gibt häufig Dehiszenzen des Wirbelbogens, die eine Ablösung des Isthmus hervorrufen; tritt dies beidseits auf, kann eine Spondylolisthesis die Folge sein. Bestimmte Entwicklungsanomalien des Knorpelplateaus (Chondrodystrophien) können den Wirbelkörper deformieren.

2. Generalisierte destruktuive Knochenerkrankungen führen zum Festigkeitsverlust der Wirbelkörperstruktur und zu Einbrüchen (die Widerstandskraft der Wirbelkörper gegenüber äußeren Spannungen und Überbelastungen ist vermindert). Dies ist der Fall bei fortgeschrittener Osteoporose, bei Osteodystrophien und bei osteolytischen Prozessen, die aus Entzündungssyndromem hervorgehen.

3. Die Pathologie der entzündlichen und infektiösen Erkrankungen darf nicht außer Acht gelassen werden. Bei fast allen bekannten Infektionskrankheiten wird auch eine Lokalisierung in den Wirbeln beschrieben.

4. Tumore der Wirbel sind entweder osteolytisch oder osteoblastisch. Im Allgemeinen handelt es sich in 90% der Fälle um Metastasen. Primäre Tumoren sind viel seltener (Angiome der Wirbel, Osteome, Chordome, Osteosarkom). Mamma- und Prostatakarzinome metastasieren am häufigsten in die Wirbelsäule, ihnen folgen die Blasen-, Schilddrüsen- und Bronchialkarzinome.

5. Traumatische Schädigungen werden immer häufiger. Besonders im Bereich der oberen und mittleren Halswirbelsäule lassen sich Luxationen und Subluxationen beobachten. Die Fraktur des Dens axis ist ein besonders gefährliches Trauma. Bei lokalisierten Traumen beobachtet man nicht selten Frakturen der Dorn- oder Querfortsätze.

6. Degenerative Erkrankungen der Wirbelsäule, die die Strukturen der Zwischenwirbelscheibe und der Wirbelbogengelenke befallen, sind sehr frequent. Sie sind für eine osteopathische Intervention keine Kontraindikation, aber es ist sinnvoll, zu bestimmen, bis zu welchem Grad sie an dem funktionellen pathologischen Prozeß beteiligt sind und wie weit sie reversibel sind.

7. Die Vergrößerung des Intervertebralkanals, die am häufigsten bei Neurinomen angetroffen wird, ist von großer Bedeutung. Sie darf nicht mit einer Wurzelkompression verwechselt werden, die benigne ist und durch chirurgische Behandlung behoben werden kann.

Der Befund einer Erweiterung des Wirbelkanals ist von großer Bedeutung. Ein Großteil der extramedullären und einige der intramedullären Tumore vergrößern den Wirbelkanal durch Knochenatrophie im Bereich der Pedikuli.

Diese Aufzählung könnte man noch fortsetzen; es wurden hier nur die häufigsten Fälle besprochen.

In der osteopathischen Ausbildung ist der Unterricht in Radiologie so konzipiert, daß nicht die Gefahr besteht, strukturelle Pathologien, die nicht Gegenstand einer funktionellen Therapie sein können, zu übersehen.

Die *osteopathische Interpretation* von Röntgenaufnahmen kann bestimmte Informationen über die relative Position von Knochen und Gelenken geben. Diese Aussagen geben dem Osteopathen allerdings lediglich einen Hinweis, der dann durch Palpation und Mobilitätstests zu untermauern oder zu entkräften ist.

In dieser Hinsicht muß man an die Projektionsfehler bei Röntgenaufnahmen denken, die durch die Positionierung der Person bei der Aufnahme entstehen (man darf nicht vergessen, daß eine Röntgenaufnahme die Projektion eines Volumens auf eine Ebene ist, die alle Möglichkeiten von geometrischen Fehlabbildungen beinhaltet).

Nichtsdestoweniger sind einige Untersuchungen, darunter besonders die „dynamischen Aufnahmen" sehr wertvoll, da sie zusätzliche Bestätigung für unsere Mobilitätstests geben können.

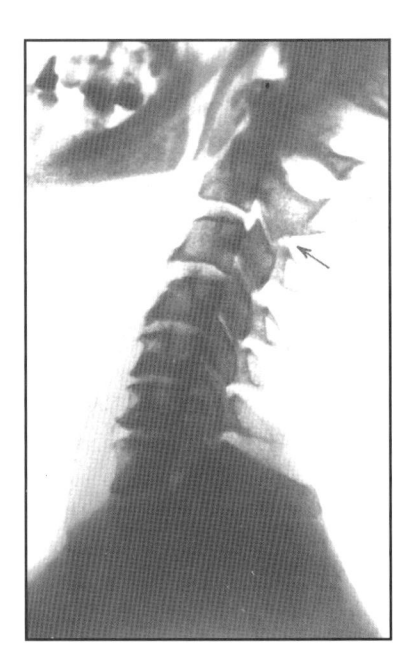

| 116a Extension | 116c Extension |
| 116b Flexion | 116d Flexion |

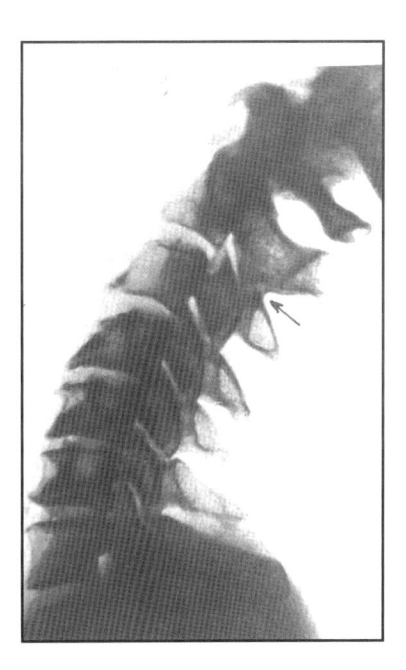

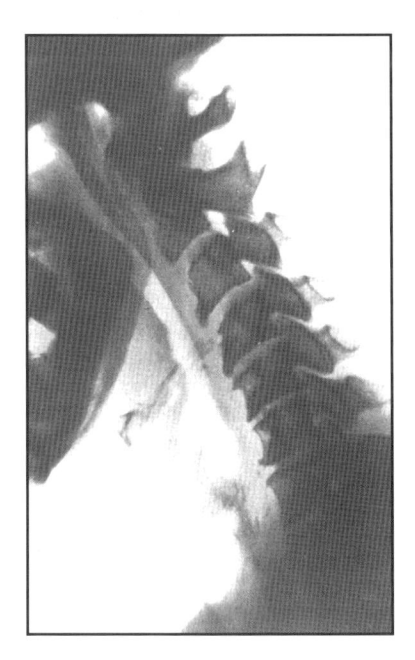

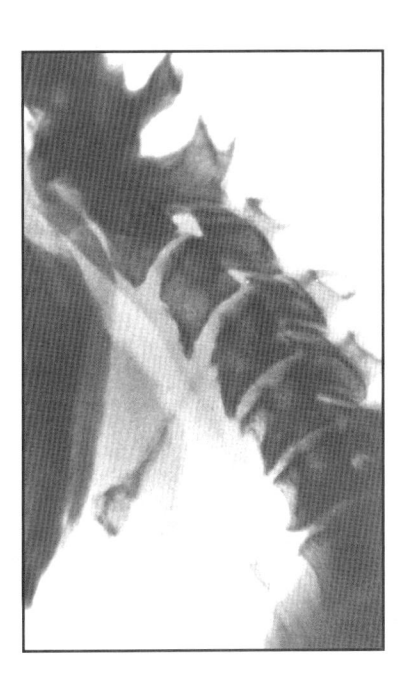

Abb. 116: Dynamische Abbildung in Flexion-Extension

Die Funktionsstörung ist eine $F.R_r.S_r.$ von C_2.
Man stellt in der Aufnahme in Extension (116a) fest, daß das Gelenk nicht in Konvergenz ist.
In Flexion (116b) ist die Ausrichtung normal.

Nach osteopathischer Korrektur ergibt sich in Extension (116c) eine normale Konvergenzposition von C_2.

Kapitel 12

Korrekturtechniken

Für die praktische Anwendung der Osteopathie ist Präzision in allen Bereichen unerläßlich: Bei der Erstellung der Diagnose, bei der Klassifizierung der Techniken entsprechend ihren theoretischen Grundlagen und ihrer Wirkungsweisen sowie bei der Indikationsstellung. Die Anwendung scheinbar einfacher Techniken ohne notwendige Basiskenntnisse ist absolut abzulehnen. In der Osteopathie werden drei große Kategorien von Korrekturtechniken unterschieden:

– die strukturellen Techniken,

– die Muskel-Energie-Techniken,

– die funktionellen Techniken.

Die Terminologie ist leider nicht ausreichend, vor allem was die Begriff strukturell und funktionell betrifft, die eng ineinander verflochten sind. In der Praxis ist das Endziel jeder Technik, die Funktion wiederherzustellen. Dennoch werden diese Begriffe in der osteopathischen Fachsprache verwendet und sind nicht zu ändern.

In praktischer Hinsicht muß jede therapeutische Handlung bezüglich bestimmter Faktoren genau definiert werden:

– der Mitwirkung des Patienten,

– der Positionierung der Gelenke,

– der Richtung der Korrektur,

– der Kontaktpunkte des Therapeuten.

1. Abhängig von der eventuellen Mitwirkung des Patienten, werden aktive und passive Techniken unterschieden.

2. Abhängig von der Positionierung der Gelenke unterscheidet man:

    – Techniken mit *direkter* Positionierung: Das Segment in Läsion wird an die pathologische motorische Barriere gebracht, die drei Raumparameter werden verändert.

    – Techniken mit *indirekter* Positionierung: Das Segment in Läsion wird von der pathologischen motorischen Barriere wegbewegt, d. h. es wird in die drei Raumebenen der Läsion positioniert.

3. Die Technik wird abhängig von der Richtung der Korrektur bestimmt:

    – Techniken mit direkter Wirkung: In Gegenrichtung zu den Raumparametern der Läsion.

    – Techniken mit indirekter Wirkung: In dieselbe Richtung wie die Raumparameter der Läsion.

4. Abhängig von den Kontaktpunkten des Therapeuten unterscheidet man:

    – Techniken mit lokalem Kontakt,

    – Techniken mit entferntem Kontakt.

Wir werden nun die Charakteristiken der drei großen Kategorien von osteopathischen Techniken definieren, indem wir ihre physiologische Auswirkung auf die pathologische motorische Barriere auf mechanischer und auf neuromuskulärer Ebene analysieren.

12.1 Strukturelle Techniken

12.1.1 Prinzipien und physiologische Wirkungsweise

Definition: Es handelt sich um passive Techniken mit direkter Positionierung und direkter Wirkung.

Prinzip: Das Prinzip der strukturellen Behandlung ist, den Wirbel, dessen Funktion gestört ist, gegen die pathologische motorische Barriere zu korrigieren und die drei Raum-Parameter des Wirbels (Flexion/Extension, Rotation rechts/links und Seitneigung rechts/links) zu verändern. Die Korrektur erfolgt mit einer Technik, die „Thrust" genannt wird und durch hohe Geschwindigkeit bei kleiner Amplitude charakterisiert ist. Er wird nur auf einen einzigen der Parameter ausgeübt (im Allgemeinen auf den größten Parameter).

Physiologische Wirkungsweise: Die Korrektur erfolgt auf zwei Ebenen:

1. Auf einer rein mechanischen Ebene führen die Positionierung des Gelenks und die direkte Richtung des Thrusts zu einer Trennung, einer Dekoaptation der fixierten Gelenkflächen und damit zu einer Befreiung der eingeschränkten Gelenkfunktion.

2. Auf neuromuskulärer Ebene: Die direkte Positionierung führt zu einer direkten Dehnung der hypertonen Muskeln, und der Thrust bewirkt eine geringe Verlängerung dieser Muskeln, was eine doppelte Konsequenz hat:

    – Die Dehnung der Muskelspindel: Die forcierte Dehnung des Muskels gegen seinen eigenen Widerstand wird mechanisch auf die Muskelspindeln übertragen. Das führt zu einer heftigen Entladung von afferenten Impulsen, wodurch das zentrale Nervensystem gezwungen ist, als Schutzmechanismus die Gamma-Aktivität zu verringern.

– Die forcierte Verlängerung des Muskels wird auf seine Ansatzstellen übertragen, wodurch die Entladung der *Golgi*-Rezeptoren erfolgt und umgekehrte myotatische Reflexe in Aktion treten (zur Erinnerung: Es handelt sich um einen Dehnungsreflex, der einen inhibitorischen Einfluß auf die Alpha-Motoneuronen ausübt).

Diese Reaktion des propriozeptiven Systems ist um so wirkungsvoller, wenn:

a) sich die Intensität stark verändert und die Veränderung nicht in Beziehung mit der Intensität der mechanischen Kraft steht;

b) diese Variation innerhalb eines sehr kurzen Zeitraums erfolgt (große Schnelligkeit);

c) die Position des betroffenen Segments so nahe wie möglich an der pathologischen motorischen Barriere liegt (kleine Amplitude).

Die Reflexmechanismen treten erst in Aktion, wenn alle diese Bedingungen völlig erfüllt sind.

So läßt sich die Bedeutung der Qualität und Präzision der Gelenkpositionierung sowie der therapeutischen Korrekturbewegung verstehen. Wenn die Gelenkpositionierung zu weit von der pathologischen motorischen Barriere entfernt ist, wird die Amplitude der Korrekturbewegung zu groß, und es entsteht eine reflektorische Abwehr. Wenn die Gelenkpositionierung die pathologische motorische Barriere überschreitet, wird das Gelenk verriegelt, und die Korrektur wird unmöglich. Die Qualität des Thrust hängt von der Beherrschung und der Kontrolle seines Drehmoments ab (Moment = Kraft * Geschwindigkeit). Es muß nur die Kraft aufgewendet werden, die unbedingt zur Korrektur notwendig ist. Entgegen der weitverbreiteten Meinung ist diese Kraft gering. Die Wirksamkeit der Bewegung besteht lediglich in der schnellen Veränderung der Intensität (Geschwindigkeit). Die strukturelle Technik verlangt Kontrolle, Feinheit und Koordination (ein gutes „Timing") sowie einen Patienten, der entspannt ist und Vertrauen hat.

Ein schlecht ausgeführter Thrust kann zwar die Gelenkbarriere aufheben, aber sicher nicht die neuromuskuläre Barriere. Die Läsion bleibt dann bestehen.

Die strukturelle Technik wird oft während der Korrektur durch den Thrust von einem sehr charakteristischen Geräusch begleitet, das durch die plötzliche Trennung der Gelenkflächen entsteht.

Damit es entsteht, müssen bestimmte Bedingungen bei der Gelenkpositionierung und bei der Traktion erfüllt sein. Dieses Geräusch oder Krachen des Gelenks entsteht durch einen Unterdruck im Gelenk. Bei der Dekoaptation bildet sich eine „Vakuumblase" im Gelenk. Die in der Synovialflüssigkeit gelösten Gase erzeugen das Gelenkgeräusch. Das Vakuum wird also durch Gas ersetzt, das sich wieder langsam in der Synovialflüssigkeit auflöst. Sobald eine völlige Lösung erreicht ist, etwa nach 15 bis 30 Minuten, kann neuerlich ein Gelenkgeräusch erzeugt werden.

Dieses Gelenkgeräusch besagt nicht auf jeden Fall, daß die Korrekturtechnik erfolgreich war. Es ist eine Nebenerscheinung der Technik und nicht der Endzweck. Das „Krachen" ist keine Therapie.

An dieser Stelle soll auf Behauptungen eingegangen werden, was den groben und aggressiven Aspekt der strukturellen Techniken betrifft. Wenn diese Technik grob wird und unerwünschte Reaktionen hervorruft, ist dies nur auf die ungenügende Ausführung und Inkompetenz des Therapeuten zurückzuführen. Oft zeigt sich diese Unfähigkeit leider nicht nur in der Ausführung der Technik, sondern auch in der Unzuverlässigkeit von Diagnose und Indikationsstellung.

Auf der Basis einer sicheren Diagnose gut ausgeführt, erbringen die strukturellen Techniken immer bemerkenswerte Erfolge.

Bemerkungen, die die Veränderung der Parameter der Läsion betreffen:

1. Bei den Prinzipien der strukturellen Techniken haben wir als Vorbedingung die Veränderung der Parameter der Läsion in den drei Ebenen des Raums genannt. Es ist selbstverständlich, daß sich diese Vorbedingung nicht anwenden läßt für:

   – symmetrische Läsionen, bei denen nur ein Parameter verändert werden muß, der der Flexion oder der Extension.

   – Läsionen vom Typ I, N.S.R., bei denen nur zwei Parameter verändert werden müssen, Rotation und Seitneigung.

2. Bei den Läsionen vom Typ II, E.R.S. oder F.R.S., ist es manchmal aus verschiedenen Gründen unmöglich, die Gesamtheit der drei Parameter des Raums zu verändern:

   – sei es, um eine gute segmentale Lokalisierung des Gelenkkontakts zu erhalten;

   – sei es, um eine gute Qualität der Verriegelung sowie der Vorspannung der Segmente zu erzielen, die oberhalb und unterhalb der Läsion liegen.

Eine gute Vorspannung (Wiederherstellung des passiven Gelenkspiels) ist notwendig, um eine geringe Amplitude des Thrust zu ermöglichen.

In der Praxis ist es besser, sich mit der Veränderung von zwei bzw. einem Parameter zufrieden zu geben, und dabei eine gute Verriegelung und Vorspannung zu haben, als die völlige Umkehrung aller drei Parameter unter wenig befriedigenden Bedingungen zu erzielen (und das um so mehr, als bei einseitigem Gelenkkontakt Rotation und Seitneigung eng miteinander verbunden sind).

Bei den Beispielen, die wir benützen werden, um die Eigenheiten der verschiedenen strukturellen Techniken darzustellen, werden wir folgende Bezeichnungen verwenden:

*** = Umkehrung von drei Parametern

** = Umkehrung von zwei Parametern

* = Umkehrung eines einzigen Parameters (im Allgemeinen der Hauptparameter).

12.1.2 Verschiedene, spezifische strukturelle Techniken

12.1.2.1 Techniken mit langem Hebel

Diese Techniken benützen keinen lokalen Kontakt zur Korrektur, sondern arbeiten auf Distanz. Das allgemeine Prinzip ist folgendes:

1. Man verbindet den Wirbel in Läsion mit der Basis des oberen „verriegelten" Hebels.

2. Man verbindet den darunterliegenden Wirbel mit der Spitze des unteren „verriegelten" Hebels.

3. Während der Wirbel in Läsion in direkte Position gegen die motorische Barriere gebracht wird, mobilisiert man entweder den oberen Hebelarm in Gegenrotation zum unteren fixen Hebel oder umgekehrt, den unteren in Rotation gegenüber dem oberen fixen.

Auch eine Mobilisation beider Hebel gleichzeitig ist möglich (diese Technik bietet einige Vorteile, die im folgenden Beispiel genauer ausgeführt werden).

Der Prototyp dieser Art von Techniken mit langem Hebel, den Osteopathen wohlbekannt, wird „lumbar roll" genannt und soll in der Folge als Beispiel dienen.

Vorteile:

– Die Kraft, die sich durch Benützung der Hebel ergibt.

– Mechanisch gesehen günstig, da anatomische Gegebenheiten zur Positionierung genützt werden.

Nachteile:

– Benützung von peripheren Strukturen der Läsion.

– Schwierigkeiten im Fall von multiplen Läsionen verschiedenen Ursprungs.

– Die Kontrolle der Intensität ist schwieriger durchzuführen, da die Krafteinwirkung auf Distanz geschieht.

– Da auch periphere Strukturen eingesetzt werden, entsteht eine Vielfalt von neurologischen propriozeptiven Informationen, wodurch manchmal die Behandlung als unangenehm empfunden werden kann.

Dennoch haben diese Techniken eine ausgezeichnete Wirkung, indem sie hohe Präzision und Sanftheit verbinden, wenn sie korrekt ausgeführt werden.

Sie sind auch in den Abschnitten der Wirbelsäule gut anzuwenden, wo der direkte Kontakt zwar nicht unmöglich, aber doch empfindlich und schmerzhaft ist.

Beispiel: Korrektur von L_4 in F.R_r.S_r. mit *lumbar roll*.

Bewertung der Technik: ***

– Der Patient befindet sich in rechter Seitenlage (auf der Seite der Wirbelrotation), das rechte Bein gestreckt in Verlängerung des Körpers, das linke Bein gebeugt, der linke Fuß ruht in der Kniekehle des rechten Beins; die Arme sind auf der Brust überkreuzt (Abb. 117a).

– Der Therapeut steht vor dem Patienten, palpiert mit seiner linken Hand den Gelenkspalt L_4-L_5 und bringt mit seiner anderen Hand das rechte Bein immer mehr in Extension gegenüber dem Becken, bis die Bewegung im Bereich von L_5 wahrnehmbar ist (L_5-S_1 ist von kaudal her in Extension blockiert) (Abb. 117b).

– In einem zweiten Schritt und ohne die vorige Position des unteren Hebels zu verändern, führt der Therapeut den Oberkörper des Patienten nach dorsal, indem er ihn in Extension und Linksrotation bringt, und zwar von kranial nach kaudal, bis diese Bewegung in Höhe von L_4 wahrnehmbar ist (Abb. 117c).

– In dieser Behandlungsphase ist:

  * L_4 an der Basis des oberen Hebels „verriegelt" und befindet sich in Extension, Linksrotation und Seitneigung nach links.

  * L_5 am höchsten Punkt des unteren Hebels „verriegelt" und befindet sich in Flexion. Die gebeugte Stellung des linken Beins erleichtert die Rechtsrotation und Seitneigung nach rechts (Abb. 117d).

Kapitel 12

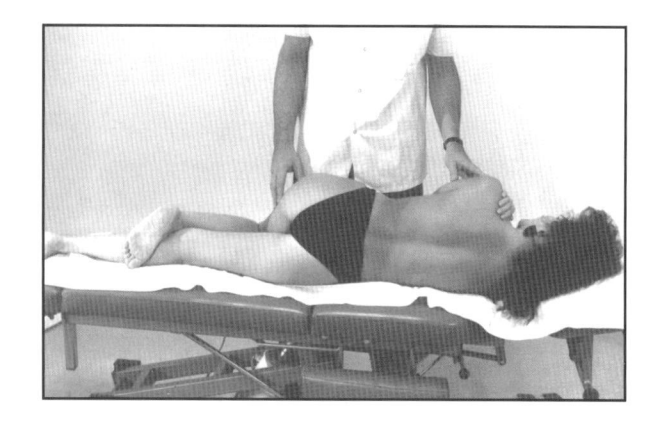

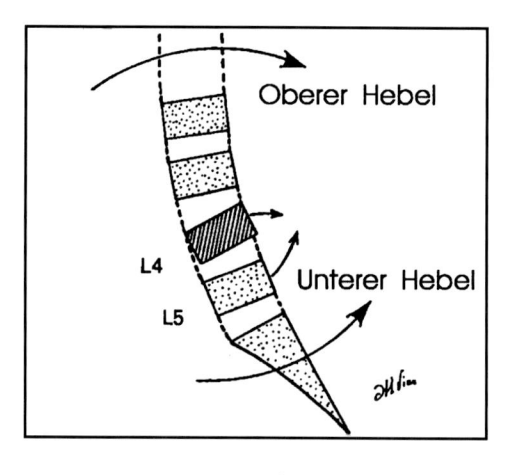

117a

117d

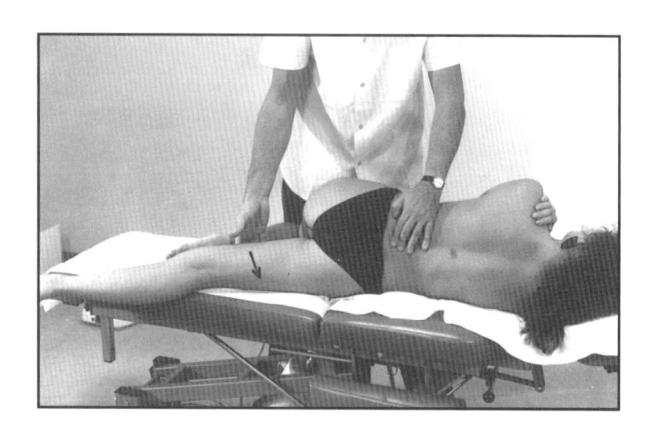

117b

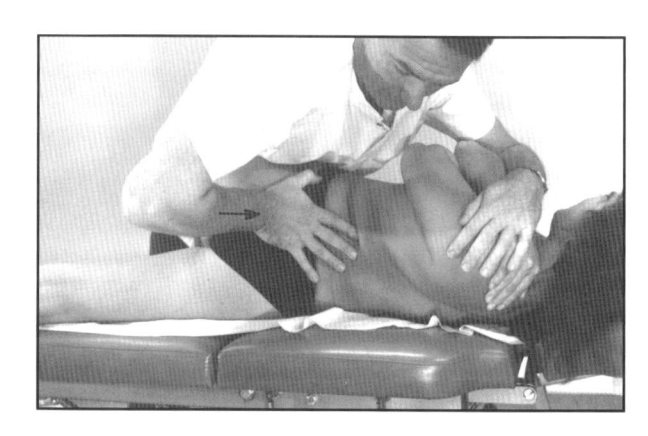

117e

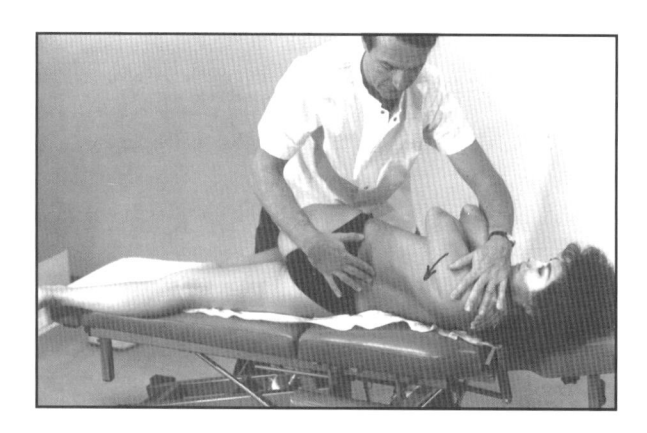

117c

Abb. 117: Korrektur von L$_4$ in F.R$_r$.S$_r$. mit Lumbar roll

- Man verlangt vom Patienten eine tiefe Ein- und Ausatmung. Während der Ausatmungsphase fixiert der Therapeut mit seinem linken Arm den Oberkörper des Patienten, wobei der obere Hebel als Fixpunkt dient. Anschließend wird eine Vorspannung erzeugt, indem der Therapeut die Rechtsrotation des unteren Hebels verstärkt. Dies geschieht durch den Kontakt der rechten Hand des Therapeuten auf dem linken Iliosakralgelenk.
- Am Ende der Ausatmung „thrustet" der Therapeut mit einer schnellen und kurzen Bewegung, die die Rechtsrotation des unteren Hebels verstärkt (Abb. 117e).

Dem Therapeuten stehen verschiedene Ausführungsmöglichkeiten zur Wahl.

1. Wie in unserem Beispiel benützt er den oberen Hebel als Fixpunkt und korrigiert mit Hilfe des unteren Hebels, indem er die Rechtsrotation verstärkt (eine Rechtsrotation von L_5, wenn L_4 fixiert ist, entspricht einer Linksrotation von L_4, wenn L_5 fixiert ist).
2. Er kann den unteren Hebel als Fixpunkt benützen und mittels des oberen Hebels die Korrektur durchführen, indem er die Linksrotation verstärkt.
3. Er kann beide Möglichkeiten zugleich anwenden:
   - Linksrotation auf dem oberen Hebel und
   - Rechtsrotation auf dem unteren Hebel.

Diese dritte Art hat zwei Vorteile, selbst wenn sie etwas schwieriger auszuführen ist, vor allem, was die Dosierung der Intensität und das Timing der beiden Rotationen betrifft:
- Die korrigierenden Kräfte werden auf oberen und unteren Hebel ausgeübt. Dadurch wirkt jeweils nur die halbe Kraft und vermindert so beträchtlich die Beanspruchung der peripheren Strukturen der Läsion.
- Der andere Vorteil ist, daß das Rotationszentrum genau mit dem physiologischen Zentrum der Wirbelrotation übereinstimmt, wodurch die freien Gelenke viel weniger beansprucht werden.

12.1.2.2 Techniken mit kurzem Hebel

Diese Techniken benützen ein oder zwei lokale Kontakte, wobei weder eine „Verriegelung" noch eine besondere Positionierung des betreffenden Gelenks nötig ist. Die Korrektur wird durch Einwirkung auf einen Parameter mittels direkten Kontakts erzielt. Das Modell dieser Techniken ist der „toggle recoil", bekannt aus der Chiropraktik, der hier als Beispiel verwendet wird.

Vorteile:
- Einfach in der Anwendung,
- Ausgezeichnete Reflextechnik, die eine sehr gute propriozeptive Information verschafft,
- Technik, die sich durch Stabilität und Effektivität auszeichnet.

Nachteile:
- Die mechanische Qualität ist fraglich: Die Richtung der Korrektur ist nicht immer genau an die Konfiguration der Gelenkflächen adaptiert.
- Technik, die mit direktem Kontakt ohne wesentliche Beteiligung der umgebenden Gewebe arbeitet.

Beispiel: Korrektur von L_4 in $E.R_r.S_r.$ durch *toggle recoil*.

Bewertung der Technik: *

- Der Patient liegt am Bauch, seine Arme hängen frei neben dem Tisch herunter.
- Der Therapeut steht auf der Gegenseite der Wirbelrotation in Höhe der Läsion.
- Mit dem Os pisiforme seiner rechten Hand nimmt er Kontakt mit der posterioren Fläche des rechten Querfortsatzes von Th_4 (Abb. 118a und b)
- Mit dem Os pisiforme seiner linken Hand nimmt er Kontakt mit der Hinterseite des linken Querfortsatzes von Th_5 auf.
- Der Patient atmet tief ein und langsam aus. Der Therapeut übt einen leichten vertikalen Druck mittels der beiden Kontaktpunkte aus, um das Gelenkspiel zu reduzieren.
- Der Thrust erfolgt am Ende der Ausatmung mit einem schnellen und kurzen Stoß des rechten Pisiforme nach kaudal und ventral. Der andere Kontakt dient als Gegendruck, um eine Linksrotation von Th_5 zu verhindern (Abb. 118c).

12.1.2.3 Gemischte Techniken

Die gemischten Techniken vereinen die beiden vorigen Techniken. Man benützt zugleich einen Hebel mit entferntem Kontakt und einen Hebel mit lokalem Kontakt, der zur Korrektur als Gegendruck dient.

Man verbindet zum Beispiel den Wirbel in Läsion mit der Basis des oberen „verriegelten" Hebels. Der darunterliegende Wirbel wird über einen direkten lokalen Kontakt geführt und kontrolliert.

Kapitel 12

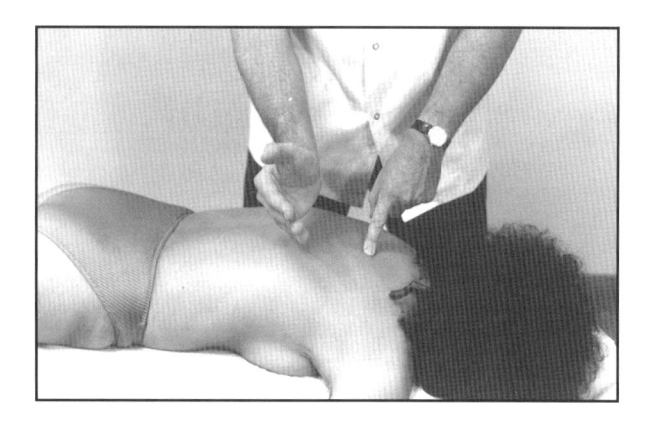

118a

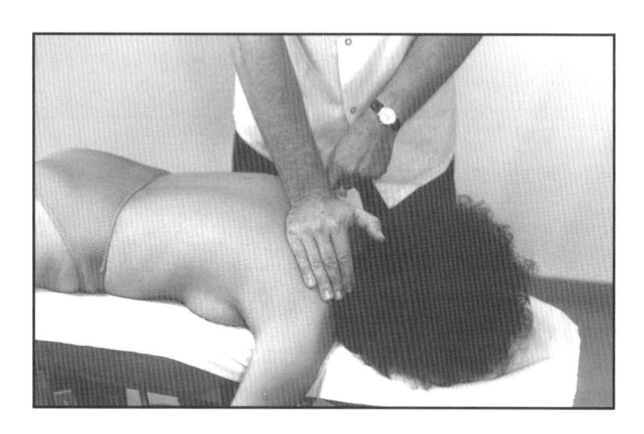

118b

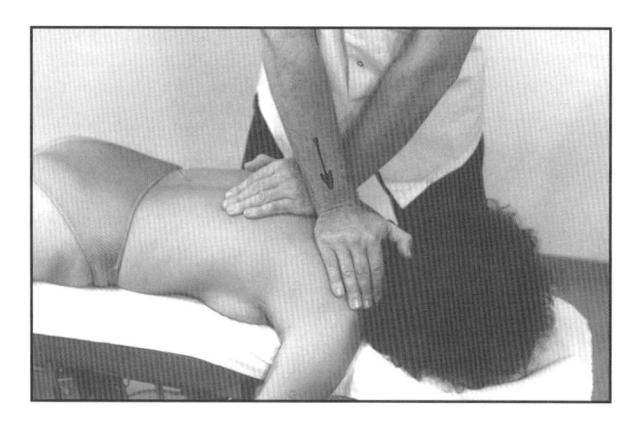

118c

Abb. 118: Th$_4$ in E.R$_r$.S$_r$.
(Strukturelle Technik mit kurzem Hebel)

Vorteile:

– Ausgezeichneter Ablauf auf mechanischer Ebene
– Präziser, spezifischer Kontakt und gute Vorspannung
– Sehr gute neurologische Reaktion.

Nachteile:

– In gewissen Segmentbereichen nicht anwendbar,
– erfordert eine ausgezeichnete Technik, um Präzision zu erhalten und
– Beanspruchung der peripheren Strukturen durch Verwendung eines Hebels.

Beispiel: Korrektur von Th$_1$ in F.R$_r$.S$_r$.

Bewertung: **

– Der Patient befindet sich in Bauchlage, die Arme hängen herunter.
– Der Therapeut steht neben dem Tisch in Höhe des Thorax des Patienten.
– Der Daumen der rechten Hand des Therapeuten liegt an der rechten Seitenfläche des Dornfortsatzes von Th$_2$ (Abb. 119a).
– Man fordert den Patienten auf, seinen Kopf auf die rechte Wange zu legen (so erreicht man eine Linksrotation der Halswirbelsäule).
– Die linke Hand des Therapeuten liegt auf dem Kopf des Patienten und kontrolliert mit dem kleinen Finger das Os frontale und mit dem Daumen das Okziput, während die anderen Finger fächerförmig und flach auf dem Kopf liegen. Durch diese Handhaltung werden Extension, Linksrotation und Seitneigung nach rechts induziert (der letzte Parameter ist wichtig für die Vorspannung bis inklusive Th$_1$).
– Man fordert den Patienten auf, tief ein- und auszuatmen.
– In der Ausatmungsphase minimiert der Therapeut das passive Gelenkspiel und führt am Ende der Ausatmung einen zweifachen Thrust aus:

  1. indem er die Linksrotation des oberen Hebels verstärkt;
  2. indem er gleichzeitig einen Druck auf die rechte Seitenfläche des Dornfortsatzes von Th$_2$ ausübt und dadurch eine Gegenrotation von Th$_2$ nach rechts (des unterhalb der Läsion liegenden Wirbels) erzeugt (Abb. 119b).

Korrekturtechniken

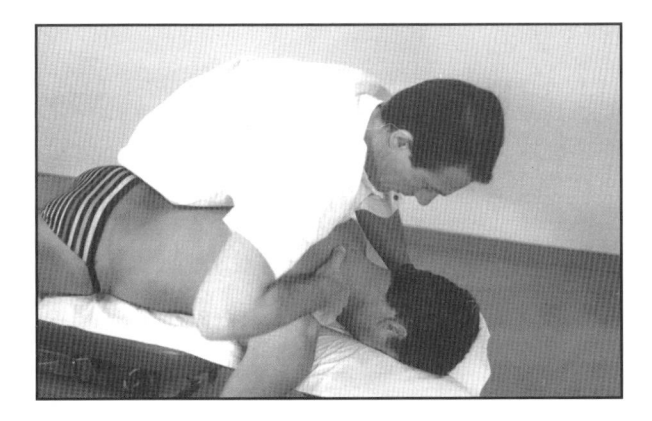

119a

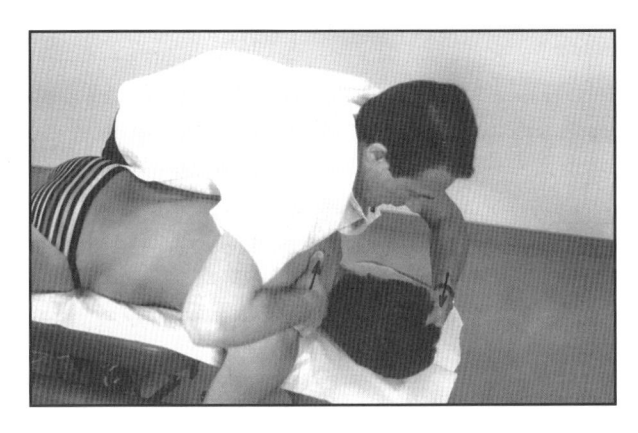

119b

Abb. 119: Th$_1$ in F.R$_r$.S$_r$.
(Gemischte strukturelle Technik)

12.1.2.4 Ballistische Techniken

Man kann die ballistischen Techniken als strukturelle Techniken definieren, bei denen der Thrust durch eine dynamische Umkehrbewegung ersetzt wird, die am Ende der völligen Rückführungsphase des passiven Gelenkspiels stattfindet.

In der Praxis muß:

- entweder der Wirbel in Läsion mit der Basis des oberen „verriegelten" Hebels oder
- der Wirbel, der unterhalb der Läsion liegt, mit der Spitze des unteren „verriegelten" Hebel verbunden werden.
- Das Prinzip ist, den Wirbel, der nicht „verriegelt" ist, in eine ballistische Bewegung zu führen, die in Richtung der Umkehrung der Läsionsparameter geht. Die Korrektur erfolgt also dynamisch.

Vorteile:

- Auf das fixierte Gelenk wirkt eine beträchtliche Beschleunigung, die der Technik Kraft verleiht.
- Gut kontrolliert ist die Technik sehr elegant und fließend.

Nachteile:

- Gefahr, ein Gelenk völlig zu blockieren.
- Technik mit hoher technischer Qualität, die ein perfektes Timing und völlige Entspannung des Patienten verlangt.
- Bei akuten Läsionen manchmal nicht anwendbar.

Beispiel: L$_4$ in E.R$_r$.S$_r$. mit ballistischer Technik.

Das Prinzip ist, L$_4$ an der Basis des oberen Hebels zu „verriegeln" und auf L$_5$ eine dynamische Korrekturbewegung mittels der darunterliegenden Strukturen auszuüben.

- Der Patient liegt auf der linken Seite (Abb. 120a), das heißt, auf der der Wirbelrotation gegenüberliegenden Seite.
- Durch eine Drehung wird der Thorax in Bauchlageposition gebracht, wodurch eine Extensions-Rotations-Bewegung nach links entsteht, die im Bereich von L$_4$ wahrnehmbar wird, was zeigt, daß die Verbindung mit dem oberen Hebel stattgefunden hat. Das linke Bein muß völlig gestreckt bleiben.
- Der Therapeut steht hinter dem Patienten, um mit seiner linken Hand den Gelenkspalt von L$_4$-L$_5$ zu kontrollieren.
- Mit seiner rechten Hand nimmt er das rechte Bein, beugt Knie und Hüfte, bis diese Flexionsbewegung im Bereich von L$_5$ spürbar wird (Abb. 120b). Im Anschluß wird die Hüfte bis zur Barriere von L$_5$ in Abduktion und in Außenrotation gebracht, bis die Bewegung auf L$_5$ spürbar ist (Abb. 120c und 120 d).
- Man fordert den Patienten auf, tief auszuatmen. Am Ende der Ausatmung führt der Therapeut mit einer fließenden Bewegung das Bein zurück nach lateral. Diese Bewegung verbindet Abduktion, Zirkumduktion und Extension (Abb. 120e).

12.2 Muskelenergietechniken

Diese Techniken können, abhängig von ihrer physiologischen Wirkungsweise, in zwei große Kategorien eingeteilt werden:

- die Techniken der reziproken Inhibition und
- die Myotensiven Techniken nach *Fred Mitchell sen.*

Kapitel 12

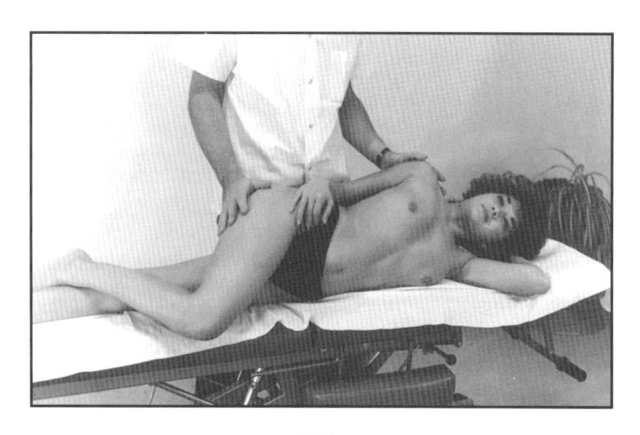

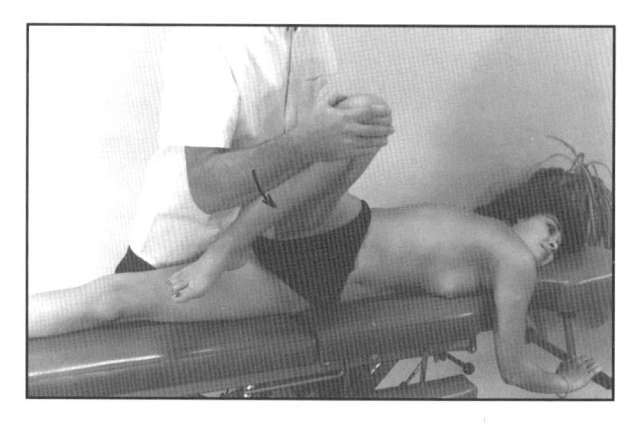

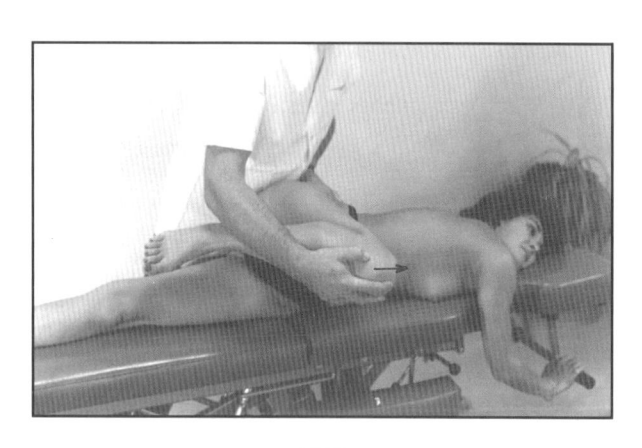

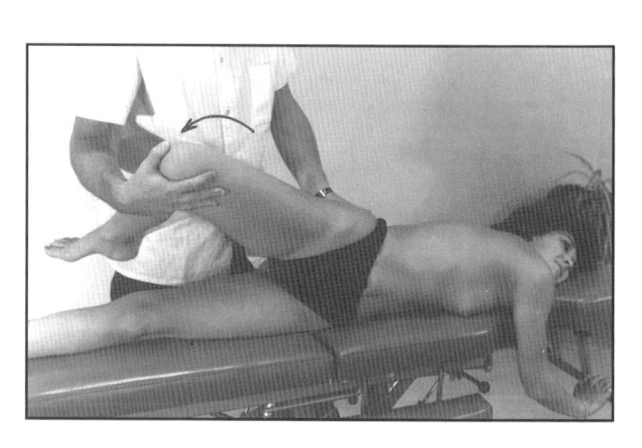

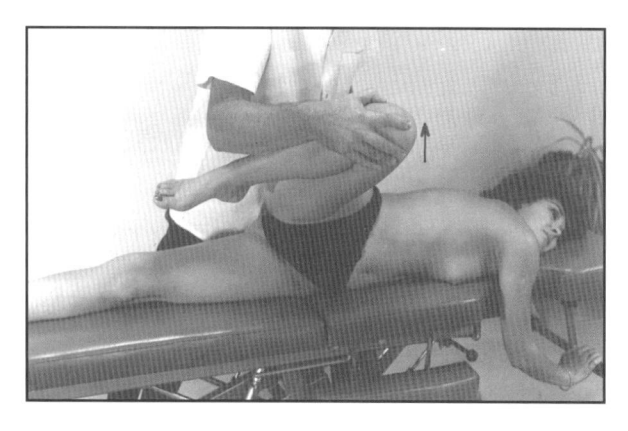

120a

120d

120b

120e

120c

Abb. 120: Ballistische strukturelle Technik für L_4 in $E.R_r.S_r$.

Beide sind aktive Techniken mit direkter Positionierung, wobei die Muskelkontraktion des Patienten gegen den Widerstand des Therapeuten benützt wird.

Abhängig von der Kraft des Widerstandes, ist die Muskelkontraktion:

- *Isometrisch:* Wenn der Widerstand mit der Kontraktion im Gleichgewicht steht. In diesem Fall verändert sich die Muskellänge nicht.
- *Isolytisch:* Wenn der Widerstand größer ist, als die Kontraktion, die dennoch konstant bleibt. Dadurch verändert sich die Muskellänge im Sinn einer Dehnung (exzentrisch).
- *Isotonisch:* Wenn der Widerstand geringer ist, als die Kontraktion, die konstant ist. Es entsteht eine Verkürzung des Muskels (konzentrisch).

12.2.1 Techniken der reziproken Inhibition

Definition: Aktive Techniken mit direkter Positionierung und direkter Wirkung.

Prinzip: Man benützt eine isometrische Kontraktion der Antagonisten der hypertonen Muskeln, die die Läsion fixieren. Schrittweise werden nun die drei Läsionsparameter verändert und eine Positionierung gegen die pathologische motorische Barriere erreicht. Man fordert den Patienten auf, eine Muskelkontraktion mit direkter Wirkung durchzuführen (gegen die Barriere). Der Therapeut übt einen gleichwertigen Widerstand aus (isometrische Kontraktion).

Der Patient enstpannt, währenddessen sucht der Therapeut die neue pathologische Barriere auf.

Diese Vorgehensweise wiederholt sich, bis die Korrektur der Läsion erreicht ist.

Physiologische Wirkungsweise: Dieser Technik liegt das Prinzip der reziproken Inhibition zugrunde (*Sherrington*). Die isometrische Kontraktion von Muskeln, die Antagonisten der hypertonen Muskeln sind, führt zu einer reflektorischen Entspannung der hypertonen Muskeln.

Dies ist möglich, da die Afferenzen die Einbeziehung des entsprechenden Alpha-Systems bewirken. Es tritt jedoch auch ein inhibitorisches, postsynaptisches Potential am Alpha-Motoneuron des Antagonisten in Erscheinung, bedingt durch ein Zwischenneuron, das von der zwischengeschalteten *Renshaw*'schen Zelle gehemmt wird (myotatische Einheit nach *Lloyd*).

Nach jeder Kontraktion kann man also die Refraktärperiode dazu benützen, die pathologische motorische Barriere neu einzustellen.

Zur Wiederholung: Man kann den betroffenen Muskeln ihren normalen Tonus zurückgeben. Dennoch sind diese Techniken, wenn man sie exakt, wie beschrieben, durchführt, meiner Meinung nach eher Techniken zur reinen Behandlung der Muskulatur als Korrekturtechniken. Sie haben einen relativ geringen Effekt bei Wirbelläsionen, wo die Miteinbeziehung der tiefen Muskulatur auf diese Art sehr schwer ist.

Hingegen kann man das Prinzip der reziproken Inhibition auf vorteilhafte Art verwenden, indem es durch eine biomechanische Positionierung verstärkt wird.

Diese Kombination der Techniken wollen wir an Hand von zwei Beispielen demonstrieren:

- Der Korrektur von Th_5 in Flexion,
- Korrektur von Th_5 in Extension durch Abwandlung einer strukturellen Technik, der sogenannten „Dog-Technik".

Man kann diese Techniken als aktiv-passive Techniken mit direkter Positionierung und direkter Wirkung definieren.

Beispiel 1: Th_5 in Flexion.

- Der Patient liegt auf dem Rücken und hat die Arme auf der Brust verschränkt.
- Der Therapeut dreht den Oberkörper des Patienten zu sich und nimmt beidseits Kontakt mit den Querfortsätzen von Th_6 auf. Und zwar mit den Endphalangen des Zeigefingers und mit dem Grundgelenk des Daumens, Handrücken flach auf den Tisch (Abb. 121a).
- Der Therapeut bringt den Patienten wieder in Rückenlage und fordert ihn auf, tief ein- und auszuatmen. Während der Ausatmungsphase übt er einen zunehmenden vertikalen Druck auf die Ellenbogen des Patienten aus, den er am Gelenkspalt zwischen Th_5 und Th_6 registriert (Abb. 121b).
- Dann fordert er den Patienten auf, am Beginn einer Einatmung, den Kopf nach dorsal gegen den Tisch zu drücken (Abb. 121c).
- Die Korrektur findet in diesem Moment durch einen zweifachen Vorgang statt: durch reziproke Inhibition und mechanische Wirkung.

Tatsächlich gibt es:

- eine kräftige, isometrische Kontraktion der Extensoren der Wirbelsäule;
- eine Hemmung der Antagonisten;
- der vertikale Druck, der auf Th_6 ausgeübt wird, hat die Tendenz, diesen zu anteriorisieren, wäh-

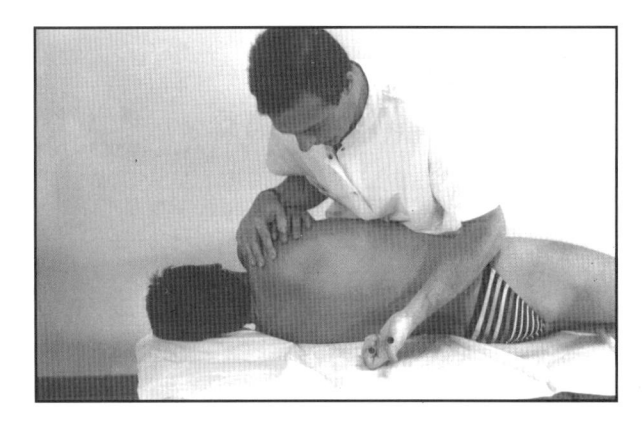

121a

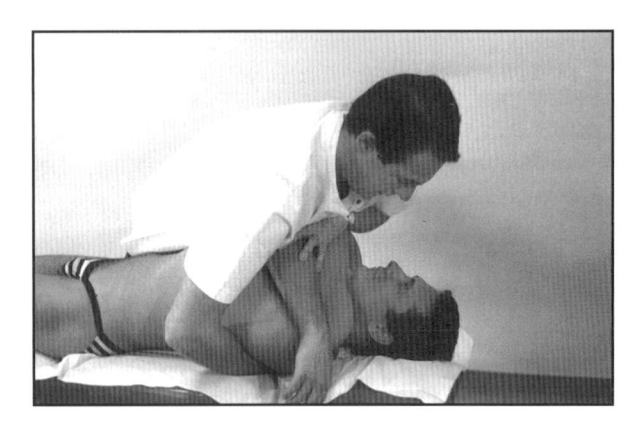

121b

121c

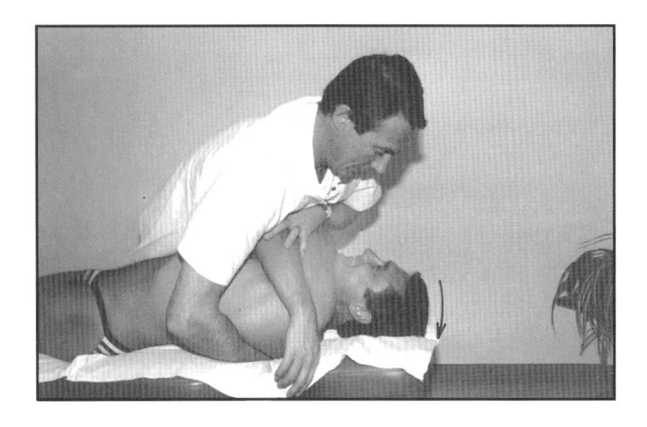

Abb. 121: Korrektur von Th$_5$ in Flexion

renddessen Th$_5$ die Tendenz hat, sich unter der Wirkung der Extensoren zu posteriorisieren.

Die Synergie dieser Mechanismen bewirkt eine sofortige Korrektur der Läsion.

Beispiel 2: Th$_5$ in Extension.

– Die Ausgangsstellung dieser Technik ist ähnlich, nur mit unterschiedlichen Kontaktpunkten. Diesmal bezieht der Therapeut auf die Querfortsätze von Th$_5$ und zwar auf dieselbe Art wie im vorigen Beispiel.

– Man fordert den Patienten auf, tief einzuatmen und langsam auszuatmen.

– Während der Ausatmungsphase übt der Therapeut einen vertikalen Druck auf die Ellenbogen des Patienten aus, der sich auf Th$_5$ fortsetzt.

– Am Ende der Ausatmung fordert man den Patienten auf, eine starke Flexion des Kopfes durchzuführen (Einrollbewegung Abb. 122).

– Die Korrektur erfolgt in diesem Moment durch mehrere Vorgänge:

  – Die isotone Kontraktion der Flexoren bewirkt eine Hemmung der Extensoren.

  – Eine doppelte mechanische Wirkung: eine Anspannung der kräftigen dorsalen Ligamente, die die Tendenz haben, Th$_5$ in Flexion zu bringen und der Kontakt auf den Querfortsätzen, der durch den vertikalen Druck auf die Ellenbogen zu einer Anteriorisation führt.

Die Synergie dieser Mechanismen bewirkt die Korrektur, sobald sich die Flexion auf Th$_5$ fokussiert.

Diese Techniken sind äußerst effektiv und gleichzeitig sehr sanft bei hoher Präzision, vor allem im Vergleich zu bestimmten Techniken, die üblicherweise zur Korrektur von symmetrischen Läsionen der Brustwirbelsäule verwendet werden.

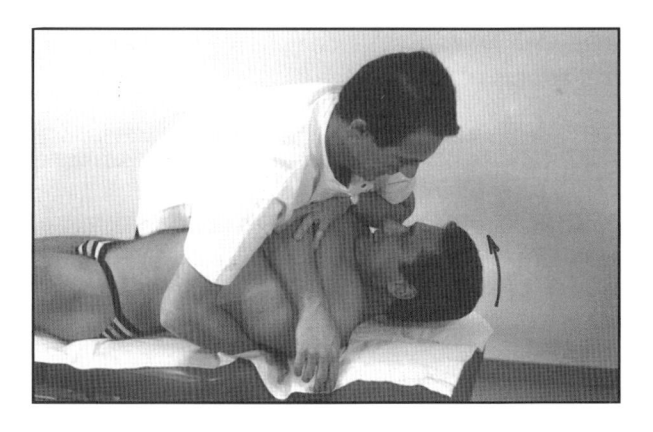

Abb. 122: Korrektur von Th$_5$ in Extension

Vorteile:
- Sanftheit
- Einfachheit
- Präzision
- Wirksamkeit.

Nachteile:
- Benützung peripherer Strukturen (Arme, Hals- und obere Brustwirbelsäule), was sich als schwierig erweisen könnte, wenn es in diesem Bereich ein Problem gibt.
- Druck auf den Thorax über die Ellbogen des Patienten, was als unangenehm empfunden werden kann.
- Behandlung, die bei gewissen Personen schwer anwendbar ist (z. B. bei sehr untersetztem Körperbau).

12.2.2 Myotensive Techniken

Definition: Aktive Techniken mit direkter Positionierung und indirekter Wirkung, indem eine isometrische Kontraktion gegen Widerstand eingesetzt wird.

Prinzip: Es besteht in der Positionierung des Wirbels in Läsion gegen die pathologische motorische Barriere, indem nach und nach die Raumparameter verändert werden. Der Patient führt eine isometrische Kontraktion weg von der motorischen Barriere durch. Das heißt, in Richtung der Läsionsparameter, gegen den Widerstand des Therapeuten.

Während der Entspannungsphase sucht der Therapeut eine neue motorische Barriere auf (in den drei Raumebenen), dann wiederholt sich der Vorgang (dreimal). Im Endeffekt werden durch die isometrische Kontraktion der oder die hypertonen Muskeln sukzessive gedehnt.

Physiologische Wirkungsweise: Durch die Positionierung gegen die pathologische motorische Barriere wird das Mißverhältnis der propriozeptiven Information von intra- und extrafusalen Spindeln verstärkt.

Weiter übt der Patient eine aktive Kontraktion der hypertonen Muskeln aus. Bei jeder isometrischen Kontraktion entwickelt sich eine sehr große Spannung und bei jeder neuen Muskellänge wird die Spindel gedehnt.

Das Zentralnervensystem findet sich mit einer paradoxen Situation konfrontiert: die willkürliche Motorik verlangt die Verkürzung eines Muskels, von dem bereits widersprüchliche Informationen vorliegen (gleichzeitige Verlängerung und Verkürzung).

In Ermangelung einer adäquaten Antwort vermindert es als Schutzmechanismus die Gamma-Aktivität, wodurch die pathologische motorische Barriere gesenkt wird.

Durch Wiederholung des Vorgangs (mindestens dreimal) erreicht man allmählich einen normalen Muskeltonus und ein frei bewegliches Gelenk.

Obwohl diese Techniken leicht erscheinen, benötigen sie große Feinheit und Präzision, denn die myotensive Wirkung muß sich auf das in Läsion befindliche Segment konzentrieren.

Außerdem kann diese Technik nicht bei jedem Patienten angewendet werden, da sie von seiner Seite eine gute Strukturierung seines Körperschemas und seiner Psychomotorik verlangt.

Beispiel 1: Myotensive Korrektur einer $N.S_l.R_r.$ mit L_3 als höchster Punkt

Um eine Läsion N.S.R. mit einer myotensiven Technik korrigieren zu können, muß die Muskelaktion auf den äußersten Punkt der Krümmung gerichtet werden:

1. Der Patient sitzt entweder auf einem Hocker oder rittlings auf dem Behandlungstisch und stützt die Beine am Boden auf. Der Therapeut befindet sich hinter dem Patienten, um die Bewegung, die er induziert, kontrollieren und führen zu können.

   Mit einer Hand palpiert er den Zwischenwirbelraum L_3-L_4 und positioniert den Patienten mit der anderen Hand (Abb. 123a).

2. Er sucht die motorische Barriere in der horizontalen Ebene auf. Dazu wird eine Linksrotation des Oberkörpers induziert, bis die Bewegung im Bereich von L_3 spürbar ist. Dabei wird die Bewegung des oberen Segments kontinuierlich überprüft, um sicher zu sein, nicht weiter als L_3 zu kommen (Abb. 123b).

3. Ohne die in der vorigen Phase erreichte Amplitude zu verlieren, sucht der Therapeut die pathologische motorische Barriere in der Frontalebene auf, indem er eine Seitneigung nach rechts bis zu L_3 induziert (Abb. 123c).

4. Man fordert den Patienten auf, während einer langsamen Ausatmung zu seiner ursprünglichen Position zurückzukehren und dazu ein Minimum an Kraft zu benützen (der Patient kontrahiert seine Muskeln in Richtung der Rechtsrotation und der Seitneigung nach links). Der Therapeut leistet dieser Bewegung so Widerstand, daß die Kontraktion isometrisch erfolgt (keine segmentale Verschiebung).

5. Nach etwa 3 Sekunden Kontraktion fordert man den Patienten auf, sich zu entspannen. Während

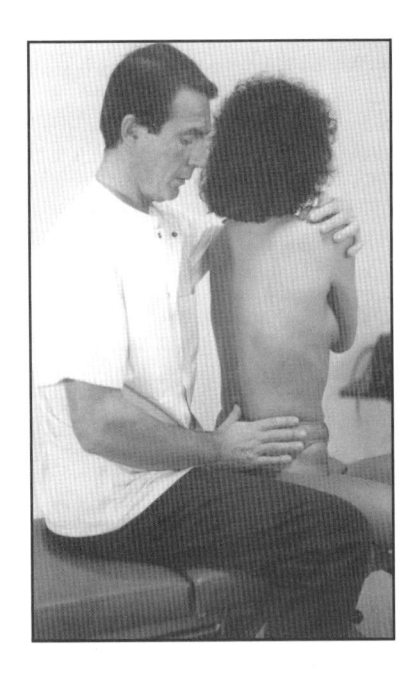

123a

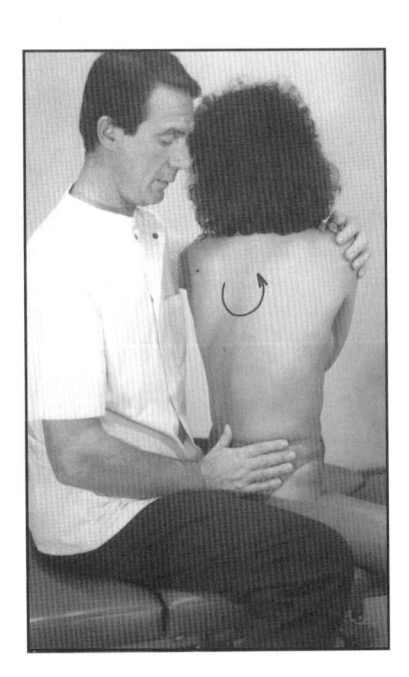

123b

Abb. 123: Myotensive Korrektur von N.S$_l$.R$_r$. mit L$_3$ als höchsten Punkt

dieser Entspannungsphase wird die neue motorische Barriere in Rotation und Seitneigung aufgesucht.

6. Die Phasen 2, 3, 4 und 5 werden dreimal wiederholt.

7. Der letzte Schritt dieser Technik ist das passive Geraderichten des Patienten bis zur erforderlichen Position. Im Anschluß wird die ursprüngliche Läsion wieder getestet.

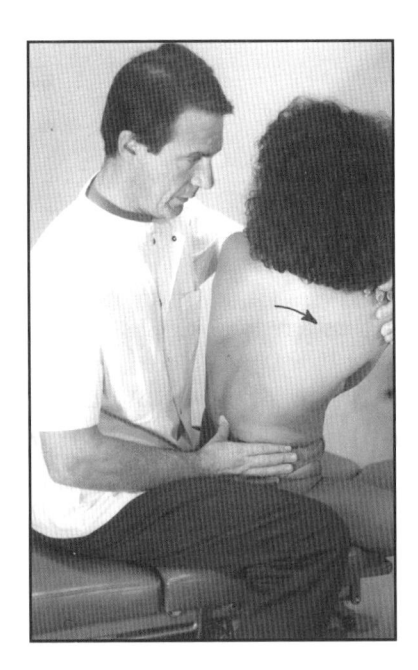

123c

Beispiel 2: Myotensive Korrektur von C$_4$ in E.R$_r$.S$_r$.

1. Der Patient liegt auf dem Rücken. Der Therapeut sitzt am Kopfende des Tisches. Der Kopf des Patienten liegt in seinen Händen, und zwar so, daß die Kuppen der Mittelfinger beidseits die Zwischenwirbelgelenke von C$_4$-C$_5$ palpieren können.

2. Man sucht die pathologische motorische Barriere in der Sagittalebene auf, indem man eine Flexion des Kopfes induziert, bis diese Bewegung auf C$_4$ spürbar ist (Abb. 124a).

3. Anschließend sukzessive Seitneigung und Rotation nach links, C$_4$ eingeschlossen (Abb. 124b).

4. Während einer Ausatmung und mit einem Minimum an Kraftaufwand fordert man den Patienten auf, seinen Kopf in die ursprüngliche Position zurückzubringen (er führt also eine Extension, Rechtsrotation und Seitneigung nach rechts aus), gegen den gleichen Widerstand des Therapeuten während drei Sekunden.

5. In der Entspannungsphase sucht man die neue pathologische motorische Barriere in den drei Raumebenen.

6. Die Phasen 2, 3, 4 und 5 werden dreimal wiederholt.

7. Im Anschluß wird der Kopf des Patienten passiv in die Ausgangsposition gebracht, und die Beweglichkeit von C$_4$ wieder getestet.

Beispiel 3: Myotensive Korrektur von C$_4$ in F.R$_r$.S$_r$.

1. Der Patient sitzt auf dem Behandlungstisch, den Kopf gebeugt. Der Therapeut steht auf der der

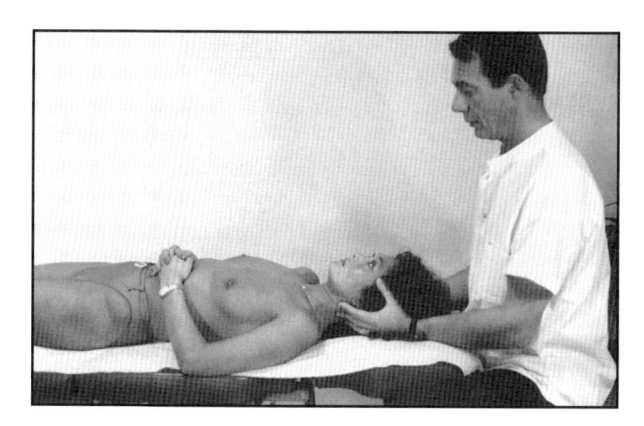

6. Die Phasen 4 und 5 werden dreimal wiederholt.

7. Das Gelenk wird wieder getestet, um festzustellen, ob eine komplette Symmetrie der Bewegungsamplitude erreicht wurde.

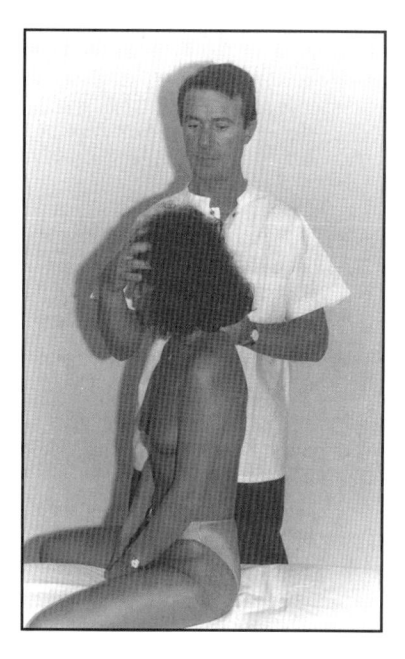

124a

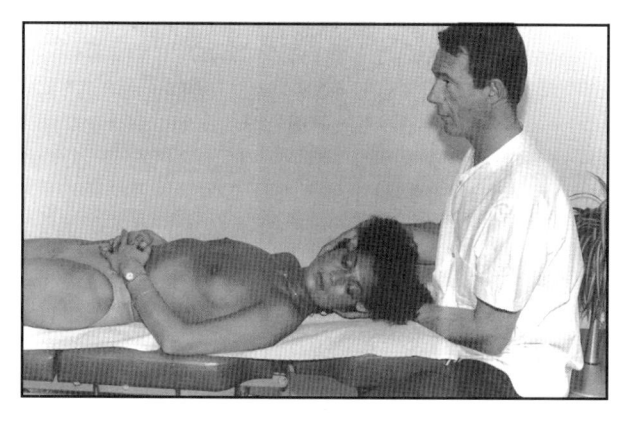

124b

Abb. 124: Myotensive Korrektur von C_4 in $E.R_r.S_r$.

125a

Läsion gegenüberliegenden Seite und unterstützt den Kopf des Patienten an dessen Stirn. Mit seiner linken Hand palpiert er die Gelenkfortsätze von C_4 und des darunterliegenden Wirbels.

2. Kopf und Nacken des Patienten werden passiv schrittweise in Extension gebracht, bis diese Extensionsbewegung am rechten Gelenkfortsatz wahrnehmbar ist (Abb. 125a).

3. Ohne die Extensionsamplitude zu verlieren, werden eine Seitneigung nach links und dann eine Linksrotation bis zu C_4 induziert (Abb. 125b).

4. Wenn die motorische Barriere in den drei Raumebenen fixiert ist, fordert man den Patienten auf, eine Flexion des Kopfes schräg nach rechts gegen den Widerstand der Hand durchzuführen. Die isometrische Kontraktion wird während drei Sekunden beibehalten, dann folgt eine völlige Entspannung.

5. Der Therapeut sucht die neue motorische Barriere in folgender Reihenfolge auf: Extension, Rotation, Seitneigung.

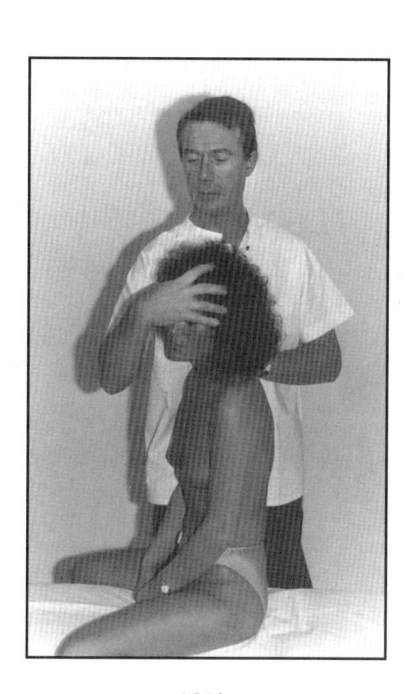

125b

Abb. 125: Korrektur von C_4 in $F.R_r.S_r$.

Charakteristiken der Myotensiven Techniken

Vorteile:

- Geringe mechanische Beanspruchung des Segments in Läsion,
- die isometrische Kontraktion beschleunigt die Zirkulation der Körperflüssigkeiten,
- zahlreiche Möglichkeiten der Positionierung, um die Behandlung auszuführen,
- sanfte Technik mit sehr guter Wirkung auf die neuromuskuläre pathologische motorische Barriere.

Nachteile:

- Bei akuten Zuständen an hyperspastischen Muskeln nicht anwendbar,
- periphere Strukturen werden beansprucht,
- obwohl die Techniken einfach erscheinen mögen, müssen sie mit großer Feinheit ausgeführt werden,
- nur bei Patienten mit geeigneter psychomotorischer Strukturierung anwendbar.

12.3 Funktionelle Techniken

Definition: Es sind passive Techniken mit indirekter Positionierung und indirekter Wirkung.

Prinzip: Die Bewegungen oder Positionierungen, die induziert werden, versuchen, das System zu entlasten, das heißt, daß man in Richtung der Läsionsparameter gehen muß, weg von der pathologischen motorischen Barriere.

Physiologische Wirkungsweise: Indem man langsam in Richtung der Läsion geht, kommt es zu einer Annäherung der Insertionsstellen der hypertonen Muskeln, was zu einer Verkürzung und Spannungsminderung führt.

Dadurch verringert sich der Unterschied zwischen intrafusalem und extrafusalem Anteil an propriozeptiven Informationen und verschwindet allmählich. Das heißt, daß die relative Muskellänge genauer der Länge der intrafusalen Fasern entspricht. Wenn dieser Vorgang langsam ausgeführt wird, kommt die Information für das Zentralnervensystem nicht überraschend und es kann dementsprechend die Entladung von Gamma-Impulsen bremsen. Dadurch kann der Muskel nach und nach sein tonisches Gleichgewicht wiederfinden.

Bei diesen funktionellen Techniken spielt der kraniosakrale Mechanismus eine grundlegende, fördernde Rolle.

Man kann drei große Kategorien von funktionellen Techniken unterscheiden, die dieses Prinzip benützen, aber trotzdem verschiedene Ausführungsmodalitäten haben:

- die Techniken nach *W. G. Sutherland,*
- die Repositionierungstechniken nach *L. H. Jones,*
- die Kraniosakralen Techniken.

12.3.1 Techniken nach *Sutherland*

Die Methode von *Sutherland* benützt biomechanische Komponenten, die durch die Bewegung von Becken- oder Schultergürtel (abhängig vom Behandlungsgebiet) induziert werden und mit der thorakalen Atmung kombiniert werden, um den Punkt des Spannungsausgleichs der Läsion zu finden. Es ist daher für die Anwendung dieser Techniken sehr wichtig, die Biomechanik der Wirbelsäule klar vor Augen zu haben. Es soll hier in Kürze an das Verhalten der verschiedenen Wirbelsäulenabschnitte, in Abhängigkeit von den Bewegungen des Schulter- und Beckengürtels sowie der Respiration, erinnert werden.

Halswirbelsäule

Die Halswirbelsäule unterliegt mit ihren Bewegungen ausschließlich dem Zweiten Gesetz von *Fryette* (Rotation der Wirbelkörper in die gebildete Konkavität, das heißt, daß Rotation und Seitneigung auf derselben Seite liegen).

* Bewegungen der Halswirbelsäule in bezug auf die des Schultergürtels:

  - Das Heben einer Schulter nach kranial bewirkt die Bildung einer gleichseitigen Konkavität der Halswirbelsäule. Die Rotation der Wirbelkörper in die Konkavität bringt die Gelenkfacetten derselben Seite nach postero-kaudal.
  - Das Senken einer Schulter bewirkt die Bildung einer gleichseitigen Konvexität der Halswirbelsäule. Die Rotation der Wirbelkörper in die Konkavität bringt die Gelenkfacetten derselben Seite nach antero-kranial.
  - Ein Heben beider Schultern führt zu einer Extension in der Halswirbelsäule.
  - Ein Senken beider Schultern führt zu einer Flexion in der Halswirbelsäule.

* Bewegungen der Halswirbelsäule in bezug zur Atmung:

  - Bei der Einatmung bewegen sich die Halswirbel in Flexion.

- Bei der Ausatmung bewegen sich die Halswirbel in Extension.

Obere Brustwirbelsäule (bis Th6)

In Neutralstellung unterliegen die Bewegungen der Brustwirbelsäule dem Ersten Gesetz von *Fryette* (Rotation der Wirbelkörper in die gebildete Konvexität).

* Bewegungen der oberen Brustwirbelsäule in bezug zu denen des Schultergürtels:
  - Das Heben einer Schulter führt zur Bildung einer gleichseitigen Konvexität. Die Rotation der Wirbelkörper in die Konvexität posteriorisiert die entsprechenden Querfortsätze.
  - Das Senken einer Schulter führt zur Bildung einer Konkavität auf der Gegenseite, was die entsprechenden Querfortsätze anteriorisiert.
  - Das Heben beider Schultern führt die oberen Brustwirbel in Flexion.
  - Das Senken beider Schultern führt die oberen Brustwirbel in Extension.

* Bewegungen der Brustwirbelsäule in bezug zur Atmung:
  - Bei der Einatmung bewegen sich die Brustwirbel in Extension.
  - Bei der Ausatmung bewegen sich die Brustwirbel in Flexion.

Bemerkung: Bei derselben Bewegung des Schultergürtels führen die Hals- und oberen Brustwirbel aus verschiedenen Gründen eine Rotation in dieselbe Richtung aus.

Untere Brust- und Lendenwirbelsäule

In Neutralstellung unterliegen die Bewegungen dieser beiden Bereiche dem Ersten Gesetz von *Fryette* (Rotation in die Konvexität). Auf biomechanischer Ebene zeigen sie dasselbe Verhalten in bezug auf die seitlichen Bewegungen des Beckengürtels. Was die Atmung betrifft, gibt es einen Unterschied.

* Bewegungen in bezug zu denen des Beckengürtels:
  - Das Senken des Beckens auf einer Seite bewirkt die Bildung einer gleichseitigen Konvexität und eine gleichseitige Rotation der Wirbelkörper, wodurch die entsprechenden Querfortsätze posteriorisiert werden.
  - Das Heben des Beckens bewirkt eine Anteriorisierung der Querfortsätze auf der gleichen Seite.

* Bewegungen in bezug auf die Atmung:
  - Bei der Ausatmung erfolgt eine Flexion der unteren Brustwirbel und eine Extension der Lendenwirbel.

Um eine Läsion mit der *Sutherland*-Technik korrigieren zu können, muß man also sowohl mit den mechanischen als auch respiratorischen Komponenten gut umgehen können, um das System zu entlasten und um den Punkt des Spannungsausgleichs zu finden; weiterhin benützt man lokale Kontaktpunkte, die es ermöglichen, die induzierte Bewegung in Richtung der Läsion zu vergrößern. Das folgende Bild (Abb. 126) zeigt die Korrekturprinzipien für die verschiedenen Möglichkeiten in der unteren Halswirbelsäule.

Beispiel: Korrektur von C_4 in $E.R_r.S_r$ mit *Sutherland*-Technik.

- Der Patient liegt am Rücken und ist entspannt. Dies ist für alle funktionellen Korrekturen eine Vorbedingung.
- Der Therapeut palpiert mit der Kuppe des linken Mittelfingers den linken Gelenkfortsatz von C_4 und mit der Kuppe des rechten Mittelfingers den rechten Gelenkfortsatz von C_5.
- Der Patient hebt die rechte Schulter nach kranial und senkt die linke Schulter nach kaudal und atmet dabei langsam aus.
- Über die zwei Kontaktpunkte wird ein leichter Druck nach kranial und ventral ausgeübt, indem man die Ebene der Gelenkflächen berücksichtigt (wenn man das rechte obere Gelenk von C_5 nach kranial und ventral bringt, bedeutet es dasselbe, wie das rechte untere Gelenk von C_4 nach kaudal und dorsal zu bringen).
- Der Patient hält nach der Ausatmung die Luft an, und man sucht den Punkt des Spannungsausgleichs.
- Dieser Vorgang muß mehrere Male wiederholt werden, bevor es zu einer spontanen Korrektur kommt.

Vorteile:

- Einfache Technik trotz der Vielzahl der Parameter,
- keine mechanische Beanspruchung im betroffenen Bereich,
- bequeme und sanfte Technik.

Kapitel 12

a. Flexion (bei Einatmung)

b. Extension (bei Ausatmung)

c. ER_rS_r (bei Ausatmung)

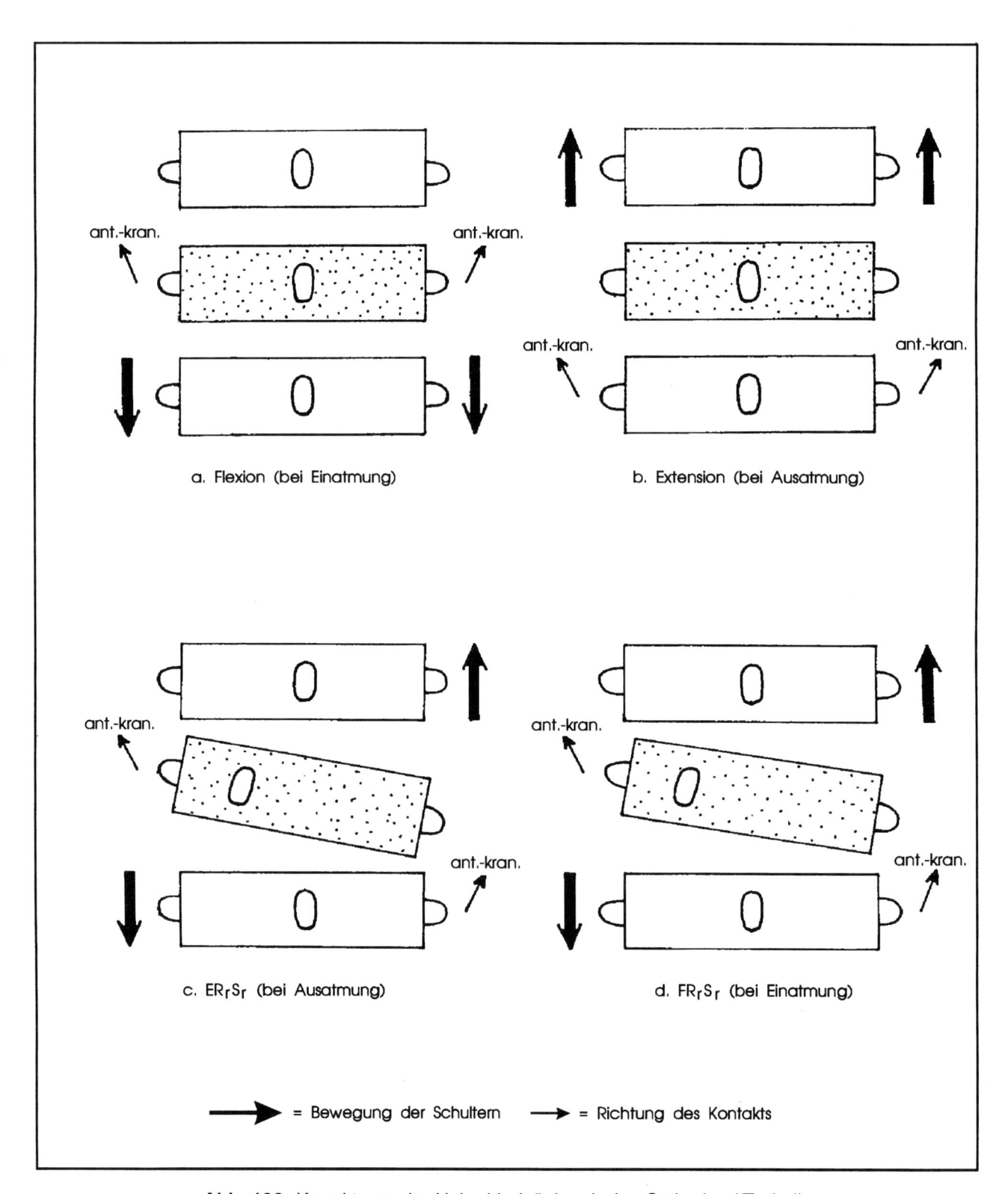

d. FR_rS_r (bei Einatmung)

⟶ = Bewegung der Schultern   → = Richtung des Kontakts

Abb. 126: Korrekturen der Halswirbelsäule mit der *Sutherland*-Technik

Nachteile:

- Das Benützen von Bewegungen des Schulter- und Beckengürtels kann die Wahrnehmung stören,
- im unteren Brust- und Lendenwirbelsäulenbereich schwer auszuführen,
- die Übergangswirbel, die an der Stelle der Änderung einer Krümmung liegen, können damit nicht korrigiert werden,
- in Abschnitten, in denen die Wirbel in Neutralstellung sind, ist diese Technik vor allem an den Segmenten wirkungsvoll, die sich nahe der Spitze der gebildeten Krümmung befinden – dem Punkt des Rotationsmaximums.

12.3.2 Repositionierungstechniken (Counterstrain) nach Jones

Das Prinzip besteht darin, den Wirbel wieder in die Parameter seiner Läsion zurückzuversetzen, weg von der pathologischen motorischen Barriere, und einen leichten Druck mit indirekter Wirkung zu induzieren (also in Richtung der Verschlimmerung).

Die Entdeckung dieser Techniken geschah durch Zufall.

L. H. Jones behandelte einen Patienten, der schon mehrere Therapieversuche hinter sich hatte (Läsion von L_2 mit Psoitis). Als er ihn im Laufe der Behandlung kurz verlassen hatte, um ihm Zeit zur Erholung zu geben, stellte er bei seiner Rückkehr fest, daß der Patient eine schmerzfreie Körperposition gefunden hatte; durch das Verbleiben in dieser Position war es zu einer Spontankorrektur der Läsion gekommen. Dieses Phänomen war so erstaunlich, daß Jones versuchte, es zu systematisieren und anhand von anderen Läsionen zu vertiefen. Nach vielen Versuchen kam er zu folgenden Schlußfolgerungen:

- Praktisch bei allen Wirbelläsionen ist es möglich, sie in die Position zurückzubringen, in der der Läsionsvorgang seinen Ursprung genommen hat, und nur zwar nur in diese Position.
- Außerdem ist diese einfache Repositionierung geeignet, die Läsion nach einem gewissen Zeitraum zu korrigieren.

Darüber hinaus wurde ersichtlich, daß Läsionen in extremeren Positionen passieren, als man bei der Untersuchung findet. Die Rückbildung ist normal, denn sie wird von der Haltungsregulation induziert, die die Tendenz hat, das System ins Gleichgewicht zurückzuführen und Spannungen zu erzeugen, die der Läsion entgegengesetzt sind und das betroffene Segment in einiger Distanz von der Extremposition

halten. Dies ist außerdem eines der Elemente, die den Unterschied der propriozeptiven Informationen innerhalb und außerhalb der Spindel verstärken.

In der Folge bestätigte es sich, daß eine Läsion korrigiert werden kann, wenn eine Position, die die Läsionsparameter noch verstärkt, über einen Zeitraum von mindestens 90 Sekunden aufrechterhalten wird.

Der Ablauf solch einer Technik ist folgender:

- Repositionierung des betroffenen Wirbelsegments in die drei Raumparameter seiner Läsion,
- Ausübung eines leichten Druckes (ca. 2 kg) in die Richtung der Verschlimmerung der Läsion, vor allem des Hauptparameters,
- Aufrechterhaltung dieser konstanten Spannung während 90 Sekunden,
- passive und langsame Zurückführung des Wirbelsegments in seine Neutralstellung.

Bemerkung: Was die Diagnostik und Therapiekontrolle betrifft, bezieht sich *Jones* auf die Sensibilität von spezifischen, schmerzhaften Punkten: den myofaszialen Triggerpunkten.

Es entspricht immer eine spezifische Läsion einem spezifischen myofaszialen Triggerpunkt. Die Verbesserung des Triggerpunkts zeigt die Korrektur der Wirbelläsion an.

Die Systematik der Triggerpunktlokalisation ist folgende:

- Für die Läsionen in E.R.S. befindet sich der Triggerpunkt auf Seite der fixierten Gelenkfläche. Es ist ein dorsaler Punkt an der Seite des dorsalen Querfortsatzes.
- Für die Läsionen in F.R.S. befindet sich der Triggerpunkt auf Seite der fixierten Gelenkfläche. Es ist ein ventraler Punkt auf Seite des ventralen Querfortsatzes.
- Ausnahmen von dieser Regel sind C_3 und C_4, wo diese Punkte umgekehrt liegen.
- Für die Läsionen in N.S.R. gibt es gleichzeitig einen ventralen und einen dorsalen Punkt.

Ich persönlich denke, daß diese Art der Beurteilung einer Läsion und ihrer Korrektur zu unsicher ist. Nichts kann die dynamische Wertung durch Mobilitätstests ersetzen. Es gibt zuviele eventuell störende Elemente reflektorischen Ursprungs im System.

Wenn man aber die Technik der spontanen Repositionierung nur als Korrekturtechnik betrachtet, ist sie ausgezeichnet und bringt dauerhaft gute Resultate.

Man darf sich aber nicht durch die einfach erscheinende Technik dazu verführen lassen, diese zu unterschätzen, da sie in der Praxis eine wesentlich höhere Präzision verlangt, als man annehmen könnte. Diese Präzision kann man in Abschnitten wie der Halswirbelsäule, die leicht mobilisierbar ist, leicht erreichen, was in anderen Abschnitten, wie der oberen und mittleren Brustwirbelsäule sehr schwieriger ist.

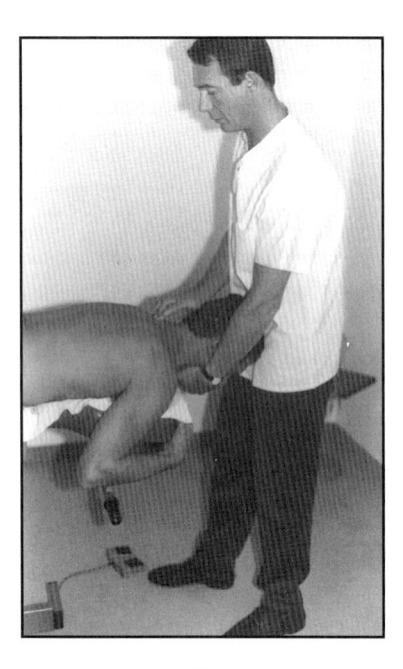

127a

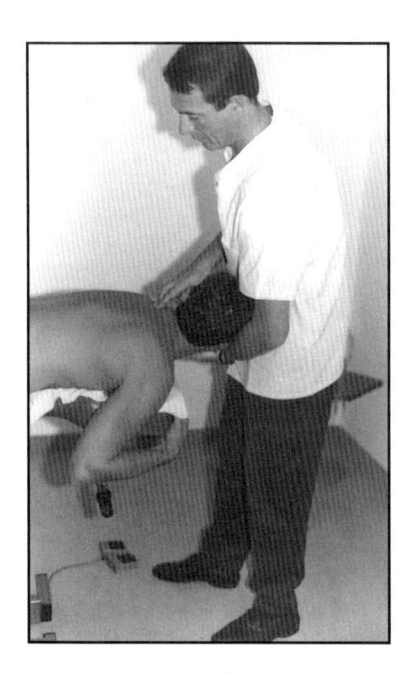

127b

Abb. 127: Korrektur von Th_1 in $E.R_l.S_l.$ mit der Repositionierungstechnik

Vorteile:

- Wenig mechanische Gelenkbeanspruchung,
- sehr gute Wirksamkeit bei Läsionen vom Typ II (E.R.S. und F.R.S.),
- gute neurologische Information, die schnell die propriozeptiven Läsionsfaktoren beeinflußt,
- eine sehr wirksame Technik bei chronischen Läsionen mit muskulärer Hypotonie.

Nachteile:

- In bestimmten Abschnitten der Wirbelsäule ist eine Präzision schwer zu erreichen,
- wenig wirksam und schwer systematisierbar bei Funtionsstörungen vom Typ I (N.S.R.).

* Beispiel: Korrektur von Th_1 in $E.R_l.S_l.$ mit Repositionierungstechnik.

  - Der Patient liegt am Bauch und hält sich mit den Händen an den Seiten des Tischs fest. Sein Kopf befindet sich außerhalb des Tischs und wird am Kinn durch die linke Hand des Therapeuten gehalten. Der linke Unterarm des Therapeuten unterstützt die gesamte rechte Kopfseite des Patienten.
  - Die rechte Hand des Therapeuten kontrolliert Th_1-Th_2. Man aktiviert die natürlichen Selbstkorrekturfähigkeiten, indem man durch rhythmische Impulse Entspannungspositionen aufsucht.
  - Der Therapeut führt den Kopf des Patienten nach dorsal in Extension, die C_1 mit einbeziehen muß.
  - Im Anschluß führt er eine leichte Seitneigung nach links und eine deutlichere Linksrotation bis Th_1 durch.
  - Er verstärkt die Parameter der Extension und der Linksrotation durch eine konstante Kraft von etwa 2 kg, die er 90 Sekunden lang aufrechterhält.
  - Im Anschluß bringt er *sehr langsam* den Kopf des Patienten in seine neutrale Ursprungsposition zurück.
  - Während der ganzen Behandlung muß der Patient völlig entspannt sein, insbesonders in der Rückkehrphase.

12.3.3 Kraniosakrale Techniken

Dies sind Techniken der Selbstregulierung, sanft, passiv, ohne besondere Positionierung und mit indirekter Wirkung. Sie gehen immer in Richtung einer Entlastung des Systems. Die zur Korrektur notwendige Energie entsteht aus der Reaktionskraft der Strukturen.

Die Bewegungseinschränkung wird aufgehoben, indem man die Mobilität verstärkt, das heißt, man geht in die der Einschränkung entgegengesetzten Richtung, weg von der pathologischen motorischen Barriere. Der Kraniosakrale Rhythmische Impuls (KRI) oder *C.R.I. (Cranial Rythmic Impulse)* ist die Manifestierung der physiologischen Aktivität des kraniosakralen Systems. Man weiß, das es über die Faszien eng mit den Funktionen von Wirbelsäule und Becken verbunden ist.

Vorgehensweise: Bei den kraniosakralen Techniken sind Diagnose und Korrektur ein Vorgang.

Beim Mobilitätstest induziert der Therapeut eine Bewegung und sobald die Struktur auf seinen Impuls reagiert, kontrolliert er passiv und beurteilt freie Beweglichkeit oder Bewegungseinschränkung.

In der Korrekturphase folgt der Therapeut der Struktur in Läsion bis zum Ende ihrer größten Bewegungsamplitude, das heißt, er geht in Richtung der größten Beweglichkeit. Wenn die Wirbelstruktur versucht, wieder aus dieser Position zurückzukommen, hindert sie der Therapeut daran.

Die freie Beweglichkeit führt diese Rückbewegung aus, um zu versuchen, in die Neutralposition zurückzukehren (man darf die Grenze der Beweglichkeit keinesfalls überschreiten).

In der folgenden Phase des K.R.I. kehrt die Wirbelstruktur in die freie Richtung zurück und ihre Amplitude vergrößert sich. Man muß ihr immer folgen, ohne sie zu verstärken.

Die Rückkehrphase trifft wieder auf den Kontakt des Therapeuten, der seine Position beibehält usw. Diese Vorgänge muß man während mehrerer Zyklen der kraniosakralen Bewegung wiederholen. Nach einer gewissen Zeit, die sehr unterschiedlich sein kann, wird die Struktur frei, was sich durch Entspannung der Gewebe anzeigt; der Therapeut spürt eine Art von „Schwebung", es scheint, daß die Bewegung zuerst stillsteht, um dann symmetrisch und locker wieder zu beginnen. Die folgenden Zyklen müssen weiter auf ihre physiologische Mobilität kontrolliert werden.

Vorteile:

– Sehr sanfte Techniken, die es eventuell sogar ermöglichen, bei einer strukturellen Veränderung oder bei Polytraumen zu intervenieren.

– Sie haben eine ausgezeichnete Wirkung auf chronische Läsionen, die oft von strukturellen Veränderungen begleitet sind.

Nachteile:

– Obwohl sie leicht erscheinen, sind es äußerst schwierig durchzuführende Techniken, da es nicht nur ein Auflegen der Hände ist.

– Sie verlangen vom Therapeuten höchste mentale Konzentration und Vielseitigkeit.

– Im Gegensatz zu gewissen Anschauungen sind diese Techniken für primäre, hyperakute Läsionen ungeeignet und wirkungslos.

– Sie werden manchmal vom Patienten schlecht aufgenommen, da er den Eindruck hat, daß der Therapeut eigentlich nichts tut.

Bemerkung: Die kraniosakralen Techniken sind nur sensoriell, ohne besondere Positionierung.

Es erscheint mir nicht nötig, ein praktisches Beispiel für eine derartige Läsion zu geben, da das Prinzip und die Korrekturvorgänge schon zuvor beschrieben wurden. Zwei Bedingungen sind für ihre Verwirklichung trotzdem notwendig:

1. Der Patient muß völlig entspannt und locker sein.

2. Der Kontakt des Therapeuten muß sehr leicht sein, ansonsten stört der ausgeübte Druck die Wahrnehmung.

12.4 Kriterien zur Auswahl der Technik

In der Praxis ist es unbedingt zu vermeiden, willkürlich einer Art von Techniken den Vorzug zu geben. Dieses Verhalten steht im Gegensatz zu unserem therapeutischen Konzept. Die Ergebnisse werden unbefriedigend sein.

Es ist relativ schwer, die Verwendung der verschiedenen Korrekturtechniken zu systematisieren, denn man muß eine Reihe von komplexen Faktoren berücksichtigen. Einerseits gibt es die spezifischen Merkmale jeder Technik, die sich direkt von ihrer physiologischen Wirkungsweise und ihrer Anwendung ableiten (Abb. 128). Andererseits ist eine weitere Reihe von Elementen in Betracht zu ziehen:

– Die Art der Läsion: primär oder sekundär, einzeln oder in einer Gruppe,

– akuter oder chronischer Aspekt,

– der Allgemeinzustand des Patienten,

– der Zustand seiner Gelenke und der periartikulären Strukturen,

Techniken	Patient	Gelenkpositionierung	Art der Korrektur
Strukturelle Techniken	Passiv	Direkt	Direkt
Hemmende Muskeenergietechniken	Aktiv	Direkt	Direkt
Myotensive Muskelenergietechniken	Aktiv	Direkt	Indirekt
Funktionelle Techniken	Passiv	Indirekt	Indirekt

Abb. 128: Charakteristika der Korrekturtechniken

– die psychomotorische Strukturierung des Patienten,

– der psychologische Typ des Patienten und seine diesbezügliche Reaktion auf die Behandlung.

Dennoch gibt es große Richtlinien:

– Wenn die primäre Läsion traumatischen Ursprungs ist, ist die strukturelle Technik die bevorzugte. Nur sie ist fähig, eine eventuelle mechanische Gelenkbarriere aufzuheben, indem sie die gestörte neuromuskuläre Funktion normalisiert. In diesem Fall sind die kraniosakralen Techniken völlig unwirksam und kontraindiziert.

– Die sekundäre Läsion kann mit allen Kategorien von Techniken behandelt werden, jedoch gibt es gewisse Präferenzen:

1. Um eine Läsion N.S.R. zu korrigieren, ist die myotensive Technik die Technik der Wahl. Da diese Läsion sich in Neutralposition entwickelt hat, kann sie keine Gelenksperre haben.

   Auch für Gruppenläsionen der Halswirbelsäule, die dem Zweiten Gesetz folgen, ist diese Technik gut anwendbar. Die Muskeln, die zur Korrektur benützt werden, verlaufen über mehrere Segmente, und es ist sehr gut möglich, dadurch die ganze Gruppe zu korrigieren. Diese Techniken wirken sich günstig auf fibrosierte chronische Läsionen aus und beschleunigen zusätzlich die Zirkulation der Flüssigkeiten. Bei akuten Läsionen hingegen sind die myotensiven Techniken streng kontraindiziert.

2. Die Repositionierungstechniken finden bei einzelnen chronischen Läsionen mit muskulärer Hypotonie und Fibrose eine ausgezeichnete Indikation. Die Ergebnisse sind oft von überraschender Wirksamkeit.

3. Um symmetrische Läsionen, einzeln oder als Gruppe, zu korrigieren, verwendet man gerne gemischte Techniken, die eine mechanische Positionierung mit einer muskulärer Inhibition verbinden.

4. Im Fall von strukturellen Veränderungen kann man über die funktionellen kraniosakralen Techniken sehr sanft arbeiten. Bei chronischen Läsionen ermöglichen sie zusätzlich, ein neues Gleichgewicht für die strukturellen Umgestaltungen, die oft eine atypische Physiologie hervorrufen, zu finden.

– Man muß in einem gewissen Ausmaß den psychomotorischen und geistigen Möglichkeiten des Patienten Rechnung tragen. Bestimmte Personen, die man mit funktionellen Techniken behandelt, können den Eindruck haben, daß nichts geschieht. Andere macht der Gedanke an eine strukturelle Technik mit Gelenkknacken nervös. Die Muskelenergietechniken erfordern ein gutes Körperschema des Patienten. Wenn dies nicht der Fall ist, sind sie nicht anwendbar.

Schließlich verlangen zahlreiche Techniken eine passive Kooperation von Seite des Patienten, was seinen Entspannungszustand und die Aufforderung zu präzisen Atmungsphasen betrifft. Leider kann diese Kooperation nicht immer erzielt werden.

– Man darf nie vergessen, daß im Falle eines totalen oder teilweisen Scheiterns einer Korrekturtechnik sie durch eine andere Technik ersetzt oder ergänzt werden kann. Hier zeigt sich, daß das Interesse des Therapeuten darin liegen muß, sein therapeutisches Repertoire möglichst zu erweitern, um auch schwierigen Situationen erfolgreich begegnen zu können.

Kapitel 13

Zusammenfassung

Die Osteopathie ist ein logisches therapeutisches System, weit entfernt von einseitigen Lehrmeinungen, die man ihr manchmal zuschreibt.

Ihre Originalität besteht in ihren Basisprinzipien, ihrem ganzheitlichen Ansatz und der Verfolgung eines strengen, diagnostisch äußerst präzisen Ablaufes.

Ich hoffe, klar und verständlich gezeigt zu haben, daß der Zugang zur Wirbelsäule ein ganzheitlicher zu sein hat.

Die Gesetze, denen die verschiedenen Arten der Wirbelläsionen unterliegen, sind nun gut zusammengestellt und sollten in Zukunft nicht mehr Gegenstand von Interpretationen sein. Sie stellen eine biomechanische und physiopathologische Realität dar.

Die osteopathische Praxis kann und darf nicht stereotyp werden. Eine spezifische Läsion muß durch eine spezifische Behandlung korrigiert werden.

Für die verschiedenen Korrekturtechniken stehen genau umrissene Prinzipien zur Verfügung. Sie besitzen eine bestimmte physiologische Wirkung und eigene Charakteristika sowie ihre speziellen Vor- und Nachteile.

Obwohl sie auf den ersten Blick einfach erscheinen mögen, verlangen sie doch ein hohes Maß an Präzision und Klarheit, wobei die Breite der zur Verfügung stehenden therapeutischen Palette von entscheidender Bedeutung für die Lösung komplizierter Fälle ist.

Obwohl das vorliegende Buch die Wirbelsäule zum Gegenstand hatte, kann ich nicht genug betonen, daß wir die erhobenen funktionellen Befunde immer wieder in den Kontext des Individuums in seiner Ganzheit stellen müssen.

Die Wechselwirkungen zwischen den verschiedenen Teilen des Stützapparates und den großen Organsystemen sind eine Realität auf dem Boden von Embryologie, Anatomie, Physiologie, Biochemie und Verhaltensmustern.

Meine Vision dieser osteopathischen Praxis läß sich am besten durch einen Satz von *G. Goodheart* illustrieren: „Der Körper ist außergewöhnlich einfach und einfach außergewöhnlich. Wenn Sie unter guten Bedingungen eine gute Maßnahme treffen, werden Sie auch eine gute Antwort erhalten."

Diese Idealvorstellung sollte ständig alle unsere therapeutischen Schritte begleiten. Und nur unter diesen Bedingungen werden die Resultate unseren Erwartungen entsprechend ausfallen.

Kapitel 14

Begriffsklärung

Bezugsebenen: Um die Parameter einer Positionierung oder einer Bewegung zu bestimmen, bezieht man sich auf drei Basisebenen im Raum:
- Sagittalebene (antero-posterior)
- Frontalebene (transversal)
- Horizontalebene.

Biofeedback: Rückkoppelungsmechanismus, der einen Grundbaustein der kybernetischen Organisation zur Selbstregulation darstellt. Der Ausdruck ist aus der Informatik entlehnt.

Biomechanik: Anwendung von mechanischen Gesetzen bei lebenden Strukturen. Sie ist das Studium und die Kenntnis von biologischen Funktionen durch Anwendung der Prinzipien der Mechanik.

Elastizität: Eigenschaft, die anatomische Strukturen besitzen, um sich entwickeln und ihre Form entsprechend den Umständen ändern zu können.

Ergotrop: Begünstigt die Aktivität in jeder Form.

E.R.S.: Abkürzung für: Extension-Rotation-Sidebending. Wird benützt zur Beschreibung von:
1. Einer physiologischen, segmentalen Wirbelbewegung, die dem Zweiten Gesetz nach *Fryette* unterliegt und Extension, Rotation und homolaterale Seitneigung vereint.
2. Einer Wirbelläsion, die eine chronische Fixation dieser drei Parameter darstellt.

Extension: Bewegung, die in der sagittalen Ebene um eine transversale Achse erfolgt. Es ist ein Neigen eines Segments, eines Abschnitts der Wirbelsäule oder der gesamten Wirbelsäule nach dorsal.

Fazilitation:
1. Verstärkung der afferenten Stimuli, so daß die Reizschwelle der synaptischen Übertragung leichter erreicht wird. Die Konsequenz dieser Effektivitätssteigerung ist eine dauernde Stimulation und kann hyperaktive Antworten hervorrufen.
2. Klinisches Konzept, das von den Osteopathen benützt wird, um neurophysiologische Mechanismen zu beschreiben, die selbst eine Läsion hervorrufen oder durch eine Läsion hervorgerufen werden.

Dieser Ausdruck wird am häufigsten verwendet, um die Verstärkung der nervösen Aktivität zu beschreiben, die durch die Zunahme von pathologischen afferenten Impulsen an einem oder mehreren Segmenten entsteht. Diese Hyperaktivität wird oft durch eine sympathische oder adrenerge Stimulation ausgelöst.

Flexion: Bewegung, die in einer sagittalen Ebene um eine transversale Achse erfolgt. Es ist ein Neigen eines Segments, eines Abschnitts der Wirbelsäule oder der gesamten Wirbelsäule nach ventral.

F.R.S.: Abkürzung für Flexion-Rotation-Sidebending. Wird benützt zur Beschreibung von:
1. Einer physiologischen, segmentalen Bewegung, die dem Zweiten Gesetz von *Fryette* unterliegt und Flexion, Rotation und homolaterale Seitneigung vereint.
2. Einer Wirbelläsion, die eine chronische Fixation dieser drei Parameter darstellt.

Funktionelle Techniken: Gesamtheit von Korrekturtechniken, die indirekt arbeiten.

Fusal (Intra- und Extra-): Bezieht sich auf die Muskelspindel.

Gelenkverriegelung: Vorgang, der darin besteht, ein Gelenk in der äußersten Amplitude eines Parameters seiner physiologischen Möglichkeiten so zu positionieren, daß dies Bewegungen in anderen Ebenen nicht zuläßt.

Homöostase:
1. Erhaltung des normalen Werts von verschiedenen physiologischen Konstanten des Individuums.
2. Bereich des „Wohlfühlens", der durch die innere physiologische Harmonie erhalten wird. Es ist das Ergebnis der relativen Stabilität und des reziproken Gleichgewichts von verschiedenen Funktionen.

Hypersympathikotonus: Pathologische Sympathikusaktivität durch dauernde Aktivierung. Physiologisch: Die Erhöhung des Sympathikotonus als Antwort auf präzise Stimulationen.

Inhibition:
1. Reflex: Wirkung auf den Antagonisten, durch die reziproke Innervation, bei Stimulation des Agonisten (Gesetz nach *Sherrington*).
2. Technik, die das vorher genannte reflektorische Prinzip benützt.

Kinästhesie: Gesamtheit der Sensibilität, mit der die Muskelbewegung, Schwerkraft und Körperposition wahrgenommen wird.

Kontraktion: Verkürzung und/oder Spannungsentstehung im Muskel.
- Isolytische Kontraktion: Kontraktion eines Muskels gegen einen Widerstand, der ihn zwingt, sich zu verlängern (exzentrisch);
- Isometrische Kontraktion: Kontraktion eines Muskels gegen einen Widerstand ohne Veränderung seiner Länge;
- Isotone Kontraktion: Muskelkontraktion gegen einen Widerstand mit Annäherung der Ansatzstellen ohne Änderung der muskulären Spannung (konzentrisch).

Korrektur: Wiederherstellung der physiologischen Beweglichkeit durch Korrekturtechniken.

Kraniosakraler Mechanismus: Von *W. G. Sutherland* geprägter Begriff, der die synchronen Bewegungen des Sakrums mit denen der sphenobasilären Synchondrose verbunden über die Dura mater beschreibt.

Kraniosakraler Rhythmischer Impuls (K.R.I.): englisch: Cranial Rhythmic Impulse (C.R.I). Ausdruck, der anfangs von *Sutherland* benützt wurde, um die rhythmischen Veränderungen zu beschreiben, die vom Primären Respiratorischen Mechanismus ausgelöst werden. Die kumulierenden Effekte dieser rhythmischen Veränderungen können im ganzen Körper wahrgenommen werden (Innen- oder Außenrotation der peripheren Strukturen, Flexion oder Extension der zentralen Strukturen).

Kybernetik: Lehre der Kommunikations- und Kontrollsysteme; im lebenden Organismus: Biokybernetik oder Psychokybernetik.

Läsionsphänomen: Gesamtheit der Reaktionen des Organismus auf eine funktionelle Störung.

Motorische Barriere: Begrenzung einer Bewegungsamplitude
1. Anatomische motorische Barriere: Die Begrenzung der Bewegung erfolgt durch die Konfiguration der anatomischen Strukturen.
2. Physiologische motorische Barriere: Sie stellt eine funktionelle Begrenzung innerhalb der anatomischen Barriere dar. Man unterscheidet eine aktive und eine passive physiologische Barriere, deren Amplitude etwas größer ist. Es handelt sich um die Akkumulierung von Gewebespannungen, die die Bewegung eines Gelenks begrenzen.
3. Pathologische motorische Barriere: Sie ist eine funktionelle Begrenzung, die die physiologische Amplitude eines Gelenks verringert. Sie ist oft die Ursache einer Läsion.

Neutralstellung: Der typische Gleichgewichtszustand der Wirbelsäule, bei dem die Gelenkflächen nicht in Kontakt sind. Das heißt, der Wirbel befindet sich in Diskus-Wirbelkörper-Kontakt und wird durch die myofaszialen Spannungen im Gleichgewicht gehalten. Es ist ein Punkt der Balance, aus dem alle physiologischen Bewegungen entstehen.

Nozizeptoren: Schmerzrezeptoren.

N.S.R.: Abkürzung für Neutralstellung-Sidebending-Rotation. Wird benützt zur Beschreibung:
1. der physiologischen Bewegung einer Wirbelgruppe nach dem Ersten Gesetz von *Fryette*, in der Neutralstellung, Seitneigung und Rotation (in entgegengesetzter Richtung) verbunden sind.
2. der Läsion einer Wirbelgruppe, die eine chronische Fixation dieser Parameter darstellt.

Ontogenese: Entwicklung eines Lebewesens von seiner Konzeption bis ins Erwachsenenalter.

Osteopathische Läsion: Funktionelle Störung in einem organischen System mit Auswirkungen auf biologische Mechanismen. Die osteopathische Läsion kann strukturell oder viszeral sein, die Körperflüssigkeiten betreffen usw.

Propriozeptoren: Sensible Nervenendigungen, die Informationen von den Knochen, Gelenken, Muskeln, Faszienstrukturen aufnehmen.

Phylogenese: Entwicklung der Menschheit von ihren Anfängen an.

Reflex: Motorische oder sekretorische Reaktion, vom Nervensystem ausgelöst. Sie ist unwillkürlich, als Antwort auf eine Stimulation der sensiblen Nervenendigungen.

Rotation: Bewegung, die in der Horizontalebene um eine vertikale Achse erfolgt. Die Wirbelrotation wird durch die Seite definiert, auf die sich die Vorderfläche des Wirbelkörpers orientiert.

Segment: Willkürliche Unterteilung von Strukturen.

1. Rückenmarksegment: Teil des Rückenmarks mit den dazugehörigen Afferenzen und Efferenzen.
2. Wirbelsegment: Ein Wirbel.

Sidebending: Englisches Wort für Seitneigung. Es wird weiterhin für die Formulierung der Gesetze von *Fryette* benützt, um eine internationale Terminologie zu bewahren.

Seitneigung: Bewegung, die in einer frontalen Ebene um eine antero-posteriore Achse erfolgt. Die Richtung der Bewegung wird durch die Seite bestimmt, die sich nach kaudal bewegt.

Somatische Dysfunktion: Funktionelle Störung eines somatischen Systems (Skelettstrukturen, Gelenke, Muskelfaszien) und von vaskulären, lymphatischen und nervösen Elementen, die damit verbunden sind. Synonym: Strukturelle osteopathische Läsion.

Somatisch: Was die Knochen-Muskel-Faszien-Struktur des Körpers betrifft oder zu ihr gehört.

Spannung: Kraft, die auf eine Struktur einwirkt und exogen oder endogen verursacht sein kann.

Spindel (innerhalb und außerhalb): Bezieht sich auf die neuromuskuläre Spindel.

Strukturelle Techniken: Alle direkten Korrekturtechniken, die einen Thrust mit hoher Geschwindigkeit und geringer Amplitude verwenden.

Summation: Verstärkung der nervösen Aktivität durch:

1. Einschaltung einer größeren Zahl von Neuronen.
2. Wiederholung von Stimulationen.

Thrust: Englischer Ausdruck, der sich nur ungenügend übersetzen läßt und die Korrekturtechnik der strukturellen, osteopathischen Techniken kennzeichnet. Er ist durch hohe Geschwindigkeit und geringe Amplitude charakterisiert.

Trigger(-Punkt): Übererregbare Zone in einer myofaszialen Struktur. Wenn sie stimuliert wird, kommt es zu einem Reflexmechanismus, der den verursachenden Stimulus reproduziert. Die Antwort ist spezifisch, logisch und reproduzierbar.

Wirbeleinheit: Zwei Wirbelsegmente mit ihren Gelenken und umgebenden Strukturen einschließlich der sensiblen und motorischen Einheiten.